"十三五"国家重点图书出版规划项目

上海高校服务国家重大战略出版工程

毕业后医学教育出版工程

Neurology

CASE STUDY

名誉总主编　王振义　汤钊猷
总　主　编　黄　红　李宏为
执行总主编　张　勘

住院医师规范化培训示范案例丛书

住院医师规范化培训
神经内科示范案例

本册主编：陈生弟

组织编写：上海市卫生与计划生育委员会
　　　　　上海市医药卫生发展基金会
　　　　　上海市住院医师规范化培训事务中心

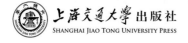
上海交通大学出版社
SHANGHAI JIAO TONG UNIVERSITY PRESS

内容提要

　　本书以神经病学专业的住院医师规范化培训要求为纲,以神经内科临床实践过程中遇到的各种实际病例为切入点,详细介绍了神经内科常见病和多发病的标准诊疗过程和处理规范。本书旨在通过典型病例讨论,培养读者"密切联系临床,举一反三"的临床思维能力。

　　本书的读者对象主要为神经病学专业住院医师规范化培训学员,也可供神经病学专业本科生、研究生、从事神经病学临床工作的医师及其他专业医师使用。

图书在版编目(CIP)数据

住院医师规范化培训神经内科示范案例/陈生弟主编.—上海:
上海交通大学出版社,2017(2020 重印)
(住院医师规范化培训示范案例丛书)
ISBN 978-7-313-14978-7

Ⅰ.①住…　Ⅱ.①陈…　Ⅲ.①神经系统疾病-诊疗-岗位培
训-自学参考资料　Ⅳ.①R741

中国版本图书馆 CIP 数据核字(2016)第 110755 号

住院医师规范化培训神经内科示范案例

主　　编:陈生弟
出版发行:上海交通大学出版社　　　　　　　　　　地　　址:上海市番禺路 951 号
邮政编码:200030　　　　　　　　　　　　　　　　电　　话:021-64071208
印　　制:苏州市越洋印刷有限公司　　　　　　　　经　　销:全国新华书店
开　　本:889mm×1194mm　1/16　　　　　　　　印　　张:14.5
字　　数:418 千字
版　　次:2017 年 1 月第 1 版　　　　　　　　　　印　　次:2020 年 11 月第 2 次印刷
书　　号:ISBN 978-7-313-14978-7
定　　价:88.00 元

"住院医师规范化培训示范案例"
丛书编委会名单

本书编委会名单

（以姓氏笔画为序）

主　　编	陈生弟	
副主编	王少石　刘　军　汪　昕　赵忠新　董　强	
编　　委	丁正同	上海复旦大学附属华山医院神经科
	马建芳	上海交通大学医学院附属瑞金医院神经科
	王　刚	上海交通大学医学院附属瑞金医院神经科
	王　坚	上海复旦大学附属华山医院神经科
	王少石	上海交通大学医学院附属第一人民医院分院神经科
	王晓平	上海交通大学医学院附属同仁医院神经科
	邓本强	第二军医大学附属长海医院神经科
	付剑亮	上海交通大学附属第六人民医院神经科
	白　宇	上海市普陀区中心医院神经科
	毕晓莹	第二军医大学附属长海医院神经科
	庄建华	第二军医大学附属长征医院神经科
	刘　军	上海交通大学医学院附属瑞金医院神经科
	刘学源	上海同济大学附属第十人民医院神经科
	刘建仁	上海交通大学医学院附属第九人民医院神经科
	刘建荣	上海交通大学医学院附属瑞金医院神经科
	刘振国	上海交通大学医学院附属新华医院神经科
	刘晓红	上海市普陀区人民医院神经科
	汤荟冬	上海交通大学医学院附属瑞金医院神经科
	孙晓江	上海交通大学医学院附属第六人民医院神经科
	李　刚	上海同济大学附属东方医院神经科
	李　威	上海交通大学医学院附属第九人民医院神经科
	李焰生	上海交通大学医学院附属仁济医院神经科

肖　勤　上海交通大学医学院附属瑞金医院神经科
吴云成　上海交通大学附属第一人民医院神经科
吴逸雯　上海交通大学医学院附属瑞金医院神经科
谷胜利　上海交通大学医学院附属同仁医院神经科
汪　昕　上海复旦大学附属中山医院神经科
陆学胜　上海交通大学医学院附属同仁医院神经科
陈　旭　上海市第八人民医院神经科
陈生弟　上海交通大学医学院附属瑞金医院神经科
陈向军　上海复旦大学附属华山医院神经科
范　薇　上海复旦大学附属中山医院神经科
赵　静　上海闵行区中心医院神经科
赵玉武　上海交通大学附属第六人民医院神经科
赵迎春　上海市松江区中心医院神经科
赵忠新　第二军医大学附属长征医院神经科
赵重波　上海复旦大学附属华山医院神经科
钟春玖　上海复旦大学附属中山医院神经科
祖衡兵　上海复旦大学附属金山医院神经科
聂志余　上海同济大学附属第十人民医院神经科
徐　群　上海交通大学医学院附属仁济医院神经科
曹　立　上海交通大学医学院附属瑞金医院神经科
董　强　上海复旦大学附属华山医院神经科
傅　毅　上海交通大学医学院附属瑞金医院神经科
曾丽莉　上海交通大学医学院附属瑞金医院神经科
靳令今　上海同济大学附属同济医院神经科
詹　青　上海市第七人民医院神经科
管阳太　上海交通大学医学院附属仁济医院神经科
魏文石　上海复旦大学附属华东医院神经科

学术秘书　刘　军(兼)

住院医师规范化培训是毕业后医学教育的第一阶段,是医生成长的必由之路,是提高医疗技术和服务水平的需要,也是提升基层医疗机构服务能力,为基层培养好医生,有效缓解"看病难"的重要措施之一,是深化医药卫生体制改革的重要基础性工作。

自 2010 年以来,在市政府和国家卫计委的大力支持和指导下,上海根据国家新一轮医改精神,坚持顶层设计,探索创新,率先实施与国际接轨的住院医师规范化培训制度,并把住院医师规范化培训合格证书作为全市各级公立医院临床岗位聘任和晋升临床专业技术职称的必备条件之一。经过 6 年多的探索实践,上海市已构建了比较完善的组织管理、政策法规、质控考核、支撑保障等四大体系,在培养同质化、高水平医师队伍方面积累了一定的经验,也取得了初步成效。

因一直立足于临床一线,对医生的培养特别是住院医师规范化培训工作有切身体验,我曾希望编写一套关于"住院医师规范化培训"的教材。如今,由上海市卫生计生委牵头组织编写的这套"住院医师规范化培训示范案例"丛书书稿已出炉,不觉欣然。丛书以住培期间临床真实案例为载体,按照诊疗流程展开,强调临床思维能力的培养,病种全、诊疗方案科学严谨、图文并茂,是不可多得的临床诊疗参考读物,相信会对住院医师临床思维能力和技能培训有很大帮助。这套图书是上海医疗界相关专家带教经验的传承,也是上海 6 年来住院医师培养成果的集中展示。我想这是上海住院医师规范化培训工作向国家交出的一份阶段性答卷,也是我们与其他兄弟省市交流的载体;它是对我们过去医学教育工作的一种记录和总结,更是对未来工作的启迪和激励。

借此机会,谨向所有为住院医师规范化培训工作做出卓越贡献的工作人员和单位,表示衷心的感谢,同时也真诚希望这套丛书能够得到学界的认可和读者的喜爱。我期待并相信,随着时间的流逝,住院医师规范化培训的成果将以更加丰富多彩的形式呈现给社会各界,也将愈发彰显出医学教育功在当代、利在千秋的重大意义。

是为序。

王振义

2016 年 3 月

前言

Preface

2013 年 7 月 5 日,国务院 7 部委发布《关于建立住院医师规范化培训制度的指导意见》,要求全国各省市规范培训实施与管理工作,加快培养合格临床医师。到 2020 年,在全国范围内基本建立住院医师规范化培训制度,形成较为完善的政策体系和培训体系,所有新进医疗岗位的本科及以上学历临床医师均接受住院医师规范化培训,使全国各地新一代医师的临床诊疗水平和综合能力得到切实提高与保障,造福亿万人民群众。

上海自 2010 年起在全市层面统一开展住院医师规范化培训工作,在全国先试先行,政府牵头、行业主导、高校联动,进行了积极的探索,积累了大量的经验,夯实了上海市医药卫生体制改革的基础,并积极探索上海住院医师规范化培训为全国服务的途径,推动了全国住院医师规范化培训工作的开展。同时,上海还探索住院医师规范化培训与临床医学硕士专业学位研究生教育相衔接,推动了国家医药卫生体制和医学教育体制的联动改革。上海的住院医师规范化培训制度在 2010 年高票入选年度中国十大最具影响力医改新举措,引起社会广泛关注。

医疗水平是关系国人身家性命的大事,而住院医师规范化培训是医学生成长为合格医生的必由阶段,这一阶段培训水平的高低直接决定了医生今后行医执业的水平,因此其重要性不言而喻,它肩负着为我国卫生医疗事业培养大批临床一线、具有良好职业素养的医务人员的历史重任。要完成这一历史重任,除了构建合理的培养体系外,还需要与之相配套的文本载体——教材,才能保证目标的实现。目前国内关于住院医师规范化培训方面的图书尚不多见,成系统的、以临床能力培养为导向的图书基本没有。为此,我们在充分调研的基础上,及时总结上海住院医师规范化培训的经验,编写一套有别于传统理论为主的教材,以适应住院医师规范化培训工作的需要。

本套图书主要围绕国家和上海市出台的《住院医师规范化培训细则》规定的培训目标和核心能力要求,结合培训考核标准,以《细则》规定的相关病种为载体,强调住院医师临床思维能力的构建。

本套图书具有以下特点:

(1) 体系科学完整。本套图书合计 23 册,不仅包括内、外、妇、儿等 19 个学科(影像分为超声、放射、核医学 3 本),还包括《住院医师法律职业道德》和《住院医师科研能力培养》这两本素质教育读本,体现了临床、科研与医德培养紧密结合的顶层设计思路。

（2）编写阵容强大。本套图书的编者队伍集聚了全上海的优势临床医学资源和医学教育资源，包括瑞金医院、中山医院等国家卫生计生委认定的"住院医师规范化培训示范基地"，复旦大学"内科学"等15个国家临床重点学科，以及以一批从医30年以上的医学专家为首的、包含1000多名临床医学专家的编写队伍，可以说是上海各大医院临床教学科研成果的集中体现。

（3）质量保障严密。本套图书编写由上海市医师协会提供专家支持，上海市住院医师规范化培训专家委员会负责审核把关，构成了严密的质量保障体系。

（4）内容严谨生动，可读性强。每本图书都以病例讨论形式呈现，涵盖病例资料、诊治经过、病例分析、处理方案和基本原则、要点与讨论、思考题以及推荐阅读文献，采取发散性、启发式的思维方式，以《住院医师规范化培训细则》规定的典型临床病例为切入点，详细介绍了临床实践中常见病和多发病的标准诊疗过程和处理规范，致力于培养住院医师"密切联系临床，举一反三"的临床思维推理和演练能力；图书彩色印刷，图文并茂，颇具阅读性。

本套图书的所有案例都来自参编各单位日常所积累的真实病例，相关诊疗方案都经过专家的反复推敲，丛书的出版将为广大住院医师提供实践学习的范本，以临床实例为核心，临床诊疗规范为基础，临床思维训练为导向，培养年轻医生分析问题、解决问题的能力，培养良好的临床思维方法，养成人文关怀情操，必将促进上海乃至国内住院医师临床综合能力的提升，从而为我国医疗水平的整体提升打下坚实的基础。

本套图书的编写得到了国家卫生与计划生育委员会刘谦副主任、上海市浦东新区党委书记沈晓明教授的大力支持，也得到了原上海第二医科大学校长王一飞教授，王振义院士，汤钊猷院士，戴尅戎院士的悉心指导，上海市医药卫生发展基金会彭靖理事长和李宣海书记为丛书的出版给予了大力支持，此外，上海市卫生与计划生育委员会科教处、上海市住院医师规范化培训事务中心以及各住院医师规范化培训基地的同事都为本套图书的出版做出了卓越贡献，在此一并表示感谢！

本套图书是上海医疗卫生界全体同仁共同努力的成果，是集体智慧的结晶，也是上海多年住院医师规范化培训成效的体现。在住院医师规范化培训已全国开展并日渐广为接受的今天，相信这套图书的出版会在培养优秀的临床应用型人才中发挥应有的作用，为我国卫生事业发展做出积极的贡献。

"住院医师规范化培训示范案例"编委会

编写说明

Instructions

神经病学是一门临床二级学科，是神经科学的临床分支。当今，随着社会老龄化的到来，神经系统疾病已经成为导致人类死亡和残疾的主要原因之一。神经病学是研究中枢神经系统、周围神经系统和骨骼肌疾病发病机制、临床表现、诊断、鉴别诊断、治疗和预防为主要内容的一门学科，具有临床表现多样性、病情复杂性、对辅助检查仪器依赖性较高和预后不佳等特点。因此，神经病学专业住院医师必需具备扎实的理论基础和较强的临床实践能力。近年来，由于其相关学科如神经生物学、分子生物学和神经影像学的发展，同时各级政府对神经病学的高度关注和大力支持，神经病学不断取得新的突破，展示出了从未有过的发展前景，已经成为医学科学中最令人关注的热点学科之一；当然，在面临千载难逢的发展机遇的同时，更需要大量的有规范化培训经历的神经病学专业住院医师。

神经病学具有其自身的特点，学生在实习过程中普遍反映较难，突出表现在神经解剖知识的缺乏，包括对脑、脊髓和外周神经系统解剖不熟悉，不同部位病变可导致相同症状，比如单个肢体瘫痪既可能因为周围神经病变引起，也可能因为大脑皮质病变引起；另外，刚刚进入神经内科住院医师规范化培训基地的学员专科基础较差，不能准确而全面地进行神经系统查体，也不具备系统的神经病学临床诊断思维；同时我国传统医学教学模式的缺陷导致临床与基础脱节，住院医师无法利用逆向思维灵活运用神经病学和神经解剖学的相关知识进行相应的诊断和进一步的治疗。正是因为上述种种原因，神经病学尤其需要严格的科学培训，只有多接触患者、多实践，才能真正掌握神经科疾病的诊治技能。

2010 年，上海市在国内率先启动住院医师规范化培训工程，在神经病学专业住院医师规范化培训模式中，学员进入神经病学培训基地统一接受培训，并加强神经病学基础知识和临床技能的学习和考核，再经过统一考核合格后，学员返回社会再就业。这样，每年培训的神经病学专业住院医师人数远远多于先前的培训模式，在整体上可为社会输送大批专业人才。因此，为提高神经病学专业住院医师规范化培训质量,解决专门的培训教材缺乏之困,急需有效、标准、专业的培训教材来配套规范化培训工程。

本书作为神经病学专业住院医师规范化培训教材,具有以下特点:一是参编作者以上海市各三甲医院住院医师培训基地主任为主,每个编者都具有丰富的临床工作经验和教学经验。二是全书以病例讨论形式呈现,选自临床上典型的神经内科病例,涵盖神经病学常见病和多发病种,临床思路清晰,处理规范;三是编写方式上与现有的教学工具书不同,采取发散性、启发式的思维方式,以典型临床病例为切入点,详细介绍神经病学临床实践中的常见病和多发病,以及某些重要疾病的标准诊疗过程和处理规范。病例讨论包括病例资料、诊疗经过、病例分析、要点和讨论、思考题和推荐阅读文献6个部分;四是本书采用单一病例讨论独立成章的编写方法,相关同类疾病又相对集中,致力于培养读者"密切联系临床,举一反三"的临床思维推理和演练能力。

神经内科疾病诊治思维的基本原则是明确疾病的定位和定性,从而进行评定、评估和治疗。上海市神经病学专业住院医师规范化培训的大纲要求培训学员能掌握神经病学常见病和多发病的临床诊疗思维和技能操作。考核采用客观结构式临床考核方式,分为临床思维考核和临床操作技能考核两部分,包括综合知识、基本辅助检查、病史采集、体格检查、病例分析、临床操作6个考站。对临床基础知识和临床思维的考核贯穿各站考试中。本书的编写初衷是希望培养读者掌握正确的神经病学临床诊疗和思维方法,以便顺利完成住院医师规范化培训。读者阅读时应从临床推演的视角去思考,而不能用习惯性的定式思维方式来阅读。

本书的读者主要供神经病学专业规范化培训学员使用,也可供准备报考本专业住院医师培训的本科生、研究生及相关临床专业的住院医师和研究生,或本专业相关临床医务人员使用。

希望本书的出版能够给广大热爱神经病学的医务人员带来一定的帮助,为上海地区乃至全国其他地区神经病学专业住院医师规范化培训工程提供规范化培训教材,为我国蓬勃发展的住院医师人才培养尽一份力,从而造福于千千万万的患者。

由于时间仓促,错漏和不当之处难免,如能由此引起学术争鸣,让更多的热心人士来参与本专业的临床教学工作,乃本书出版之幸事。

本书的出版得到了上海市住院医师规范化培训工作联席会议办公室和上海交通大学出版社的资助,特此致谢!

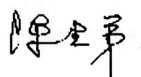　教授,主任医师,博士生导师

上海交通大学医学院附属瑞金医院神经科

2016 年 11 月 5 日

目 录
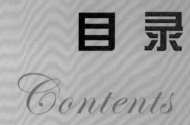
Contents

案例 1

短暂性脑缺血发作

一、病历资料

1. 现病史

患者,男性,67岁,因"反复右侧偏身麻木、乏力7h"来院。患者于7h前(今日凌晨5:00左右)在起床过程中出现右侧肢体乏力,可抬离床面,可勉强穿衣,但右上肢不能协调系纽扣、系皮带,右下肢行走拖步。同时伴有右侧面部及右侧上、下肢麻木感,与家属交谈过程中,家属发现其口角歪斜、言语含糊、右侧口角流涎。不伴有黑矇、视物成双、明显头晕、头痛、意识障碍和肢体抽搐,能听懂家属言语意思,也能正确回答家属的提问。以上症状持续5 min左右缓解,约15 min完全恢复正常。上午约10:30坐在椅子上看报时再发类似症状,持续10 min完全缓解。随即至我院急诊就诊,就诊过程中再次发作,查体阳性体征有:言语含糊,右侧鼻唇沟浅,伸舌右偏,右侧肢体肌力Ⅳ级,右侧偏身针刺觉减退。持续10 min缓解。

2. 既往史

有高血压病史8年,血压最高185 mmHg/120 mmHg,目前口服厄贝沙坦氢氯噻嗪片1粒qd控制,日常血压控制在130 mmHg/80 mmHg左右。有糖尿病史3年,目前口服二甲双胍缓释片0.85 g bid控制,空腹血糖(FBG)6~7 mmol/L,餐后2 h血糖约9~10 mmol/L。否认冠心病及心律失常、消化道溃疡、胃出血等病史。否认肝炎结核等传染病史。否认手术、外伤史。无特殊个人史和职业史,吸烟40年,约1包/天,无饮酒嗜好。否认药物、食物过敏史。

3. 体格检查

内科检查:T 36.5,P 72次/min,R 16次/min,BP 132 mmHg/78 mmHg。双肺呼吸音清,心律齐。腹软,肠鸣音正常,肝脾无肿大。四肢无水肿或皮肤干燥。

神经系统检查:神志清,精神可,言语流利,问答合理,查体合作。双眼视力粗测正常,眼裂对称等大,双瞳孔等大等圆,直径约3 mm,直接、间接对光反射灵敏,辐辏反射存在,眼球各方向活动正常,未及眼震。面部针刺觉及咬肌肌力均对称正常,张口下颌居中。双侧额纹、鼻唇沟对称无变浅,双侧闭眼、鼓腮、吹口哨对称。双耳听力粗测正常,骨导>气导,Weber试验居中。咽反射对称存在,转颈、耸肩正常,伸舌居中。颈软,无抵抗,克氏征(一),布氏征(一)。四肢肌张力正常,四肢肌力Ⅴ级,双侧腱反射对称(++),病理征未引出。全身针刺觉无异常,震动觉、关节运动觉正常。双侧指鼻试验、跟膝胫试验稳准,闭目难立征(一),直线行走完成可,行走步态正常。

4. 实验室及影像学检查

急诊查血常规、尿常规、电解质、肝功能、肾功能、心肌酶谱及心电图均未见异常,随机血糖

11.6 mmol/L。急诊头颅 CT 检查未见明显异常。

二、诊治经过

1. 诊断

（1）主要诊断：

① 定位诊断：左颈内动脉系统供血区；

② 定性诊断：短暂性脑缺血发作。

（2）次要诊断：

① 症状性颅内动脉狭窄；

② 高血压；

③ 糖尿病；

④ 高脂血症。

2. 处理

（1）急诊立即予以阿司匹林肠溶片 300 mg 口服。

（2）收入病房第 2 天，予以阿司匹林肠溶片 100 mg 每日一次口服，氯吡格雷 75 mg 每日一次口服预防症状复发，后患者未再发作类似症状。并完善危险因素筛查。头颅 MRI＋FLAIR＋DWI 检查未见异常。头颅 MRA 检查提示左侧大脑中动脉 M_1 段轻度狭窄。主动脉弓上 MRA 检查未见异常。颈动脉超声检查提示双侧颈动脉内膜稍毛躁，左侧点状斑块形成。心脏超声、动态心电图检查未见明显异常。免疫指标、肿瘤指标、同型半胱氨酸正常。血脂检查提示：胆固醇 5.87 mmol/L，TG 6.29 mmol/L，HDL‐C 1.03 mmol/L，LDL‐C 3.55 mmol/L。糖代谢提示：FBG 6.48 mmol/L，餐后 2 h 血糖 12.49 mmol/L，HbAlc 7.2%。住院期间监测血压维持在（130～146）mmHg/（78～94）mmHg。

（3）二级预防。改善生活方式，保证睡眠，适当锻炼，戒烟，低盐低脂糖尿病饮食。抗血小板聚集治疗，阿司匹林肠溶片 100 mg 每日一次口服。调脂固斑治疗，阿托伐他汀 20 mg 每日一次口服，使低密度脂蛋白下降小于 1.8 mmol/L 或不低于 50%，注意监测肝酶、肌酶等指标。监测血压，厄贝沙坦氢氯噻嗪片 1 粒每日一次口服降压治疗，维持 BP＜140 mmHg/90 mmHg。监测血糖，格列齐特缓释片 30 mg 每日一次口服＋二甲双胍缓释片 0.85 g 每日两次口服降糖治疗，维持 HbAlc＜7%。定期行颅内血管评估检查。

三、病例分析

1. 病史特点

（1）老年男性，急性起病，反复发作性病程。

（2）安静状态下起病，表现为局灶性神经功能缺损症状，持续 10～15 min 可完全缓解。

（3）有高龄、男性、高血压、糖尿病、吸烟等脑血管病危险因素。

（4）发作时体检表现为左颈内动脉系统缺血症状和体征，即右侧中枢性面、舌瘫，右侧肌力Ⅳ级，右侧偏身针刺觉减退。发作间期神经系统查体未见阳性体征。

（5）辅助检查提示头颅 MRI＋FLAIR＋DWI 未见异常，头颅 MRA 检查提示左侧大脑中动脉 M_1 段轻度狭窄，血脂、血糖、血压高于正常。

2. 诊断依据

（1）患者为老年男性，安静状态下急性起病，反复发作，表现为左颈内动脉系统局灶性神经功能缺损症状与体征，症状和体征持续 10～15 min 完全缓解，无后遗症。

（2）存在多个脑血管病危险因素（老龄、男性、吸烟、高血压、糖尿病、高脂血症），为脑血管病高风险人群。

（3）影像学检查：头颅 MRI 检查未见责任病灶。头颅 MRA 检查提示左侧大脑中动脉 M₁ 段轻度狭窄。

3. 鉴别诊断

（1）脑梗死：患者为老年男性，安静状态下急性起病，表现为局灶性神经功能缺损症状，存在多个脑血管病危险因素，急诊头颅 CT 检查未见出血征象，脑梗死需要考虑。但后者局灶性神经功能缺损症状持续时间多超过 24 h，头颅影像学评估有责任病灶。本患者不符合。

（2）癫痫部分性发作：患者表现为反复、刻板、短暂的局灶性神经症状，癫痫部分发作需要考虑。但后者多表现为局部肢体抽动，往往从一侧口角开始，逐渐扩大到面部或一侧肢体，或表现为肢体麻木感和针刺感，一般持续时间更短，脑电图检查可有异常。部分性癫痫大多数由脑的局灶性病变引起，头颅 MRI 检查可能发现病灶。本患者不符合。

（3）多发性硬化：好发于中青年，其发作性症状也可表现为言语含糊、肢体无力麻木等症状，但本患者为老年男性，有脑血管病危险因素，头颅 MRI 检查未见脱髓鞘病灶，可排除。

（4）低血糖反应：低血糖发作时也可表现为局灶性神经功能缺损症状及意识障碍。本患者虽有糖尿病，但此次发作与进食无明显关系，且发作时无意识障碍，血糖 11.6 mmol/L，可排除。

4. 处理

（1）寻找病因，筛查脑血管病可控危险因素：高血压、脂代谢异常、糖代谢异常、吸烟、呼吸睡眠暂停、高同型半胱氨酸血症、房颤及其他心脏病、大动脉粥样硬化狭窄及特殊病因（动脉夹层、卵圆孔未闭、烟雾病、血管炎）等。

（2）药物治疗：

① 抗血小板聚集治疗：阿司匹林（50～325 mg 每日一次口服）、氯吡格雷（75 mg 每日一次口服）单独或联合应用 21 天；

② 抗凝治疗：对于心源性疾病导致短暂性脑缺血发作患者，可采用华法林口服治疗，维持 INR 在 2.0～3.0，必要时可使用静脉肝素或低分子肝素皮下注射，新型抗凝药物（利伐沙班、达比加群酯等）也可根据情况，个体化应用；

③ 危险因素控制：建立合理的生活方式，适当锻炼，戒烟，避免酗酒，避免超重，降压治疗，降糖治疗，调脂固斑治疗。

（3）手术治疗：对于症状性重度（70％～99％）颈动脉狭窄患者，可采用颈动脉内膜剥脱术或颈动脉支架置入术治疗。需根据血管狭窄情况及患者综合状况评估后，慎重选择手术治疗，个体化选择手术方案。对于症状性颅内动脉狭窄目前有明确的手术适应证。

四、要点与讨论

（1）短暂性脑缺血的定义。短暂性脑缺血发作是急性脑血管病的一种，发生率约为 30/10 万，占脑血管疾病的 6％。随着科学的发展，短暂性脑缺血发作的定义经过了多番更替。20 世纪 50 年代短暂性脑缺血发作被定义为突发的局灶性神经功能缺损，持续时间不超过 24 h，推测由血管原因所致，症状局限于由某一动脉供血区或眼部。此定义基于症状持续时间，并无影像学支持。2002 年，国外学者提出了基于组织学的新定义，短暂性脑缺血发作是由局灶性脑或视网膜缺血所致的短暂性神经功能障碍，临床症状持续时间一般不超过 1 h，且 CT 检查或 MRI 检查无急性脑梗死证据。2009 年 5 月，AHA/ASA 发表了《新的短暂性脑缺血发作指南》，建议将其临床定义修订为：脑、脊髓或视网膜局灶性缺血引起的短暂性神经功能障碍，无急性脑梗死的证据并需进一步加强紧急干预。此定义不再强调时间，而着重强调是否存在梗死,且增加了脊髓作为缺血损害的部位,使其重要性不断得到强化。

(2) 短暂性脑缺血的病因。短暂性脑缺血发作往往由于血流动力学改变、血液成分变化、微栓塞等原因引起,脑盗血综合征、脑血管痉挛也可引起。由于短暂性脑缺血发作可预示即将发生脑梗死,故应引起人们的重视。造成短暂性脑缺血发作的病因很多,可参照缺血性脑卒中病因。

(3) 短暂性脑缺血的临床表现。短暂性脑缺血发作多发生在中年以后,男性较多,症状和体征局限于颈内动脉系统或椎基底动脉系统的某一局部脑功能障碍,其中颈内动脉系统较多见,占80%,椎基底动脉系统占20%。颈内动脉系统分别累及颈内动脉、眼动脉、大脑中动脉(皮质支或深穿支)、大脑前动脉(皮质支或深穿支)等,出现病变对侧发作性肢体瘫痪、麻木等症状和体征,可有眼动脉交叉瘫(病变侧一过性黑矇、病变对侧偏瘫)、Horner征交叉瘫(病变侧Horner征、病变对侧偏瘫)等特征性改变。椎-基底动脉系统分别累及椎动脉、基底动脉、小脑动脉、大脑后动脉及脑干穿支动脉,出现眩晕/头晕、恶心、呕吐等症状,可有跌倒发作、短暂性全面性遗忘等特征性改变,也可出现延髓背外侧综合征、脑桥前内侧综合征、脑桥腹外侧综合征、大脑脚综合征和闭锁综合征等。

(4) 短暂性脑缺血的诊断。短暂性脑缺血发作为一过性,很少被医生观察到,而且发作后又无神经系统阳性体征遗留,故诊断主要依靠病史。中老年人突然出现局灶性神经功能缺损症状,符合颈内动脉系统或椎-基底动脉系统缺血后的表现,持续数分钟到数小时(多小于1 h),24 h内完全恢复,头颅影像学(CT或MRI)检查正常或未显示责任病灶,排除其他疾病,即可诊断短暂性脑缺血发作。

(5) 短暂性脑缺血的治疗。短暂性脑缺血发作可发展为完全性卒中,发生率17.7%～76.0%,故需积极治疗。应遵循个体化及整体化原则。根据情况予以抗栓(抗血小板聚集或抗凝药物)调脂固斑(他汀类药物)治疗;积极筛查危险因素,合理病因治疗;对于存在重度颈动脉狭窄的患者,必要时可以选择手术治疗。

五、思考题

(1) 短暂性脑缺血发作的定义是什么?
(2) 短暂性脑缺血发作的临床特点有哪些?
(3) 短暂性脑缺血发作的病因及处理原则是什么?

六、推荐阅读文献

[1] 吴江. 神经病学全国高等学校教材(供8年制及7年制临床医学等专业)[M]. 2版. 北京:人民卫生出版社,2012.

[2] 中华医学会神经病学分会,中华医学会神经病学分会脑血管病学组. 中国缺血性脑卒中和短暂性脑缺血发作二级预防指南2014[J]. 中华神经科杂志,2015,48(4):258-273.

[3] 蒋雨平,王坚,蒋雯巍. 新编神经疾病学[M]. 上海:上海科学普及出版社,2014.

[4] Albers GW, Caplan LR, Easton JD, et al. Transient ischemic attack-proposed new definition [J]. N Engl J Med, 2002,347(21):1713-1716.

[5] Easton J D, Saver J L, Albers G W, et al. Definition and evaluation of transient ischemic attack: a scientific statement for healthcare professionals from the American Heart Association/American Stroke Association Stroke Council; Council on Cardiovascular Surgery and Anesthesia; Council on Cardiov [J]. Stroke; a journal of cerebral circulation, 2009,40(6):2276-2293.

(刘建荣)

案例 2

脑梗死

一、病历资料

1. 现病史

患者,男性,44岁,因"突发言语困难,右侧肢体无力2h"入院。患者2h前吃早餐时,突然发生言语困难,讲话不流利,伴有右侧肢体无力,筷子掉落,不能行走。无抽搐及意识不清。120急诊送入我院。追问病史,昨天上午有过讲话困难,但持续10 min左右自行缓解,未就诊。

2. 既往史

有2型糖尿病史5年,平日饮食控制,不监测血糖。否认高血压病、心脏病及家族史。个人和家族史:酒烟嗜好20余年。吸烟20支/d,饮白酒250 ml/d。

3. 体格检查

(1) 内科检查:T 36.5℃,P 92次/min,BP 156 mmHg/100 mmHg,R 18次/min。双肺呼吸音清,心律齐。腹软,肠鸣音正常;肝脾无肿大。Wt 75 kg。

(2) 神经系统检查

① 神清合作,精神可,可理解别人的语言,但吐词费力,仅能说一两个字。

② 颅神经:瞳孔3 mm,等大等圆,各方向运动正常,光反射存在。无偏盲。双侧额纹对称,右侧鼻唇沟浅,口角左偏。伸舌偏右,无舌肌萎缩及肌束颤动。

③ 运动:右侧上肢肌力0/5级,右下肢肌力1/5级。右侧上肢肌张力低,下肢肌张力正常。右肱二头肌反射、肱三头肌反射、桡骨膜反射、膝反射、踝反射均较左侧减弱。右侧巴彬斯基征、戈登征(+),左侧肢体肌力正常,病理征(一)。

④ 感觉系统:右侧上下肢针刺觉减退,双侧深感觉正常;复合感觉双侧对称、存在。

⑤ 共济运动:右侧肢体无法合作。

4. 实验室及影像学检查

(1) 血常规:RBC $4.23×10^{12}$/L,WBC $11.6×10^9$/L,N 84%,PLT $123×10^9$/L。

(2) 凝血功能:TT 19 s,PT 11 s,APTT 38 s,Fib 3.6 g/L,INR 0.98。

(3) 随机血糖:16.5 mmol/L。

(4) 肝功能:ALT 35 IU/L,AST 30 IU/L,γ-GT 66 IU/L,AKP 92 IU/L。TB 12 μmol/L,DB 5.5 μmol/L,TP 72 g/L,ALB 38 g/L。

(5) 肾功能:BUN 6.3 mmol/L,Cr 72 μmol/L。

(6) 血脂:TC 5.8 mmol/L,TG 2.6 mmol/L,HDL-C 1.9 mmol/L,LDL-C 3.2 mmol/L。

（7）心电图：①窦性心律；②Ⅱ、Ⅲ、aVF 导联 ST 段压低。

（8）胸片：双肺纹理增多。

5. 头颅 CT 检查：除发现左侧大脑中动脉（MCA）高密度影外，余未见明显异常（见图 2 - 1）。

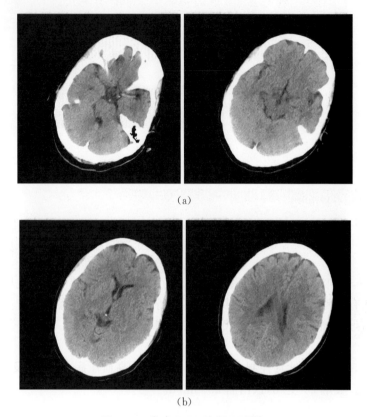

(a)

(b)

图 2 - 1　发病 2.5 h 头部 CT 平扫

二、诊治经过

1. 诊断

（1）急性脑梗死（左侧大脑中动脉区）。

（2）2 型糖尿病。

2. 诊治

征得患者及家属同意后，行 rtPA 静脉溶栓治疗。进入监护病房，监测生命体征，保持各项指标稳定。

药物治疗：①rtPA 按照 0.9 mg/kg 的剂量足量给予，先 10% 静脉推注，剩下 90% 在 1 h 内滴注完毕。溶栓过程中监测血压等生命体征及神经系统症状和体征的改变。②发病当日给予立普妥（阿托伐他汀片）20 mg qn 口服。③NS 100 ml＋依达拉奉 30 mg bid ivgtt。④给予胰岛素皮下注射控制血糖。

24 h 后复查头颅 CT，未见出血。但右侧肢体无力及言语困难无明显改善。肌力上肢为 0 级，下肢2 级。24 h 查头颅及颈部 CTA 发现，左侧颈内动脉起始段闭塞（见图 2 - 2）。24 h MRI 检查提示左侧基底节区急性梗死（见图 2 - 3）。1 周后患者肢体无力无明显变化，语言表达仍困难。患者出院，进一步语言、肢体康复锻炼，定期随访。

出院医嘱：健康生活方式；情绪稳定，保证睡眠；康复训练，合理运动；定期随访血压、血糖、血脂。

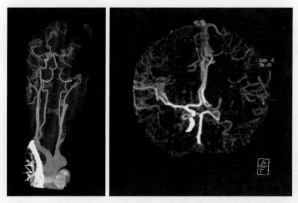

图 2-2 发病 24 h CTA 检查显示左侧颈内动脉起始部闭
塞,左侧 MCA 未显影

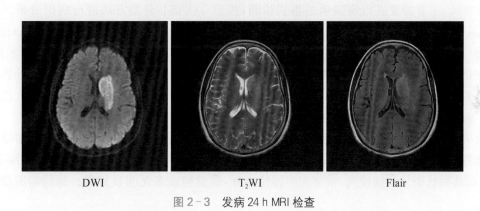

DWI   T₂WI   Flair

图 2-3 发病 24 h MRI 检查

显示左侧基底节区急性脑梗死

三、病例分析

1. 病史特点

男性 44 岁,活动状态下突然发病,病情迅速达到高峰。之前有过类似语言障碍,很快缓解,即提示
有 TIA 发作。

既往有"2 型糖尿病"史,未监测血糖,仅控制饮食。

体格检查:急性病容,BP 156 mmHg/100 mmHg, HR 92 次/min,运动性失语,右侧中枢性面、舌
瘫、右侧偏瘫,上肢为重,右侧病理征(+)。

辅助检查:头颅 CT 检查排除出血,左侧大脑中动脉(MCA)有高密度影,提示大面积脑梗死可能。
心电图检查提示心肌缺血。

血液检查提示血白细胞总数及中性粒细胞比例增高,随机血糖明显增高。

2. 诊断与诊断依据

1) 诊断

①急性脑梗死(左侧大脑中动脉区);②2 型糖尿病;③高血压病Ⅲ期。

2) 诊断依据:

(1) 急性脑梗死:

急性脑梗死定位诊断:运动性失语定位于优势半球 Broca 区;右侧鼻唇沟浅、鼓气、示齿右侧不能完

成,双侧额纹对称,为右侧中枢性面瘫;伸舌偏右,无舌肌萎缩及舌颤,综合起来为支配右侧面神经核及舌下神经核的皮质脑干束受损;右侧肢体肌力下降、肌张力下降、腱反射减弱但病理征阳性,提示左侧锥体束受损,且处于急性脑休克状态。结合头颅 CT 检查结果,定位于左侧大脑中动脉主干病变。

急性脑梗死定性诊断:患者中年男性,糖尿病控制不良,有嗜烟酒的不良习惯。活动时突然起病,症状、体征提示局灶性病变,结合头颅 CT 检查结果,左侧大脑中动脉区脑梗死诊断明确。

(2) 2 型糖尿病:

诊断依据:①有 2 型糖尿病史 5 年,平日饮食控制,不监测血糖;②入院后随机血糖 16.5 mmol/L。

(3) 高血压病Ⅲ期:

诊断依据:患者入院时 BP>140 mmHg/90 mmHg,后来反复测量仍有高于正常的血压。且有脑梗死发生。需要随访,待脑梗死病情稳定后,再测量。

3. 鉴别诊断

(1) 脑梗死:主要需要进行病因学的鉴别诊断,按照 TOAST 分型方法进行病因分析。主要鉴别点:①患者虽中年,但是已经有糖尿病病史 5 年,且有不良生活习惯,计算机血管造影(CTA)检查提示左侧颈内动脉(ICA)闭塞,故首先考虑大动脉粥样硬化型脑梗死,病前一天有 TIA 发作,也提示血管病变。②患者清醒活动状态下发病,发病急骤,很快到达高峰,且有大血管闭塞,需要考虑心源性栓塞可能。但是心电图不提示,需要行 24 h 心电图和心脏超声辅助诊治。③其他病因,如血管炎中的大动脉炎需要排除;梅毒等感染性血管炎也需要排除。

(2) 瘤卒中:肿瘤导致缺血性脑血管病可有多种机制,可以是瘤栓栓塞,也可以是肿瘤导致高凝状态后的脑血栓形成。瘤栓栓塞起病较急,也可栓塞大血管,但是 MRI 检查或 CT 检查多为混杂病灶,易合并出血;而高凝状态导致脑梗死,常常为多部位梗死,血管检查多无明显异常。最后均需要找到原发肿瘤病灶。

四、处理方案及理由

患者入院后,收治"卒中单元"。给予生命体征检测。

保持呼吸道通畅,吸氧,使动脉血氧饱和度维持在 95% 以上。心电监护,监测生命体征:意识、瞳孔、体温、呼吸、血压、心率,直至病情稳定。保持水、电解质平衡和营养支持。

超早期溶栓治疗,注意血压,持续监测。关注血糖水平,考虑有原发病和应激因素导致血糖升高,给予胰岛素对症治疗。

防治并发症:注意肺部感染。

24 h 后复查头颅 CT,颅内未见出血,且存在大血管病变,给予阿司匹林 100 mg/d、氯吡格雷 75 mg/d 联合治疗。立普妥(阿托伐他汀片)改为 40 mg qn。拟治疗 3 个月后随访。

康复治疗:生命体征稳定,尽早进行康复治疗。减少并发症;减轻致残的后遗症。关注情绪状态,加强心理支持。

五、要点与讨论

(1) 急性脑梗死的定义与治疗手段。急性脑梗死是指急性脑供血动脉血流中断导致的缺血性损伤。在我国占急性脑血管病的 60%~70%。30%~50% 的患者遗留神经功能障碍。15%~20% 的患者发病 1 年内有复发。目前急性期有效的治疗手段仅有 4 种:①超早期溶栓治疗(发病 4.5 h 内 rtPA,6 h 以内尿激酶);②卒中单元;③阿司匹林口服;④近两年证实的急性期动脉取栓治疗(发病 6 h 以内)。

rtPA 的静脉溶栓治疗是急性期患者的首选。但对于大动脉闭塞类型的患者,静脉溶栓的效果略差,有时需要动静脉联合溶栓或动脉取栓治疗。

（2）急性脑梗死治疗注意点。急性脑梗死患者除溶栓治疗以外,应该尽快开启卒中的二级预防。根据 Chance 和 SAMPPRIS 研究结果,发病 24 h 内就可以开始卒中的二级预防。对于轻卒中或 TIA 患者,可以采用阿司匹林联合氯吡格雷的双药治疗,3 周后改为单药治疗。而如果存在颅内大动脉狭窄,可以双联抗血小板治疗 3 个月,加上强化降脂治疗。

（3）血压、血糖的管理也是需要关注的重点。溶栓患者,溶栓前的血压需要控制在 180 mmHg/105 mmHg 以下,建议静脉使用降压药物,每 15 min 监测一次。血糖的控制首先是排除低血糖,其次可以用胰岛素控制高血糖。

大面积梗死患者如果存在颅内压增高,有形成脑疝的危险,可以采用去骨瓣减压的方法挽救患者的生命,但存活患者的残障率较高。

六、思考题

（1）不同血管供血区脑梗死的临床表现如何?

（2）简述脑梗死急性期治疗的要点?

（3）脑梗死病因分型（TOAST 分型）方法有哪些?

七、推荐阅读文献

［1］吴江.神经病学.全国高等学校教材(供 8 年制及 7 年制临床医学等专业)［M］.2 版.人民卫生出版社:2012.

［2］美国心脏协会/美国卒中协会(AHA/ASA). Guidelines for the Early Management of Patients With Acute Ischemic Stroke. Stroke, 2013,44:870 - 947.

（董　强）

案例 3

脑栓塞

一、病历资料

1. 现病史

女性,80 岁,因"突发言语不能伴左侧肢体乏力 3.5 h"就诊。家属早上 7：00 外出前患者一切如常,2 h 后回家发现患者倒在家中客厅,双眼微睁,呼之睁眼,无应答,口角右偏,左侧肢体无活动,右侧肢体可见举起、摸头、握抓等动作,无肢体抽搐、恶心呕吐,亦无两便失禁,家属给患者喂服糖水数口,观察 0.5 h 症状未见改善,1 h 后患者被送至我院急诊就诊。

2. 既往史

既往高血压史 15 年,口服药物治疗,平时监测稳定在正常范围。糖尿病史 8 年,胰岛素控制血糖。诉平时有胸闷,未明确诊断。

3. 体格检查

内科检查：T 36.5℃,P 60 次/min,R 20 次/min,BP 120 mmHg/80 mmHg。双肺呼吸音清,心律绝对不齐。腹软,肠鸣不活跃,肝脾无肿大。四肢无水肿或皮肤干燥。

神经系统检查：嗜睡,有自主睁眼,呼之可睁眼,无言语应答,查体不配合。双瞳等大等圆,直径 3 mm,对光反射存在。双眼右侧凝视。双侧面部针刺觉检查不配合。双侧额纹对称,左侧鼻唇沟浅,示齿、鼓腮、伸舌不配合。颈软,脑膜刺激征(一)。双侧掌颏反射(一),左上肢未见主动活动,左下肢疼痛刺激未见肌肉收缩,右侧肢体可见自主活动。四肢肌张力正常,左侧肢体腱反射(十十十),右侧肢体腱反射(十/一)。左侧 Babinski 征(十),Chaddock 征(十),右侧 Babinski 征(一)。深感觉、共济试验不能完成。(美国)国立卫生研究院卒中量表(NIHSS)评分：23。

4. 实验室及影像学检查

血常规：RBC $3.95×10^{12}$/L,WBC $8.75×10^{9}$/L,PLT $177×10^{9}$/L。

血糖：6.1 mmol/L。

肾功能：正常。

肝功能：正常。

电解质：正常。

凝血功能：正常范围。

头颅 CT 检查(发病后 4.5 h)：脑内少许腔隙性梗死灶；部分副鼻窦炎症；右侧大脑中动脉高密度。

心电图检查：①心房颤动伴慢速心室率；②顺钟向转位。

二、诊治经过

1. 诊断

心源性脑栓塞。

2. 处理

收治入病房,予以吸氧、甘露醇降颅压、醒脑、护胃、预防感染等治疗;次日复查脑 CT 提示右侧大脑半球大面积梗死,少许渗血,中线左偏;加大脱水治疗;入院后第 3 天患者意识障碍加重,右侧瞳孔扩大,呼吸不规则,出现血压及氧饱和度下降,2 天后不治宣告死亡。

三、病例分析

1. 病史特点

老年女性,突发言语障碍及肢体活动障碍,发病后 BP 120 mmHg/80 mmHg,既往有高血压及糖尿病史,平时有阵发性胸闷。

发病后行脑 CT 检查未见责任病灶,右侧大脑中动脉高密度影,PLT 177×10^9/L,血糖 6.1 mmol/L,肝肾功能正常。

心电图检查:心房颤动伴慢速心室率。

2. 诊断与诊断依据

定位诊断:右侧大脑半球(大脑中动脉主干供血区)。

患者表现双眼右侧凝视(额桥束或额叶侧视中枢)、左侧中枢性面瘫(皮质脑干束)左侧肢体活动障碍(皮质脊髓束)及感觉障碍(丘脑皮质束),且左侧肢体瘫痪严重,同时伴有意识障碍,故考虑病变部位为右侧大脑半球,包括皮质及皮质下深部结构,为大脑中动脉主干供血区。

定性诊断:

老年女性,突然出现神经功能缺失症状(言语障碍,肢体活动障碍,意识障碍),既往有高血压及糖尿病病史,首先考虑急性脑血管病;患者起病快,进展迅速,发病后脑 CT 检查无高密度出血表现,且神经功能缺失症状严重(NIHSS 评分 23),结合患者就诊时发现房颤心率,故诊断为心源性脑栓塞。

3. 鉴别诊断

患者突然出现严重神经功能缺失现象还需要排除其他类型的脑卒中(中风),同时需要查明栓子的来源和病因:

(1) 脑出血:多见于有高血压的老年人,活动中多发,亦有安静状态下发病可能,症状较为严重,多伴有意识改变及两便失禁,发病时血压偏高,脑 CT 检查提示有责任部位的高密度改变。

(2) 肿瘤卒中:既往有慢性头痛及颅高压表现,发病后脑 CT 检查提示有占位性改变。

(3) 动脉-动脉栓塞:也可突然起病,动脉源性的栓子一般较小,造成的梗死灶不大,直径大多小于 2 cm,临床症状偏轻。脑 CTA 检查可以发现责任大血管的近端有新鲜血栓形成或不稳定斑块。

四、处理方案及基本原则

1. 脑梗死、原发栓子疾病及并发症的治疗

(1) 血管再通和缩小梗死范围:①溶栓治疗:由于发病急,患者易于治疗时间窗内送达医院,但重组人组织型纤溶酶原激活剂(rt-PA)在脑栓塞的溶栓指征常未确定。②动脉溶栓或机械取栓治疗:对于大

血管梗死及心源性栓塞患者,发病 6 h 以内,或者静脉溶栓无效的患者,可以考虑动脉溶栓或机械取栓治疗。

（2）改善脑循环和脱水剂的应用。

（3）治疗原发病:对心脏病积极进行内、外科处理非常重要。对亚急性细菌性心内膜炎及其他感染并发症应采用有效和足量的抗生素治疗。对于气栓的处理应采取头低位、左侧卧位。如系减压病应立即行高压氧治疗,可使气栓减少,脑含氧量增加。如为脂肪栓,可用 5％碳酸氢钠液每次 250 ml,每日 2 次,静滴。

（4）并发症治疗:如有抽搐发作,应及时进行抗癫痫治疗;预防感染,对于有严重意识障碍的患者,给予抗生素预防肺部感染。

（5）应用抗凝剂:凡有心房颤动的患者均应在急性期开始应用抗凝治疗。《2014 中国指南》关于心源性栓塞二级预防的推荐为:①对伴有房颤（包括阵发性）的缺血性卒中或 TIA 患者,推荐使用适当剂量的华法林口服抗凝治疗,以预防再发的血栓栓塞时间。华法林的目标剂量是维持 INR 在 2.0～3.0（Ⅰ，A）;②新型口服抗凝剂可作为华法林的替代药物（包括达比加群、利伐沙班、阿哌沙班、依度沙班）（Ⅰ，A）,选择何种药物应考虑个体化因素;③伴有房颤的缺血性卒中或 TIA 患者,若不能接受口服抗凝药物治疗,推荐应用阿司匹林单药治疗（Ⅰ，A）。氯吡格雷联合阿司匹林可能是合理的（Ⅱ，B）。

2. 抗凝治疗

具体何时开始抗凝治疗,《2014 年 AHA/ASA 指南》更新做了如下推荐:

（1）口服抗凝药联合治疗（如华法林或新型口服抗凝药物联合抗血小板治疗）不推荐用于缺血性卒中或者 TIA 的非瓣膜性房颤患者,但是可以用于冠心病,尤其是急性冠脉综合征及支架植入手术后的非瓣膜性房颤患者（Ⅱ，C）。

（2）大多数的合并卒中/TIA 的房颤患者应该在神经系统症状发作的 14 天内开始口服抗凝治疗（Ⅱa，B）。

（3）卒中/TIA 的房颤患者出血转化风险较大时（如大面积梗死,影像学检查合并出血,没有控制的高血压,或者有其他出血倾向时）,开始口服抗凝的时间应推迟到神经系统症状发作 14 天之后（Ⅱa，B）。

《最新欧洲指南》关于心源性栓塞早期抗凝存在"1、3、6、12"原则,阐明了心源性栓塞急性期后何时抗凝取决于梗死面积,面积大易出血,应谨慎:①TIA 后 1 天即可抗凝;②非致残性的小面积梗死,应在 3 天后抗凝;③中度梗死应在 6 天后使用;④大面积梗死应等待至少 2～3 周。

3. 预后和预防

脑栓塞急性期病死率为 5％～15％,死亡大多由于严重脑水肿、脑疝形成、出血性脑梗死或并发其他内脏梗死出血和肺部感染等并发症所致。存活的患者多遗留严重的后遗症。脑栓塞容易复发,10％～20％在 10 天内发生第 2 次栓塞,复发者病死率更高。

预防本病的根本是防止血栓形成和栓子脱落,并杜绝栓子的来源。因此,有心脏疾病患者,特别是心房颤动者,应长期服用华法林治疗。

五、要点与讨论

1. 脑栓塞的定义

脑栓塞（cerebral embolism）是指来自身体各部的栓子随血液进入颈动脉或椎-基底动脉系统,阻塞脑血管,使其供血区缺血、坏死,发生脑梗死和脑功能障碍,又称栓塞性脑梗死。

2. 脑栓塞的诊断

根据发病迅速,数秒钟内达到高峰,神经体征明确,伴或不伴意识障碍、心房颤动等明确的病史、体征,一般诊断不难。但在诊断脑栓塞时需注意:①与其他类型脑血管病相鉴别;②不同栓子来源、不同病因,治疗可能不同,二级预防方式及预后亦不同,故需查明栓子来源和病因。

3. 脑栓塞的分类

可引起脑栓塞的病因很多,根据栓子的来源不同可分为以下几种:

(1) 心源性:各种心脏疾病都有产生栓子的可能,尤以风湿性心脏病瓣膜赘生物、附壁血栓脱落最为常见。在瓣膜病伴发急性或亚急性心内膜炎、心律失常时,更易发生脑栓塞。由心房黏液瘤、心肌病引起者少见。

(2) 非心源性:主动脉弓及其大血管的动脉粥样硬化斑块、动脉炎、动脉瘤、动脉创伤及其伴发的血栓形成,也是重要的栓子来源。由这些血栓脱落的栓子进入脑循环,造成脑栓塞,成为动脉-动脉栓塞。其他系统的疾病如肺部化脓性感染、癌细胞团、寄生虫虫卵、骨折后的脂肪颗粒、胸腔手术时的血凝块或肺泡的气泡、误由动(静)脉注入的空气或油剂、潜水员减压过快时血液所释放的氮气等,进入颅内血管都可能成为栓子。

(3) 来源不明:部分脑栓塞不能明确病因。

4. 心源性脑栓塞的鉴别诊断

由于心源性脑栓塞占脑栓塞中的 60%～80%,因此在诊断时首先应详查心脏有无病变。应常规进行心电图检查,可发现心肌梗死、风湿性心脏病、心律失常、冠状动脉供血不足和心肌炎的证据。超声心动图检查可证实心源性栓子的存在。

《欧洲相关指南》总结了缺血性卒中/TIA 合并 AF 的常见特点,出现以下之一考虑心源性卒中可能:①高龄严重卒中(NIHSS≥10,年龄≥70 岁);②既往不同动脉分布区栓塞＞＞空间多发(前后循环同时梗死,双侧梗死)＞＞时间多发(不同时间的梗死灶);③其他系统性血栓栓塞的征象(肾脏和脾脏的楔形梗死、四肢、肠系膜动脉);④梗死血管分布主要是皮质,或者皮质下大范围豆纹动脉区梗死;⑤MCA 高密度影(无同侧颈内动脉严重狭窄);⑥闭塞大血管快速再通(反复神经超声评价)。可疑心源性卒中未发现房颤及其他心脏栓塞证据,应考虑阵发性房颤可能,建议行长程心电监测或多次心电图监测。

六、思考题

(1) 脑栓塞的病因有哪些?

(2) 心源性脑栓塞的特点是什么?

(3) 房颤并发脑栓塞的抗凝治疗的必要性及时机选择是什么?

七、推荐阅读文献

[1] 吴江.神经病学.全国高等学校教材(供 8 年制及 7 年制临床医学等专业)[M].3 版,北京:人民卫生出版社,2015.

[2] 贾建平,陈生弟.神经病学[M].7 版.北京:人民卫生出版社,2013.

[3] 国家卫生和计划生育委员会脑卒中医疗质量控制中心,中华预防医学会卒中预防及控制专业委员会.缺血性卒中/短暂性脑缺血发作患者合并心房颤动的筛查及抗栓治疗中国专家共识[J].中华内科杂志,2014,53(8):665-671.

[4] Kernan WN, Ovbiagele B, Black HR, et al. Guidelines for the prevention of stroke in patients with stroke and transient ischemic attack: a guideline for healthcare professionals from the American Heart Association/American Stroke Association. Stroke,2014,45(7):2160-2236

(范　薇)

案例 4

脑出血

一、病历资料

1. 现病史

患者,男性,58 岁,因"头痛伴左侧肢体无力 2 h"入院。患者 2 h 前在小区棋牌室打牌,情绪激动后,突然出现头痛,部位在右前额部。为持续胀痛逐趋加重,且伴左侧半身无力,表现为左手不能理牌,想起身时左下肢不能站立,跌倒,伴呕吐胃内容物一次。被牌友们扶起后,发现其左侧口角流涎,言语表达不清晰,但能正确理解和表达。"120"急诊送入我院。患者近日常熬夜打牌。

2. 既往史

高血压病史 3 年,最高达到 200 mmHg/120 mmHg,曾间断服用氨氯地平、珍菊降压片等药物,但近期未监测血压。否认糖尿病、心脏病及家族史。个人和家族史:酒烟嗜好 40 余年,40~50 支/d;黄酒500 ml/d。父患高血压病;其母及妻子、儿子体健。

3. 体格检查

(1) 内科检查:T 36.5℃, P 62 次/min, BP 214 mmHg/125 mmHg, R 18 次/min。急性面容。双肺呼吸音清,心律齐。腹软,肠鸣音正常;肝脾无肿大。

(2) 神经系统检查:

① 神清合作,精神萎软,能对答,语言含糊能理解。

② 颅神经:瞳孔 3 mm,等大等圆,各方向运动正常,光反射存在;左侧鼻唇沟浅,口角左偏,双侧额纹对称。左侧软腭上抬受限,腭垂偏右,左侧咽反射减弱。伸舌偏左,无舌肌萎缩及肌束颤动。

③ 运动:左侧肢体肌力近端 3/5 级,远端 1/5 级;肌张力增高,肱二头肌反射、肱三头肌反射、桡骨膜反射、膝反射、踝反射均较右侧增强。左侧巴彬斯基征、戈登征(+),右侧肢体肌力正常,病理征(一);脑膜刺激征(一)。

④ 感觉系统:左侧上肢、下肢针刺觉、触觉减退,双侧深感觉对称正常;复合感觉双侧对称、存在。

4. 实验室及影像学检查

血常规:RBC 4.05×10^{12}/L, WBC 10.7×10^9/L, N 82%。凝血功能:TT 18 s, PT 11 s, APTT 38 s, Fib 2.9 g/L, INR 0.98。

血糖:6.5 mmol/L。

肝功能:ALT 35 IU/L, AST 29 IU/L, γ - GT 26 IU/L, AKP 84 IU/L。TB 12 μmol/L, DB 5.5 μmol/L, TP 75 g/L, ALB 51 g/L。

肾功能:BUN 4.3 mmol/L, Cr 62 μmol/L。

心电图：①窦性心律；②左室高电压。

胸片：①双肺慢性炎症；②心影增大；③主动脉粥样硬化。

头颅 CT 检查：右侧基底节区可见类圆形高密度影，见于 4 个层面，最大层面约 3.5 cm×1.5 cm，周围见环形低密度水肿带，邻近侧脑室受压缩窄，中线居中，如图 4-1 所示。

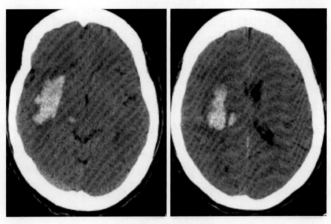

图 4-1　头颅 CT

二、诊治经过

1. 诊断

（1）急性自发性脑出血（右侧基底节区）。

（2）高血压病 3 级（极高危组）。

2. 处理

颈部抬高 35°，保持呼吸道通畅。监测生命体征，保持各项指标稳定。

药物治疗：

（1）24 h 内控制和稳定血压为目标：亚宁定 12.5 mg＋0.9％ NS 20 ml 静推（5 min），再予亚宁定 100 mg 加入 0.9％ NS 250 ml，以 9 mg/h 为起始量，持续泵入，根据患者血压状况调整给药速度，调控血压的目标值≤140 mmHg/90 mmHg，48 h 后，改为口服降压药物维持。

（2）保持机体生理代谢的基线和保护各个脏器功能：维护酸碱平衡及水和电解质平衡。监测肝、肾功能、电解质水平，尤其是血钾水平，以及血气分析。

（3）超早期康复计划：抬高头位＞35°，保持床上良肢位、肢体位转动、移动训练等。

24 h、72 h 候复查头颅 CT，提示颅内血肿稳定。1 周后患者左侧肢体无力症状开始缓解，推进康复治疗计划，同时实施心理治疗。2 周后患者生命体征平稳、精神恢复，头颅 CT 复查脑出血进入吸收期。患者出院转康复医院进一步康复锻炼，定期随访。

出院医嘱：健康生活方式；情绪稳定，保证睡眠；指导患肢康复训练，合理运动；定期随访血压。

三、病例分析

1. 病史特点

患者，男性，58 岁，疲劳及情绪激动后急性起病，病情迅速达到高峰。出现头痛合并左侧肢体无力。

既往有"高血压病"史,血压控制不良,对治疗依从性差。

体格检查:急性病容,BP 214 mmHg/125 mmHg,HR 62 次/min,左侧中枢性面、舌瘫、左侧咽反射减弱,左侧肢体肌张力增高、腱反射增强、肌力下降(上下肢均等),左侧病理征阳性。

辅助检查:头颅 CT 扫描提示右侧基底节区血肿量约,长×宽×层数/2＝10.5 ml,同侧脑室受压;心电图检查提示左室高电压;肺部 X 线片检查提示心影稍大。

血液检查提示血白细胞总数及中性粒细胞百分率增高,空腹血糖增高。

2. 诊断与诊断依据

(1) 急性自发性脑出血(右侧基底节区)。

诊断依据:

① 定位诊断:左侧鼻唇沟浅,鼓气、示齿左侧不能完成,双侧额纹对称,为左侧中枢性面瘫;腭垂偏左、左侧软腭上抬无力、左侧咽反射消失;伸舌偏左,无舌肌萎缩及舌颤;左侧肢体肌力下降、肌张力增高、腱反射增强、病理征阳性。结合头颅 CT 检查结果,定位于右侧基底节区。

② 定性诊断:患者中年男性,长期高血压,控制不良,疲劳、激动时突发起病,症状、体征可以用基底节区病变解释,结合头颅 CT 检查结果,右侧基底节脑出血诊断明确。

(2) 高血压病 3 级(极高危组)。

诊断依据:①发现高血压 3 年,控制不良,入院血压 214 mmHg/125 mmHg;②吸烟 40 余年,有高血压家属史;③至少存在 4 项危险因素[男性、年龄＞55 岁、吸烟、C 反应蛋白(CRP)增高];④一项靶器官损害:左室高电压。

3. 鉴别诊断

(1) 大面积脑梗死及伴有局灶体征的蛛网膜下腔出血:①脑梗死多发生于休息、睡眠中;②早期高颅内压少见;③脑膜刺激征较多见于蛛网膜下腔出血而少见于脑出血。

(2) 脑肿瘤出血(瘤卒中):可有慢性头痛史、局灶痫性发作等局部脑症状和相应肿瘤病史。起病也可以同样,血管造影可以鉴别。

(3) 病毒性脑炎:患者常年轻,有感染前驱症状,多有精神症状,常无高血压病史。

(4) 中毒:需要有环境接触史;一氧化碳、酒精、化学药品等急性中毒常伴有意识障碍,没有偏瘫等局部脑症状。

四、处理方案及理由

患者入院后,收治"卒中单元"。给予绝对卧床、颈部抬高 35°。

保持呼吸道通畅,吸氧,使动脉血氧饱和度维持在 95% 以上。心电监护,监测生命体征:意识、瞳孔、体温、呼吸、血压、心率,直至病情稳定。保持水、电解质平衡和营养支持,24 h 后进食仍呛咳,给予鼻饲保证营养。

早期调控血压,持续监测。关注血糖水平,考虑应激后血糖反应。

防治并发症:注意肺部感染;监测肾功能、电解质水平,尤其是血钾水平。

24 h 后复查头颅 CT,颅内出血未见进一步扩大;72 h 后复查头颅 CT,提示颅内血肿稳定;其后每周复查头颅 CT。

康复治疗:生命体征稳定,尽早进行康复治疗。减少并发症;减轻致残的后遗症。关注情绪状态,加强心理支持。

五、要点与讨论

1. 急性自发性脑出血研究概况

急性自发性脑出血是指非外伤性脑实质内的出血。在我国占急性脑血管病的20％～30％。年发病率(60～80)/10万人,急性期病死率为30％～40％。近20年多年来在治疗方面没有突破性的进展,内科保守治疗仍然是主要手段。外科血肿清除没有确切疗效,需要严格按照《指南》标准。微创穿刺手术入选指征、预后评估仍然缺乏一致观点。

急性自发性脑出血发生、发展、转归的不同时期病理改变的基础是不同的,在临床诊疗和管理的过程中必须具有不同的策略。血肿的大小是决定自发性脑出血预后的重要因素,早期血肿呈进展性扩大,急性期控制血肿的扩大、全身生理指标的维护及生命体征的观察,对预后具有重要的决定要素。Brotten的研究发现在脑出血发生的3 h内,约38％的患者发生了水肿增大、症状加重。血肿机械压迫、凝血酶级联反应、血红蛋白离解产物、铁诱导毒性反应及炎症反应,是血脑屏障破坏导致神经元坏死的主要因素。

2. 血压管理

血压管理始终是关注的要点。《2010AHA/ASA 指南》:SBP>200 mmHg 或 MAP>150 mmHg,建议静脉使用降压药物,每5分钟监测,当 SBP>180 mmHg 或 MAP>130 mmHg 同时合并颅内压增高,在降颅压的同时可以慎重平稳静脉降压治疗,注意要保持脑压监测>60 mmHg。如果 SBP>180 mmHg 或 MAP>130 mmHg,但无颅内压增高,要温和降压(目标 MAP 为 110 mmHg 或 160 mmHg/90 mmHg,但要每15 min 监测血压。2013年,《新英格兰杂志》发表 INTERACT 研究结论:脑出血后早期强化降压具有安全性,没有增加神经功能恶化的不良反应,推荐 SBP 在150～220 mmHg 的患者 SBP 降到140 mmHg 可能都是安全的。

3. 血肿消除

关于是否及何时进行血肿清除术仍存在争议,《美国指南》认为对于大多数脑出血患者,手术的有效性尚不确定。出现神经功能恶化或脑干受压和(或)因脑室梗阻造成脑积水的小脑出血患者应该实施脑室引流和(或)清除血肿。对脑叶血肿量>30 ml 并且在皮质表面1 cm 范围内的患者,可以考虑常规开颅术血肿清除。立体定向或内镜抽吸微创血肿清除术的有效性尚不确定,有条件的单位可以规范尝试试验性治疗。

六、思考题

(1) 按照出血部位,脑出血临床表现如何?
(2) 脑出血的急性期治疗的要点有哪些?
(3) 脑出血手术指征有哪些?

七、推荐阅读文献

[1] 吴江.神经病学·全国高等学校教材(供8年制及7年制临床医学等专业)[M].2版.北京:人民卫生出版社,2012.

[2] 贾建平,陈生弟.神经病学[M].北京:人民卫生出版社,2016.

[3] 美国心脏协会/美国卒中协会(AHA/ASA). Guidelines for Management of Spontaneous Intracerebral Hemorrhage [J]. Stroke. 2010;41:2108-2129.

(王少石)

案例 5

蛛网膜下腔出血

一、病历资料

1. 现病史

患者，女性，65 岁，因"头痛伴呕吐 3 h"入院。入院前 3 h 在家中炒菜时突发剧烈头痛，头痛呈"刀劈样"伴喷射性呕吐数次，呕吐物为胃内容物。起病时无肢体活动不利及意识障碍。患者由"120"救护车急诊送至我院。此次发病前，患者未有摔倒外伤。

2. 既往史

患者既往有高血压病史一年余，最高时 170 mmHg/100 mmHg，未经药物治疗，平时未经常测量血压。否认心脏病史。

3. 个人及家族史

否认嗜烟酒史，否认家族性疾病史，父母已故，丈夫及儿子均体健。

4. 体格检查

内科查体：痛苦面容，T 37.3℃，HR 67 次/min，心律齐，BP 190 mmHg/112 mmHg，R 16 次/min，两肺呼吸音清，未闻及干湿啰音，腹平软，肝脾无肿大，肠鸣音正常。

神经系统查体：

(1) 嗜睡，部分对答切题，部分体检欠合作。

(2) 颅神经：双侧额纹等对，双侧眼球各方向活动正常，眼震（一），双侧瞳孔直径 3 mm，等大等圆，光反射存在；双侧鼻唇沟等对，伸舌居中。

(3) 运动：四肢肌张力、腱反射正常，四肢活动自如，肌力检查欠合作。双侧病理征（一）。

(4) 感觉系统：双侧面部、躯干及肢体触、痛觉检查和双侧深感觉、复合感觉检查欠合作。

(5) 脑膜刺激征：颈抵抗（＋），克氏征（＋）。

5. 实验室检查

血常规：WBC $11.3×10^9$/L，中性粒细胞 79.2%，Hb 135 g/L，PLT $200×10^9$/L。

电解质：血钾 3.59 mmol/L，血清钠 135 mmol/L，血清氯 96 mmol/L。

FBG：5.7 mmol/L。

肝功能：血清总蛋白 81 g/L，血清白蛋白 43 g/L，血清球蛋白 38 g/L，血清白/球蛋白比 1.2，γ-GT 85 IU/L，血清 ALT 40 IU/L，AST 23 IU/L，血清 AKP 110 IU/L，TB 10 μmol/L，DB 2 μmol/L。

肾功能：BUN 4.3 mmol/L，Cr 70 mmol/L，UA 279 μmol/L。

凝血功能：PT 11 s，APTT 20.3 s，INR 0.98，Fg 1.97 g/L。

3P 试验：(一)。

6. 辅助检查

(1) 头颅 CT 检查(2012 年 1 月 17 日,发病后 1 h)：侧裂池、环池、鞍上池、四叠体池、脑沟及第四脑室高密度影,提示急性蛛网膜下腔出血(见图 5-1)。

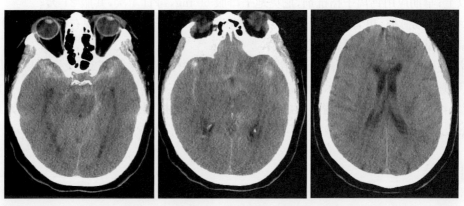

图 5-1　头颅 CT

(2) 脑数字减影血管造影(digital subtraction angiography, DSA)(2012 年 1 月 17 日,发病后 10 h)：右侧后交通动脉瘤(见图 5-2)。

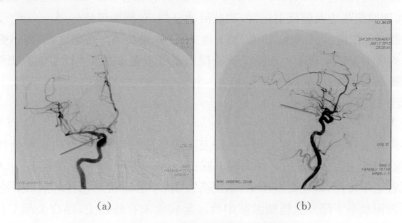

(a)　　　　　　　　　(b)

图 5-2　脑数字减影血管造影

(a) 正位片；(b) 侧位片

(3) 胸片检查：未见明显异常。

(4) 心电图检查：窦性心律。

二、诊治经过

1. 诊断

(1) 急性自发性蛛网膜下腔出血。

(2) 右侧后交通动脉瘤急性破裂。

(3) 高血压病 3 级(极高危)。

2. 处理

(1) 一般处理及对症治疗：绝对卧床 4～6 周,安静休息；保持气道通畅,密切监测生命体征；保证营养及保持水、电解质平衡,防治肺部感染等并发症;避免情绪激动和用力,保持排尿及大便通畅。

（2）降低颅内压:应用甘露醇、甘油果糖脱水降颅压。

（3）调控血压:将收缩压控制于 160 mmHg。

（4）防治脑血管痉挛:防治血容量不足,避免过度脱水;避免血压过低,平均动脉压应至少维持在 90 mmHg 以上;早期应用钙离子拮抗剂,尼莫地平口服 60 mg,每日 4 次,共服 21 天。

（5）手术夹闭动脉瘤:患者入院当天完善相关辅助检查后即行 DSA,发现右侧后交通动脉瘤。造影后立即送至手术室行右侧后交通动脉瘤夹闭术。

（6）防治脑积水:密切观察患者意识情况(GCS 评分),并于术后 24 h、72 h 及 1 周复查头颅 CT。术后患者一直嗜睡,头颅 CT 检查提示双侧急性脑积水,急诊行左侧侧脑室穿刺外引流术。引流术后患者意识逐渐恢复,两周后出院时神志清醒。出院医嘱:注意休息,控制血压,健康生活方式,定期影像学随访(包括 MRA、CTA 或 DSA 复查),了解动脉瘤是否复发。

三、病例分析

1. 病史特点

女性,65 岁,活动中急性起病,以剧烈头痛和喷射性呕吐为主要症状。既往有"高血压病史",未经药物治疗。

体格检查:嗜睡,痛苦面容,T 37.3℃, HR 64 次/min,心律齐,BP 190 mmHg/112 mmHg,颈抵抗(+),克氏征(+),四肢肌张力及腱反射正常,四肢活动自如,双侧病理征(-)。

辅助检查:头颅 CT 扫描示侧裂池、环池、鞍上池、四叠体池及脑沟高密度影,提示蛛网膜下腔出血。脑 DSA 检查提示右侧后交通动脉瘤。血液学检查提示血白细胞总数及中性粒细胞比例增高。

2. 诊断与诊断依据

（1）急性自发性蛛网膜下腔出血。

诊断依据:

定位诊断:神经系统检查表现为意识水平下降及脑膜刺激征阳性,未见明显局灶性体征,双侧病理征(-)。结合头颅 CT 检查结果,定位于蛛网膜下腔。

定性诊断:患者老年女性,既往高血压史,未用药控制,于活动状态急性起病,以剧烈头痛及喷射性呕吐为主要症状,意识水平下降及脑膜刺激征阳性。起病前未有外伤史,结合头颅 CT 检查所见,急性自发性蛛网膜下腔出血诊断明确。

（2）右侧后交通动脉瘤急性破裂。

诊断依据:根据头颅 CT、DSA 检查及术中所见,可明确诊断为右侧后交通动脉瘤急性破裂。

（3）急性梗阻性脑积水。

诊断依据:患者动脉瘤夹闭术后持续处于嗜睡状态,头颅 CT 检查可见双侧侧脑室明显扩大,急性梗阻性脑积水诊断明确。

（4）高血压病 3 级(极高危)。

诊断依据:发现高血压 1 年余,未经药物治疗;入院时,收缩压大于 180 mmHg,舒张压大于 110 mmHg;出现脑血管疾病并发症。

3. 鉴别诊断

（1）急性自发性脑出血:脑出血多有与出血部位相关的偏瘫,如脑出血破入蛛网膜下腔,则同时表现出偏瘫与脑膜刺激征;脑出血的头颅 CT 检查可见脑实质局灶性血肿,而不是出血仅见于蛛网膜下腔。

（2）脑膜炎:结核性、真菌性、细菌性或病毒性脑膜炎均可出现头痛、呕吐及脑膜刺激征。但脑膜炎发病一般不如蛛网膜下腔出血急骤,病初常先有发热,脑脊液有相应的感染性表现,头颅 CT 检查无蛛网膜下腔出血。

　　(3) 脑肿瘤出血(瘤卒中):可有慢性头痛史及相关肿瘤病史,常有局灶性神经系统阳性体征,头颅 CT 增强扫描可见累及脑实质的肿瘤及出血灶。

四、处理方案及理由

　　入院当天行 DSA 检查,发现右侧后交通动脉瘤,造影后立即送至手术室行右侧后交通动脉瘤夹闭术,以防止动脉瘤再次破裂。

　　术后,绝对卧床;保持气道通畅,密切监测生命体征。给予鼻饲流质,保证营养及维持水、电解质平衡,防治肺部感染等并发症;避免情绪激动和用力,保持排尿及大便通畅。

　　应用脱水剂,降低颅压。调控血压,保持收缩压低于 160 mmHg。防治脑血管痉挛,防治血容量不足,保持舒张压不低于 90 mmHg 及早期应用钙离子拮抗剂。术后患者发生急性梗阻性脑积水,即行侧脑室穿刺外引流术。病情稳定后,仍需长期控制血压,保持健康生活方式,定期影像学随访。

五、要点与讨论

1. 蛛网膜下腔出血的病因及诊断标准

　　颅内动脉瘤是蛛网膜下腔出血最常见病因,占 75%～80%,其破裂出血的主要危险因素包括:高血压、吸烟、过量饮酒、动脉瘤体积较大等。头颅 CT 联合 DSA 扫描是动脉瘤性蛛网膜下腔出血(aneurysmal subarachnoid hemorrhage, aSAH)确诊的"金标准"。3D‐DSA 扫描不仅具有动脉瘤诊断的高敏感性,还能更明确地描述动脉瘤的形态学特征和解剖位置,对于指导动脉瘤手术大有裨益。

2. 蛛网膜下腔出血的基本治疗原则

　　蛛网膜下腔出血的基本治疗原则包括:降低颅内压,防治再出血,防治脑血管痉挛及防治脑积水。多项研究结果显示,血压波动与动脉瘤的再破裂有显著相关性。《2012 年美国心脏协会/美国卒中协会(AHA/ASA)指南》指出,需要应用可滴定的降血压药物,以便在调控血压的同时,在降低再出血风险和维持正常脑灌注之间取得平衡。尽管血压控制的阈值标准尚未建立,但将收缩压控制于 160 mmHg 应该是有利的。同时,《2013 年欧洲卒中组织(ESO)颅内动脉瘤和蛛网膜下腔出血处理指南》建议,如果血压被降低,平均动脉压应至少维持在 90 mmHg 以上。手术夹闭动脉瘤或介入栓塞动脉瘤是防止 aSAH 再出血的最好方法,现在主张尽早夹闭后再栓塞动脉瘤,以防止再出血,因为初次出血病死率是 30%,再次出血的病死率增高到 60% 左右。

六、思考题

　　(1) 蛛网膜下腔出血的病因及诊断标准是什么?
　　(2) 蛛网膜下腔出血急性期的处理原则有哪些?
　　(3) 如何防止 aSAH 再出血?

七、推荐阅读文献

　　[1] 贾建平,陈生弟.神经病学[M].7 版.北京:人民卫生出版社,2013.

［2］吴江.神经病学［M］.2版.北京:人民卫生出版社,2012.

［3］美国心脏协会/美国卒中协会(AHA/ASA). Guidelines for the management of aneurysmal subarachnoid hemorrhage: a guideline for healthcare professionals from the American Heart Association/american Stroke Association ［J］. Stroke,2012,43:1711-1737.

［4］欧洲卒中学会(ESO). European Stroke Organization guidelines for the management of intracranial aneurysms and subarachnoid haemorrhage ［J］. Cerebrovasc Dis,2013,35:93-112.

（刘建仁　严为宏）

案例 6

静脉窦血栓形成

一、病历资料

1. 现病史

患者,女性,44岁,因"头痛3天"入院。患者于入院前3天无明显诱因下出现头痛不适,为持续性胀痛,以左侧为主,伴有恶心呕吐,呕吐为非喷射状,呕吐物为胃内容物;伴有耳鸣、耳内有闷胀感,伴有声音嘶哑,无头晕,无反应迟钝,无意识模糊,无胡言乱语,无言语不清,无视力障碍,无吞咽困难、饮水呛咳,无四肢抽搐及无力,无大小便失禁,无发热寒战,无鼻塞、流涕。遂于3天前来门诊就诊,首诊BP 130 mmHg/90 mmHg,头颅CT检查未见明显异常。近期无发热,无食欲缺乏或食欲亢进,无进行性消瘦,持续性头痛影响夜眠,大小便正常。追问病史,患者入院4天前左耳后乳突有疼痛,为持续性胀痛,能耐受。

2. 既往史

高血压病史20年,正规治疗,目前予以硝苯地平控释片＋替米沙坦氢氯噻嗪片口服降压,血压控制欠佳,平时最高血压160 mmHg/110 mmHg。否认口服避孕药。否认外伤史。否认手术史。余无特殊个人史和职业史。

3. 体格检查

内科检查:T 36.8℃,P 72次/min,R 12次/min,BP 135 mmHg/90 mmHg。双肺呼吸音清,未闻及干湿啰音。HR 72次/min,律齐。腹软,肝脾无肿大。四肢无水肿,全身皮肤无溃破。

神经系统检查:神志清晰,声音嘶哑,步态正常,查体合作。双眼球运动正常,未见眼震,双瞳光反应对等存在,视神经乳盘无水肿,双耳粗测听力正常,无面舌瘫;颈软,克氏征(一);四肢肌张力对称,肌力5级,腱反射正常,未引出病理征;深浅感觉对称;指鼻试验正常。

4. 实验室及影像学检查

血常规、粪常规、尿常规、肝功能、肾功能、电解质、DIC全套、肿瘤全套检查未见异常。脑脊液检查:压力215 mmH$_2$O,脑脊液细胞数及蛋白轻度增高,生化正常,真菌、细菌涂片、墨汁染色等未见异常。头颅MRI检查:①双侧额叶少许小缺血灶;②双侧上颌窦、筛窦及左侧额窦炎症;左侧上颌窦黏膜下囊肿。头颅MRV检查:左侧横窦、乙状窦充盈不良,请结合临床。

二、诊治经过

1. 诊断

(1)颅内静脉窦血栓形成(左侧横窦和乙状窦)。

（2）中耳炎。

2. 处理

入院后予以可乐必妥滴耳液 1 滴/次 TID 抗感染；甘露醇 125 ml ivgtt Q12 h，甘油果糖 250 ml ivgtt Qd 脱水降颅压；低分子肝素 5 000 IU IH Q12 h。7 天后患者头痛明显好转，改为华法林 1.25 mg Qd 口服；患者自行出院。

三、病例分析

1. 病史特点

中年女性，因"头痛 3 天"入院。头痛发作前曾有左耳后乳突有疼痛，为持续性胀痛，能耐受。继而出现为头痛，为持续性胀痛，以左侧为主，同时患者伴有恶心呕吐、耳鸣，耳内有闷胀感和声音嘶哑；无发热寒战，无吞咽困难、饮水呛咳。

入院查体：生命体征正常，神志清楚，无明确的脑神经、运动、感觉、反射及共济运动的异常，病理征阴性，无脑膜刺激征。

辅助检查：腰椎穿刺脑脊液压力增高，细胞数及蛋白轻度增高；头颅 MRV 检查可见左侧横窦、乙状窦充盈不良。

2. 诊断与诊断依据

患者有左耳乳突疼痛史，随后出现头痛，为持续性胀痛，以左侧为主，同时伴有恶心呕吐、耳鸣、耳内有闷胀感和声音嘶哑，结合患者腰椎穿刺颅内压高。头痛是颅内静脉窦血栓形成的最常见症状，约 90% 的病例可出现头痛，多由颅内高压或颅内出血引起。在有血栓形成倾向的患者中，血栓可致一侧或双侧横窦或乙状窦狭窄或闭塞，减少脑脊液吸收而产生所谓"良性颅内高压征"。无头晕，无反应迟钝，无意识模糊，无胡言乱语，无言语不清，无吞咽困难、饮水呛咳等局灶神经功能缺损症状。患者的症状体征主要取决于静脉窦血栓形成的部位、性质、范围以及继发性脑损害的程度等因素。结合患者头颅 MRV 检查可见左侧横窦、乙状窦充盈不良，故可诊断颅内静脉窦血栓形成（左侧横窦和乙状窦）。

3. 鉴别诊断

患者的头痛和颅内压增高，还需与有相似临床表现的以下疾病鉴别：

（1）良性颅内压增高症：有头痛、呕吐、视神经乳盘水肿等颅内高压症状，但无局灶体征和精神症状；各项辅助检查如 CT、磁共振、核素、血管造影等检查均无病灶可见；脑电图偶可有一些局限性异常。脑脊液除压力增高外，镜检、生化均正常。脑室通畅、大小正常或轻微扩大。预后良好，数周至数月可自行恢复。

（2）中枢神经系统感染：可表现为头痛及意识障碍，可有局灶性神经功能缺损；病程中一般有发热，伴颅内压增高可出现恶心呕吐，查体可有脑膜刺激征阳性，腰穿脑脊液常规检查可有蛋白升高，白细胞数增高等，脑电图可有慢波改变。

（3）蛛网膜下腔出血：多见于中青年，由脑动脉瘤或动静脉畸性破裂导致，常表现为剧烈头痛、恶心呕吐，查体可见脑膜刺激征，有或无局灶神经功能缺损体征，腰椎穿刺颅压高、血性脑脊液，头颅 CT 检查示脑池、脑室及蛛网膜下腔高密度影。

（4）颅内肿瘤：有头痛、呕吐，病情渐进性加重，可出现局灶性神经功能缺损体征，腰椎穿刺颅压高，头颅 CT/MRI 平扫或增强检查可发现肿瘤，有明显的占位效应。

四、处理与处理依据

（1）病因治疗：脑静脉系统血栓（CVST）的病因众多且复杂，必须积极查找引起颅内静脉窦血栓形成的可能病因，如各类感染性疾病、血液高凝状态、结缔组织疾病、自身免疫性疾病等，并给予相应的积极治疗。在抗生素问世以前，最主要的病因为感染。随着抗生素的应用，感染所致的 CVST 已不常见。感染性血栓应及时足量足疗程使用敏感抗生素治疗；原发部位化脓性病灶必要时行外科治疗，以彻底清除感染来源。

（2）抗凝治疗。

① 对于无抗凝禁忌的颅内静脉窦血栓形成应及早进行抗凝治疗，急性期使用低分子肝素，成人常用剂量为 5 000 IU ih q12；如使用普通肝素，初始治疗应使部分凝血活酶时间延长至少 1 倍。疗程可持续 1～4 周。伴发于颅内静脉窦血栓形成的少量颅内出血和颅内压增高并不是抗凝治疗的绝对禁忌证。

② 低分子肝素的安全性和有效性略优于普通肝素。

③ 急性期过后应继续口服抗凝药物，常选用华法林，目标 PT INR 值保持在 2～3，疗程因血栓形成倾向和复发风险大小而定。闭塞静脉窦的再通是否作为停止口服抗凝治疗的依据尚未明确。

④ 新型口服抗凝药在 CVST 中的疗效有待进一步观察。

（3）溶栓治疗：经足量抗凝治疗无效且无颅内严重出血的重症患者，可在严密监护下慎重实施局部溶栓治疗；但全身静脉溶栓治疗颅内静脉窦血栓形成并无支持证据。

（4）抗血小板和降纤治疗：除非基础疾病治疗需要，常规使用抗血小板或降纤治疗颅内静脉窦血栓形成并无支持证据。

（5）经导管机械取栓术或手术取栓术：对于已有颅内出血或其他方法治疗无效的急性或亚急性颅内静脉窦血栓形成患者，在有神经介入治疗条件的医院，经导管机械取栓术可以作为一种可供选择的治疗方法。

（6）静脉窦内支架术：对于伴有静脉窦狭窄的颅内高压患者，有条件的医院可行逆行静脉造影测压，如发现狭窄远近端压力梯度超过 12 mmHg 时，可考虑行狭窄部位静脉窦内支架植入术，但长期疗效和安全性仍需进一步评估。

（7）CVST 继发硬脑膜动静脉瘘：CVST 继发硬脑膜动静脉瘘的治疗可参照硬脑膜动静脉瘘的一般原则，但尤应注意脑静脉回流的建立和保护。

（8）糖皮质激素使用：除非基础疾病治疗需要，常规使用糖皮质激素治疗 CVST 并无益处，头 CT/MRI 检查未发现脑实质病变的 CVST 患者更应避免使用糖皮质激素。

（9）降低颅内高压和视神经保护：对颅内高压者，可采用脱水降颅压治疗；如果严重颅高压并伴有进展性视力降低或出现脑疝早期者，应该紧急处理，必要时可手术减压治疗。

（10）抗癫痫治疗：首次癫痫发作伴有脑实质损害时，应尽早使用抗癫痫药物控制痫性发作；不伴有脑实质损害的首次癫痫发作，早期使用抗癫痫药物可能有益，但预防性使用抗癫痫药物并无益处。

五、要点与讨论

1. 脑静脉系统血栓概述

颅内静脉窦及脑静脉血栓形成是一组由于多种病因导致的脑静脉系统血管病，统称为脑静脉系统血栓（CVST）。与动脉血栓相比，CVST 的发病率相对较低，占所有卒中的 0.5%～1%。任何年龄均可发病。相较其他类型的卒中而言，年轻人 CVST 的发病率更高，发病年龄多在 20～40 岁，其发病率随着年龄增长而下降。CVST 的发病机制复杂，其病因可概括为 3 类：血流淤滞、管壁破坏和凝血功能异常。女性由于其性别特异性危险因素，例如口服避孕药、妊娠期、产褥期和激素替代疗法等，占所有 CVST

患者的78.3%,其中约60%为妊娠期或产褥期妇女。CVST的临床表现多样且缺乏特异性,头痛经常为首发症状,这给早期诊断带来了困难,其病因、病变部位不同,临床症状各异。

CVST的诊断主要根据典型的病史、高颅压症状(头痛、呕吐),以及CT、MRI、MRV等检查、颅内静脉血管造影可以明确诊断。CT检查和MRI检查正常不能排除CVST。MRV检查主要直接征象为脑静脉窦内血流高信号缺失,间接征象为病变远段侧支循环形成。DSA检查是诊断CVST的"金标准",表现为病变的静脉窦在静脉时相不显影。

CVST的治疗原则包括针对基础病因的治疗,静脉血栓本身的治疗和对症治疗。病因治疗是CVST的根本治疗之一,针对不同病因采取不同治疗措施。抗血栓治疗,包括抗凝治疗、溶栓治疗、介入治疗。对于抗凝治疗,应越早越好,可明显降低病死率和改善患者的预后,可选用低分子肝素,但应注意存在颅内出血的危险,故用药前及用药期间应监测凝血时间及APTT,如选华法林应监测INR,根据情况调整剂量。口服抗凝治疗应至少维持3~6个月。溶栓治疗,因无证据证明其治疗效果优于抗凝治疗,因此作为抗凝治疗后仍继续恶化的第二选择。介入治疗有待进一步评价。

CVST总体预后较好,一半以上的患者能够痊愈,病死率不超过10%,极少数有病情复发。预后不良的因素包括伴有颅内出血、癫痫发作、高龄、昏迷、精神障碍和脑深静脉血栓形成等。

2. 不同部位颅内静脉窦血栓(cerebral venous and sinus thrombosis, CVST)形成的临床表现

(1)上矢状窦血栓形成:大多为非炎性,以婴幼儿、产褥期妇女和老年患者居多。临床表现与血栓形成部位、引流区受累范围以及基础病变有关。常为急性或亚急性起病,早期即可出现颅内压增高的表现,如头痛、呕吐、视乳盘水肿等。婴幼儿可见喷射状呕吐,颅骨缝分离,囟门隆起,面、颈、枕静脉怒张。血栓部位靠上矢状窦后方者,颅内高压更为明显,可出现不同程度的意识障碍。如累及脑皮质静脉,可出现局限或全身性癫痫、偏瘫、偏身感觉障碍、双下肢瘫伴膀胱功能障碍、失语等表现。

(2)横窦、乙状窦血栓形成:可为炎性或非炎性,血栓向远端延伸,累及上矢状窦或直窦;向对侧延伸,形成双侧横窦、乙状窦血栓。血栓向近端延伸,导致颈静脉血栓形成。如果继发于化脓性中耳炎、乳突炎,除原发疾病的炎症表现(如局部皮肤红肿、疼痛、压痛)外,主要表现为头痛、呕吐、视乳盘水肿等颅内高压症状和体征,也可伴有精神症状。若炎症向岩窦扩展,可出现三叉神经和展神经瘫痪;向颈静脉扩展,则可出现颈静脉孔综合征;少数可累及上矢状窦而出现癫痫、偏瘫、偏身感觉障碍等。主要并发症有脑膜炎、脑脓肿、硬膜下或硬膜外脓肿等。颅内同时或先后多个静脉窦血栓形成,病情往往更加危重。非炎性血栓多继发于高凝状态,部分患者仅表现为隐匿起病的所谓"良性颅内高压征"。

(3)直窦血栓形成:多为非炎性,病情进展快,迅速累及大脑大静脉和基底静脉,导致小脑、脑干、丘脑、基底节等深部结构受损,临床少见但病情危重。多为急性起病,主要表现为无感染征象的高热、意识障碍、颅内高压、癫痫发作、脑疝等,常很快进入深昏迷、去大脑强直、去皮质状态甚至死亡,部分可以突发幻觉、精神行为异常为首发症状。存活者多遗留有手足徐动、舞蹈样动作等锥体外系症状。

(4)单纯脑静脉血栓形成:单纯大脑皮质静脉血栓形成少见,约占所有颅内静脉血栓形成的6%,以Labbe和Trolard等吻合静脉受累较多,可无临床表现,当局部皮质或皮质下水肿、梗死或出血时,常出现亚急性头痛和局灶性神经功能障碍(如癫痫、轻偏瘫、偏盲等),多无明显颅内高压,血栓也可进展至静脉窦而出现相应静脉窦受累表现,临床易误诊为肿瘤、血管畸形等病变。单纯脑深静脉血栓形成约占所有颅内静脉窦血栓形成的10%,以大脑内静脉和大脑大静脉受累较多,多合并存在皮质静脉或静脉窦血栓,由于深部静脉回流障碍,丘脑常出现水肿或出血,临床表现多样,以头痛、意识障碍和认知心理障碍等为主。

六、思考题

(1)颅内静脉窦血栓形成的诊断依据有哪些?

（2）颅内静脉窦血栓形成的治疗原则有哪些？

七、推荐阅读文献

［1］吴江.神经病学［M］.3 版.北京：人民卫生出版社，2015.

［2］贾建平，陈生弟.神经病学［M］.7 版.北京：人民卫生出版社，2013.

［3］中华医学会神经病学分会，中华医学会神经病学分会脑血管病学组.2015 中国颅内静脉系统血栓形成诊断和治疗指南［J］.中华神经科杂志，2015，48(10)，819-829.

［4］Zhen Y，Zhang N，He L，et al. Mechanical thrombectomy combined with recombinant tissue plasminogen activator thrombolysis in the venous sinus for the treatment of severe cerebral venous sinus thrombosis［J］. Exp Ther Med，2015，9(3)：1080-1084.

（杨嘉君）

案例 7

单纯疱疹病毒性脑炎

一、病历资料

1. 现病史

患者,女性,27岁,因"发热、头痛伴精神行为异常半月余"入院。患者半月前无明显诱因下出现发热,体温最高至40℃,同时伴有头痛,以前额部持续性胀痛为主,偶有恶心呕吐,但无咳嗽咳痰、腹痛腹泻。至当地医院门诊以抗生素治疗无好转,并出现胡言乱语、烦躁不安,伴有记忆力减退及定时定向障碍,症状逐渐加重。行腰穿脑脊液中 WBC $160×10^6$/L,其中 MO 74%;蛋白 822 mg/L,葡萄糖 4.0 mmol/L,氯化物 122 mmol/L;头颅 MRI 检查提示额叶、颞叶多发病灶伴有增强。予抗病毒及对症支持等治疗,患者无明显好转。1周后复查腰穿,脑脊液 WBC $165×10^6$/L, MO 55%;蛋白 1 008 mg/L,葡萄糖 2.3 mmol/L,氯化物 131 mmol/L。为进一步诊治收住入院。

自患病以来,患者胃纳可,睡眠差,大小便正常,无体重明显下降。

2. 既往史

否认肝炎结核史;否认手术外伤史;否认输血史;否认食物、药物过敏史。各系统回顾无特殊。

3. 体格检查

(1) 内科检查:T 37.6℃, P 82 次/min, BP 126 mmHg/81 mmHg, R 16 次/min。双肺呼吸音清,心律齐。腹软,肠鸣音正常;肝脾无肿大。

(2) 神经系统检查:神清呆滞,反应迟钝,查体不合作。对答部分切题,偶有胡言乱语,定时定向差,近时记忆力减退,计算不能。

颅神经:双侧瞳孔直径 3 mm,等大等圆,对光反射良好;眼球各方向运动正常;双侧额纹对称,双侧鼻唇沟对称,口角不偏。双侧软腭上抬可,腭垂不偏,咽反射正常。伸舌居中,无舌肌萎缩及舌肌纤颤。

运动系统:四肢肌力检查不配合,四肢可见自主活动,肌张力无增减,肱二头肌反射、肱三头肌反射、桡骨膜反射、膝反射、踝反射均双侧对称(++)。双侧巴彬斯基征、戈登征(一),脑膜刺激征(一)。

感觉系统及共济功能:四肢针刺觉、轻触觉、深感觉均对称正常;复合感觉检查不配合;患者共济检查不配合。

脑膜刺激征:无颈抵抗;克匿征(一)。

4. 实验室及影像学检查

血常规:RBC $4.12×10^{12}$/L, WBC $13.5×10^9$/L, N 85%;FBG 4.5 mmol/L。

肝功能:ALT 25 IU/L, AST 23 IU/L, γ-GT 27 IU/L, AKP 80 IU/L; TB 14 μmol/L, DB 5.3 μmol/L, TP 65 g/L, ALB 40 g/L。

肾功能：BUN 4.4 mmol/L，Cr 52 μmol/L。

脑脊液常规：无色，透明度清，潘氏试验（＋＋＋），RBC 1×10^6/L，WBC 53×10^6/L，多核细胞17％，MO 83％。

脑脊液生化：糖 2.20 mmol/L，氯 123 mmol/L；蛋白 773 mg/L；同步血糖 5.50 mmol/L。

血清免疫学：抗核抗体、ENA 抗体与 ANCA 均为阴性。

结核试验：T－SPOT（－）。

肿瘤标志物全套：均为阴性。

血清病毒抗体检测：除单纯疱疹病毒Ⅰ型抗体 IgG 为阳性，巨细胞病毒抗体 IgM、巨细胞病毒抗体 IgG、单纯疱疹病毒Ⅰ型抗体 IgM、单纯疱疹病毒Ⅱ型抗体 IgM、单纯疱疹病毒Ⅱ型抗体 IgG、EB 病毒衣壳抗原抗体 IgG、EB 病毒衣壳抗原抗体 IgM、EB 病毒早期抗原抗体 IgM 与 EB 病毒抗原抗体 IgG 均阴性。

心电图检查：窦性心律。

肺部 CT 检查：两肺下叶炎症伴两侧少量胸腔积液；左下肺小结节影；肝门区致密影。

脑电图检查：双侧见散在 2～3 Hz δ波、θ波；未见典型痫样放电。

头颅 MRI 检查：双侧岛叶及右侧颞叶见片状长 T1 长 T2 信号，flair 相呈高信号，弥散相无异常（见图 7－1）。脑室系统显示可，中线结构无移位。双侧蝶窦黏膜增厚。

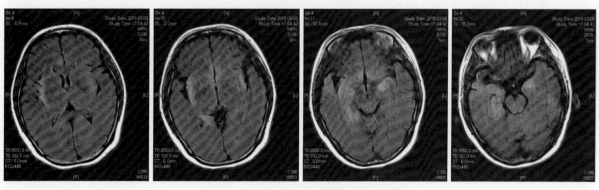

图 7－1　头颅 MRI

二、诊治经过

1. 诊断

病毒性脑炎。

2. 处理

患者入院后完善各项检查，尤其是血清病毒抗体检测及脑电图等检查，腰穿测压力 220 mmH₂O。予更昔洛韦 250 mg q12 h 静滴抗病毒治疗；地塞米松 10 mg qd 静滴抗免疫炎症治疗；20％甘露醇 100 ml q8 h 静滴脱水降颅压治疗；予莫西沙星等抗生素治疗肺部感染；奥氮平 2.5 mg qn 口服改善精神症状；维持酸碱平衡及水和电解质平衡。监测血常规、肝、肾功能及电解质水平。

一周后患者病情逐渐稳定，肺部感染得到控制，体温逐渐恢复正常；2 周后患者精神恢复，无胡言乱语等精神行为异常，近时记忆力较前有好转，但认知功能仍未完全恢复正常。患者出院，定期随访。出院医嘱：健康生活方式，情绪稳定，保证睡眠。

三、病例分析

1. 病史特点

女性 27 岁,急性起病,因"发热、头痛伴精神行为异常半余"入院。

体格检查:T 37.6℃, P 82 次/min, BP 126 mmHg/81 mmHg,神清呆滞,反应迟钝,查体不合作,对答部分切题,偶有胡言乱语,定时定向差,记忆力减退,计算不能。脑神经检查未见明显异常。四肢肌力检查不配合,可见自主活动,肌张力未见异常,腱反射对称(++)。病理征(−),脑膜刺激征(−)。感觉未见明显异常,共济检查不配合。

辅助检查:外周血检查提示血白细胞总数及中性粒细胞百分率增高。腰穿检测压力 220 mmH₂O。脑脊液生化:葡萄糖 2.20 mmol/L,氯化物 123 mmol/L,蛋白 773 mg/L。脑脊液常规:颜色无色,透明度清,潘氏试验(+++),RBC 1×10^6/L, WBC 53×10^6/L,多核细胞 17%, MO 83%。同步血糖 5.50 mmol/L。病毒抗体检测:单纯疱疹病毒Ⅰ型抗体 IgG(+)。头颅 MRI 检查:双侧岛叶及右侧颞叶见片状长 T1 长 T2 信号,flair 相呈高信号,相未见明显异常。脑室系统显示可,中线结构无移位。脑电图:双侧见弥漫性 2~3Hz δ 波、θ 波,未见典型痫样放电。

2. 诊断与诊断依据

(1) 诊断:单纯疱疹病毒性脑炎

(2) 诊断依据:

定位诊断:神清呆滞,反应迟钝,查体不合作,对答部分切题,偶有胡言乱语,定时定向差,近时记忆力减退,计算不能,余肢体活动及感觉检查未见明显异常,病理征及脑膜刺激征均为阴性,故定位于广泛皮质及皮质下损害,以颞叶额叶为主。

定性诊断:患者为年轻女性,急性起病,发热头痛及精神行为异常为主诉。腰穿脑脊液蛋白明显增高,细胞(53~165)$\times10^6$/L,单核细胞为主;血清单纯疱疹病毒Ⅰ型抗体 IgG(+);头颅 MRI 检查提示双侧岛叶及右侧颞叶病灶伴增强;脑电图检查可见双侧弥漫性慢波,考虑单纯疱疹病毒性脑炎的诊断。

3. 鉴别诊断

(1) 细菌性脑膜炎或脑脓肿:患者急性起病,头痛发热,有恶心呕吐,MRI 检查见颅内病灶,脑脊液细胞升高,蛋白升高,需考虑细菌性感染可能。而脑脓肿尤其是颞叶脓肿可有类似发热、头痛,头颅 CT 检查或 MRI 检查可见颞叶区的异常信号。但脑脓肿常有败血症或耳源性感染等病灶。血常规及脑脊液中以中性粒细胞异常增高,因系细菌感染,故脑脊液糖和氯化物均降低,在脓肿形成后,强化 CT 或 MRI 检查可见强化的脓肿壁和中间不被强化的坏死区。

(2) 自身免疫性脑炎:患者为年轻女性,以头痛发热及精神行为异常起病,需与自身免疫性脑炎相鉴别,尤其是抗 NMDAR 脑炎鉴别。自身免疫性脑炎因其致病自身抗体不同,临床表现也有所不同。抗 NMDAR 脑炎好发于年轻女性,部分患者可伴有卵巢畸胎瘤,以突出的精神症状为显著特点,可伴有癫痫发作及不自主运动等,血清及脑脊液检查可检测到抗 NMDAR 抗体。

四、处理方案及理由

患者入院后予更昔洛韦 250 mg q12 h 静滴抗病毒治疗;地塞米松 10 mg qd 静滴抗免疫炎症治疗;20%甘露醇 100 ml q8 h 静滴脱水降颅压治疗;由于肺部 CT 检查提示肺部炎症,血常规也提示感染可能,故请感染科会诊,用莫西沙星等抗生素控制肺部感染;予奥氮平 2.5 mg qn 口服改善精神症状。此外,保持机体生理代谢的基线和保护各个脏器功能:维持酸碱平衡及水和电解质平衡。监测血常规、肝、肾功能以及电解质水平。

五、要点与讨论

单纯疱疹病毒为寄生病毒。该病毒分为Ⅰ型和Ⅱ型。Ⅰ型病毒在感染后沿神经而入，寄生于三叉神经半月神经节。病毒感染后并不出现临床神经症状，当机体抵抗力降低、免疫功能下降时，该病毒即可大量复制、繁殖，并穿破半月神经节膜或沿三叉神经分布到皮肤而出现疱疹。病毒穿破半月神经节后，经脑膜侵入邻近的脑组织额叶底部和颞叶而产生神经症状。病毒侵入之脑组织出现水肿、出血与坏死。以病毒侵犯侧额叶底部、颞叶为明显，特别是颞叶内侧面和海马，亦可累及枕叶。镜下可见脑膜和脑内血管周围大量淋巴细胞浸润和袖套状胶质细胞增生，神经细胞坏死。神经元和胶质细胞内可见到嗜酸性包涵体，内有病毒颗粒。

本病可见于任何季节与年龄，但在 10 岁以下和 20～30 岁间有两个发病高峰。多数急性起病，发病前常有呼吸道感染、发热、头痛、乏力等非特异性症状，或发病前过度疲劳、抑郁等，数天后出现失眠、性格或行为异常、抽搐或昏迷。按其临床症状可分为以下：

（1）癫痫型：表现为突然跌倒、抽搐、间歇或连续阵挛发作，发作后持续意识不清，或数次发作后转为清醒，或再次连续发作后持续意识不清、昏迷，伴有抽搐发作。多数患者持续昏迷 1 至数周，重则持续 1 个月以上或因继发严重脑水肿和肺部感染而亡。

（2）精神异常型：早期表现呆滞、反应迟钝、自言自语等精神症状，数天或十余天后出现烦躁、冲动、大喊大闹，或有丰富的幻觉和行为障碍。部分患者被误认为精神分裂症或躁狂性精神病被送精神病院治疗，直至出现昏迷后转神经科治疗。

（3）自动症：部分病情较轻的患者，仅表现为口角或口周的不自主抽动、咀嚼或突然做一些无目的性的摸索、跑动等动作，患者意识清楚。这种动作可以为短暂性，亦可持续数天或数周，可视为非惊厥性癫痫持续状态的一种亚型。

实验室检查：血常规可见白细胞数增高，可达 $10\,000\times10^{6}/L$ 以上，以中性粒细胞增多为主。脑脊液检查可见压力升高，白细胞数正常或增多。一般在 $10\times10^{6}/L\sim100\times10^{6}/L$，以淋巴细胞为主。部分患者可以见到较多的红细胞，在 $50\times10^{6}/L\sim500\times10^{6}/L$。脑脊液葡萄糖含量正常，而蛋白质正常或轻度升高。

脑电图检查可见 α 波节律消失，额、颞部出现高低幅的周期性棘波和慢波，偶可出现局灶性的三相波。头颅 CT 检查可见局灶性脑肿胀；头颅 MRI 检查在 T1 加权相上可见额叶或颞叶低信号，T2 加权像则见高密度异常信号；脑脊液抗疱疹病毒抗体分泌细胞阳性。

脑组织活检：脑组织检测到单纯疱疹病毒抗原，为明确诊断提供依据。

根据急性起病、发热、意识障碍、伴或不伴抽搐、脑电图异常和头颅 CT 或 MRI 检查提示额、颞叶炎症性异常信号，可作出临床诊断。脑脊液细胞数增多和抗单纯疱疹病毒抗体阳性；脑脊液单纯疱疹病毒抗体分泌细胞（HSV-IgG secreting cells）检测阳性，脑组织活检单纯疱疹病毒抗原检测阳性为肯定诊断。但鉴于确诊病因的检测方法限制，临床上仍以拟似诊断。必须与流行性乙型脑炎、肠道病毒脑炎、其他疱疹病毒脑炎和中枢神经系统其他炎性疾病，如自身免疫性边缘叶脑炎、脑血管炎、炎性假瘤、弓形体虫病及原发性中枢神经系统淋巴瘤等均应予鉴别。

六、思考题

（1）病毒性脑炎的诊断依据有哪些？

（2）病毒性脑炎的鉴别诊断有哪些？

（3）病毒性脑炎的治疗原则有哪些？

七、推荐阅读文献

［1］吴江. 神经病学［M］. 3 版. 北京：人民卫生出版社，2015.
［2］贾建平，陈生弟. 神经病学［M］. 北京：人民卫生出版社，2016.

（陈向军）

化脓性脑膜炎

一、病历资料

1. 现病史

患者,女性,36 岁,因"发热、头痛 3 天"于 2013 年 9 月 8 日入院。入院前 3 天无明显诱因出现发热、咽部肿痛,体温最高达 38.6℃,继之出现头痛,持续不缓解,伴恶心、呕吐。入院后第 3 天患者病情加重,出现言语笨拙,意识模糊、频繁抽搐发作,剧烈头痛。

2. 既往史

既往有化脓性中耳炎病史,反复右耳流脓。无心肺及其他脏器感染史,无结核病史,无外伤手术史,无药物过敏史。

3. 体格检查

T 39℃,意识模糊,表情淡漠,不完全混合性失语,项强 4 横指,Kernig 征和 Brudzinski(+)。

4. 实验室检查

血常规:WBC $14.77×10^9$/L, N $13.02×10^9$/L。

脑脊液检查:外观稍浑浊,压力 350 mmH$_2$O, WBC $3\ 500×10^6$/L,以中性粒细胞为主。蛋白质 1.5 g/L,血糖 2.2 mmol/L(同期血糖 6.3 mmol/L),氯化物 97 mmol/L。脑脊液行特殊细菌染色及革兰染色涂片见到大量革兰阴性杆菌。

5. 影像学检查

头部 MRI 平扫(见图 8-1):脑内多发结节状 T2 信号影,边缘模糊,FLAIR 呈高信号,其内可见更高信号影。头部 MRI 增强扫描(见图 8-2):上述病灶可见环形强化,病灶内部未见强化,边缘清楚。大脑纵裂及双侧小脑幕增宽,其内可见低信号;右侧颈部可见淋巴结肿大,亦呈环状强化。弥散成像(DWI)(见图 8-3)示:多发性病灶内及大脑纵裂及小脑幕呈高信号,ADC 相信号减低。

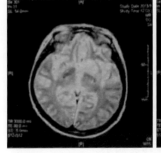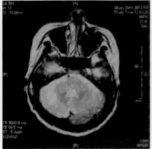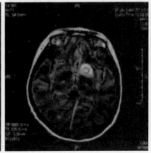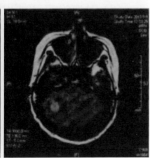

图 8-1 头部 MRI 平扫

T2WI 可见高信号影;T2FLAIR 呈高信号,其内可见更高信号影。

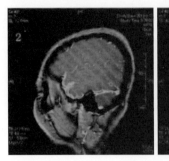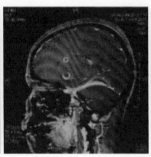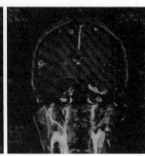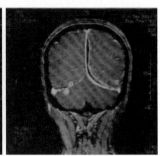

图8-2　头部 MRI 增强扫描

脑内病灶可见环形强化,病灶内部未见强化。大脑纵裂及双侧小脑幕增宽,其内可见低信号;右侧颈部可见淋巴结肿大,亦呈环状强化。

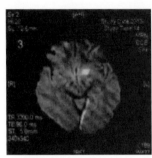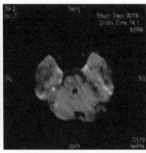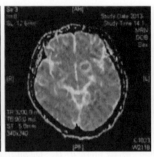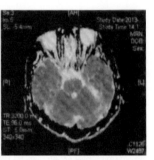

图8-3　弥散成像(DWI)

颅内多发性病灶内及大脑纵裂及小脑幕呈高信号,ADC 相信号减低。

二、诊治经过

1. 诊断

脑脓肿、化脓性脑膜炎并硬膜下积脓。

2. 处理

(1)一般治疗:监测生命体征。

(2)病原治疗:首选第3代头孢菌素的头孢曲松或头孢噻肟,用至发热消退,脑脊液恢复正常的1周以后,疗程通常3周。

(3)肾上腺皮质激素:患者病情较重,出现意识障碍、癫痫发作及存在局灶性定位体征,给予地塞米松 10 mg 静脉推注,连用3～5天。

(4)脑水肿的处理:20%甘露醇 250 ml ivgtt q8 h 至 bid(根据病情增减)或呋塞米 20 mg iv bid。

(5)抗癫痫治疗:丙戊酸钠 0.5 g po bid,苯巴比妥(鲁米那)0.1 g im q12 h。

(6)对症治疗:治疗中耳炎。降温、加强营养支持和护理等。

三、病例分析

1. 病史特点

患者,女性,36岁,急性起病,以"发热、头痛、意识障碍"为主要表现。入院前3天无明显诱因出现发热、咽部肿痛,体温最高达 38.6℃,继之出现头痛,持续不缓解,伴恶心、呕吐。入院后第3天患者病情加重,出现言语笨拙,意识模糊、频繁抽搐发作,剧烈头痛。既往有化脓性中耳炎病史。

体检特点:39℃,意识模糊,表情淡漠,不完全混合性失语,脑膜刺激征阳性。

(1) 实验室检查:血常规:WBC 14.77×10⁹/L, N 13.02×10⁹/L。脑脊液检查:压力高,白细胞计数升高,以中性粒细胞为主,蛋白质明显升高,糖和氯化物降低。

(2) 影像学检查:头部 MRI 平扫:脑内多发结节状 T2 信号影,边缘模糊,FLAIR 呈高信号,其内可见更高信号影。头部 MRI 增强:上述病灶可见环形强化,病灶内部未见强化,边缘清楚。大脑纵裂及双侧小脑幕增宽,其内可见低信号;右侧颈部可见淋巴结肿大,亦呈环状强化。弥散成像(DWI)示:多发性病灶内及大脑纵裂及小脑幕呈高信号,ADC 相信号减低。

(3) 病原学:脑脊液行特殊细菌染色及革兰染色涂片见到大量革兰阴性杆菌。

2. 诊断与诊断依据

中年女性,急性起病,进行性加重。主要表现:发热、头痛呕吐、意识障碍、癫痫发作。查体:39℃,意识模糊,表情淡漠,不完全混合性失语,脑膜刺激征阳性。

(1) 实验室检查。血常规:WBC 14.77×10⁹/L, N 13.02×10⁹/L。脑脊液检查:压力高,白细胞计数升高,以中性粒细胞为主,蛋白质明显升高,糖和氯化物降低。

(2) 影像学检查:头部 MRI 平扫示脑内多发结节状 T2 信号影,边缘模糊,FLAIR 呈高信号,其内可见更高信号影。头部 MRI 增强:上述病灶可见环形强化,病灶内部未见强化,边缘清楚。大脑纵裂及双侧小脑幕增宽,其内可见低信号;右侧颈部可见淋巴结肿大,亦呈环状强化。弥散成像(DWI)示:多发性病灶内及大脑纵裂及小脑幕呈高信号,ADC 相信号减低。

(3) 病原学:脑脊液行特殊细菌染色及革兰染色涂片见到大量革兰阴性杆菌。

3. 鉴别诊断

(1) 病毒性脑膜炎:起病稍缓,全身中毒症状较轻,脑脊液检查有助鉴别(见表8-1)。

表8-1 脑脊液检查鉴别

	压力/kPa	外观	潘氏试验	白细胞计数/×10⁶/L	蛋白质/g/L	糖/mmol/L	氯化物/mmol/L	其他
正常	0.69~1.96 新生儿 0.29~0.78	清	—	0~10 小婴儿 0~20	0.2~0.4 新生儿 0.2~1.2	2.8~4.5 婴儿 3.9~5.0	117~127 婴儿 110~122	
化脓性脑膜炎	升高	浑浊	++~+++	数百~数万,多核为主	明显增加	减低	正常或减低	涂片,培养可发现致病菌
结核性脑膜炎	升高,阻塞时低	不太清,毛玻璃样	+~+++	数十~数百,淋巴为主	增高,阻塞时明显增高	降低	降低	涂片或培养可见抗酸杆菌
病毒性脑膜炎,脑炎	正常或升高	多数清	±~++	正常~数百,淋巴为主	正常或稍增高	正常	正常	
真菌性脑膜炎	高	不太清	+~+++	数十~数百,单核为主	增高	降低	降低	墨汁涂片

(2) 结核性脑膜炎:呈亚急性起病,有结核病接触史或体内已有结核(如肺结核),可查脑脊液(CSF)常规,生化,抗酸染色以进一步除外。

(3) 隐球菌性脑膜炎:通常隐匿起病,病程迁延,脑神经尤其是视神经受累常见,脑脊液白细胞计数通常低于500×10⁶/L,以淋巴细胞为主,墨汁染色可见新型隐球菌,乳胶凝集试验可检测出隐球菌抗原。

四、处理方案与理由

1. 抗菌治疗

应掌握的原则是及早使用抗生素,通常在确定病原菌之前使用广谱抗生素,若明确病原菌则应选用抗生素。

(1) 未确定病原菌:第 3 代头孢的头孢曲松或头孢噻肟常作为化脓性脑膜炎首选用药,对脑膜炎双球菌、肺炎球菌、流感嗜血杆菌及 B 型链球菌引起的化脓性脑膜炎疗效比较肯定。

(2) 确定病原菌:应根据病原菌选择敏感的抗生素。

① 肺炎球菌:对青霉素敏感者可用大剂量青霉素,成人每天 2 000 万～2 400 万 IU,儿童每天 40 万 IU/kg,分次静脉滴注。对青霉素耐药者,可考虑用头孢曲松,必要时联合万古霉素治疗。2 周为 1 个疗程,通常开始抗生素治疗后 24～36 h 内复查脑脊液,以评价治疗效果。

② 脑膜炎球菌:首选青霉素,耐药者选用头孢噻肟或头孢曲松,可与氨苄青霉素或氯霉素联用。对青霉素或 β-内酰胺类抗生素过敏者可用氯霉素。

③ 革兰阴性杆菌:对铜绿假单胞菌引起的脑膜炎可使用头孢他啶,其他革兰阴性杆菌脑膜炎可用头孢曲松、头孢噻肟或头孢他啶,疗程常为 3 周。

2. 激素治疗

激素可以抑制炎性细胞因子的释放,稳定血脑屏障。对病情较重且没有明显激素禁忌证的患者可考虑应用。通常给予地塞米松 10 mg 静脉滴注,连用 3～5 天。

3. 对症支持治疗

颅压高者可脱水降颅压。高热者使用物理降温或使用退热剂。癫痫发作者给予抗癫痫药物以终止发作。

五、要点与讨论

成人化脓性脑膜炎是由化脓性细菌引起的中枢神经系统急性感染性疾病,病因大部分比较明确,且无特异临床表现。

成人化脓性脑膜炎中,最常见的诱因即外伤与手术,而其中又以头部手术感染为主要原因。患者受到外伤及在头部手术过程中,血脑屏障被破坏,病菌会侵犯中枢神经系统,引发严重的临床表现及其他并发症。成人最常见的并发症为硬膜下积脓,一般会伴有耳源性感染或鼻旁窦炎等症状。由此可见,控制外伤、手术患者化脓性脑膜炎发病率的最有效方法就是提高患者的抵抗力与免疫力,手术过程中严格遵守无菌操作原则,预防院内感染。

成人化脓性脑膜炎起病症状多见发热、头痛等,但随着病情的迅速发展,患者会出现意识障碍等症状,如患者起病后伴有抽搐现象则预后更差;如患者伴有病理征,通常会有脑实质的损害或颅压升高等现象,中枢神经会受到直接影响。

成人化脓性脑膜炎主要采用腰椎穿刺脑脊液检查的方法进行诊断,主要观察指标包括颅压及透明度变化等;生化检查主要指标包括白细胞计数、蛋白含量等。此外,还要辅以相关的影像学检查手段,影像学检查方法中,MRI 检查在明确病变范围、分析受累程度等方面与 CT 检查相比体现出明显优势。核磁增强扫描可以对化脓性脑膜炎硬脑膜、蛛网膜及软脑膜的不同强化模式予以明确,并且可以将多种并发症同时显示出来,比如脑水肿、脑炎、脑脓肿等。因此,临床上将 MRI 检查作为化脓性脑膜炎辅助诊断的首选方法。

化脓性脑膜炎合并低钠、低氯、低钾的原因可能有以下几种:首先,患者起病后出现恶心、呕吐等症状,对脑膜产生刺激,影响其正常进食,导致消化道丢失大量离子;其次,患者颅压高须采用甘露醇脱水治疗,脱水时会导致电解质流失,如补液不及时则患者体内会出现低钾、低钠。

总之,成人化脓性脑膜炎病因大部分比较明确,且无特异临床表现,肺炎链球菌为主要病原菌,诊断过程中可采用脑脊液化验、颅脑影像学等手段进行辅助检查,并视患者具体情况给予适用的抗菌药物进行治疗,可获得一定的临床效果。

六、思考题

(1) 化脓性脑膜炎的临床特点有哪些?

(2) 化脓性脑膜炎、结核性脑膜炎、病毒性脑膜炎和真菌性脑膜炎的脑脊液鉴别有哪些?

(3) 化脓性脑膜炎的治疗方法是什么?

七、推荐阅读文献

[1] 吴江. 神经病学[M]. 2 版. 北京:人民卫生出版社,2012.

[2] 贾建平,陈生弟. 神经病学[M]. 7 版. 北京:人民卫生出版社,2013.

(刘学源)

案例 9

结核性脑膜炎

一、病历资料

1. 现病史

女性,20岁,广州市人,家庭妇女。因"发热伴头痛、呕吐10天,反应迟钝2天"就诊。患者于10天前自感发热(未测量体温),伴全头胀痛,恶心、呕吐胃内容物数次,进食即吐。有鼻塞、流涕、咳嗽,无明显咳痰,无胸闷胸痛,自觉浑身乏力,视物模糊感。8天前曾在外院就诊,查血常规示 WBC 6.79×10^9/L, N 80%, LY 11.4%, Hb 97 g/L, PLT 569×10^9/L;胸部 CT 检查提示右肺下叶炎症,右侧胸腔积液,胸水 B 超检查厚约 16 mm,予美洛西林、左氧氟沙星静滴2天,仍有发热,体温最高升至41℃,仍有头痛,频繁呕吐,未重视。2天前患者出现反应迟钝,淡漠,对答错误、言语含混。偶有尿失禁,无呼之不应、四肢抽搐。发病后精神萎靡,胃纳减少,体重下降 5 kg。

2. 既往史

患者无特殊个人史和职业史,无烟酒嗜好,既往体健。否认传染病及接触史。1年前育1子,平素月经正常。

3. 体格检查

内科检查:T 39.5℃, P 110 次/min, R 18 次/min, BP 122 mmHg/87 mmHg。精神萎靡,体型消瘦,反应迟钝,全身淋巴结未扪及肿大,双肺呼吸音粗,右下肺呼吸音低,心律齐。腹部触诊稍韧,无压痛、反跳痛及肌紧张。

神经系统检查:神志清楚,言语清晰,反应迟钝,定向力正常,计算力及记忆力减退,双眼球各向运动正常,眼震(-),双瞳光反应对等存在,双侧视乳头边缘模糊,双耳粗测听力正常,鼻唇沟对称;四肢肌张力对称,肌力5级,腱反射正常,右侧 Babinski 征(+),左侧(-);深浅感觉对称;指鼻试验正常,颈有抵抗,Kernig 征(+)。

4. 实验室及影像学检查

电解质:钾 2.9 mmol/L,钠 129 mmol/L,氯 86 mmol/L,二氧化碳 35 mmol/L。

血常规:WBC 10.51×10^9/L; N 91.2%; Hb 93 g/L; PLT 373×10^9/L。

C 反应蛋白:65 mg/L。

心电图检查:窦性心动过速。ST-T 异常。

头颅 CT 检查:未见明显异常。

脑电图检查:不正常脑电(各区可见较多 5~6 Hz θ 波)。

二、诊治经过

1. 初步诊断

中枢神经系统感染:细菌性脑膜炎? 结核性脑膜炎?

2. 处理

(1) 急诊收入住院,心电监护,吸氧,严密监测生命体征、瞳孔、意识及神经系统体征变化,记录 24 h 出入量,并向家属告知病情危重。对症支持治疗,纠正电解质紊乱,营养支持等。

(2) 加用甘露醇、甘油果糖等积极脱水降颅压。首先经验性加用青霉素 320 IU ivgtt q4 h 及罗氏芬 2 g ivgtt q12 h 治疗。

(3) 尽快完善腰穿脑脊液检查:测得脑脊液初压>40 cmH$_2$O。常规:无色,清亮。细胞计数 750.00×10^6/L, N 40%, LY 60%,红细胞 4~5/HP,潘氏试验(+)。脑脊液生化:蛋白 2 593 mg/L,葡萄糖 1.35 mmol/L,氯 97.3 mmol/L。脑脊液涂片未找到脑膜炎双球菌、抗酸杆菌及隐球菌。留取足量脑脊液送细菌及结核菌培养。

(4) 其他辅助检查:头颅 MRI 检查 T2W 示右侧颞叶、脑桥多发不规则团片状高信号。血清结核抗体阳性。血沉 60 mm/h。

(5) 经足量抗菌药物治疗 2 天后,患者病情仍有进展,意识障碍逐渐加重至浅昏迷,双侧眼球呈内收位,双侧 Babinski 征(+),颈抗明显,伴顽固性低钠低氯血症,胸部 CT 检查提示左下肺大叶性肺炎,双侧胸腔积液,结合脑脊液检查结果,考虑结核性脑膜脑炎可能大,停用抗菌药物治疗,改予诊断性抗结核治疗:0.9%生理盐水 500 ml+异烟肼 0.5 g+对氨基水杨酸钠 6.0 g 静滴 qd(避光);0.9%生理盐水 250 ml+阿米卡星 0.4 g 静滴 qd;5%葡萄糖注射液 250 ml+利福平 0.45 g 静滴 qd;乙胺丁醇 0.75 g qd po;吡嗪酰胺 0.5 g tid po。足量抗结核治疗基础上,加用甲泼尼龙 40 mg q12 h 静滴减轻颅底粘连。

(6) 抗结核治疗 3 天后患者神志转清,眼球各向活动正常,颈稍抵抗,复查脑脊液提示初压为 14.5 cmH$_2$O。常规:无色,清亮。细胞计数 60.00×10^6/L, N 30%, LY 70%,潘氏试验(+)。脑脊液生化:蛋白 995 mg/L,葡萄糖 2.12 mmol/L,氯 100.2 mmol/L。抗结核治疗 6 天后复查血电解质正常。抗结核治疗半月后病情稳定,改口服抗结核药物治疗,出院后前往肺科医院进一步诊治。脑脊液结核菌培养结果阴性。

3. 最终诊断

结核性脑膜脑炎。

三、病例分析

1. 病史特点

青年女性,急性起病,有发热,流涕等前驱感染症状,伴头痛及呕吐,病情呈进行性加重,逐渐出现意识改变,常规抗感染治疗无效,抗结核治疗后症状好转。

体检特点是体型消瘦,有高热,双肺呼吸音粗,右下肺呼吸音低,腹部触诊稍韧,心率增快,律齐。神经系统阳性体征包括计算力、记忆力等高级皮质功能减退,逐渐进展为浅昏迷;眼底视乳盘周围模糊,双眼球内收位,病理征(+)和脑膜刺激征(+)。

辅助检查异常包括存在白细胞增高,血红蛋白降低,血沉和 C 反应蛋白增高,电解质提示顽固性低钠低氯血症,血结核抗体阳性。脑脊液初压明显增高,脑脊液常规提示细胞数增多,以淋巴细胞增多为主,脑脊液蛋白增加,伴糖和氯化物明显降低,脑电图检查提示各区慢波,头颅 MRI 检查提示右侧颞叶、脑桥多发不规则团片状信号。墨汁染色未发现隐球菌。

2. 诊断依据

定位:患者有头痛、呕吐、视神经乳盘水肿,查体颈项强直,Kernig 征阳性,定位于脑膜受累。双眼内收位,定位于双侧展神经损害,颅底损害可能。患者反应迟钝,意识障碍,病理征阳性,定位于大脑半球皮质,锥体束和脑干网状上行激活系统。综上,考虑脑实质及脑膜广泛受累。

定性:青年女性,急性起病,病程短,有发热,流涕等前驱呼吸道感染样症状,病情进行性加重,出现脑实质及脑膜受累症状体征,有颅高压表现,血象检查提示白细胞总数及中性粒百分比升高明显,脑脊液常规提示细胞数及蛋白定量明显升高,糖和氯化物降低,脑电图检查提示弥漫性慢波,故定性考虑中枢神经系统感染性疾病。患者发病后头痛,伴频繁恶心、呕吐,意识障碍逐渐加重,腰穿测脑脊液初压超过 40 cmH$_2$O,考虑颅高压诊断明确。给予脱水降颅压及积极抗菌药物治疗效果不佳,病情仍继续进展。结合患者病后有明显乏力、消瘦,有贫血,血沉增快,脑脊液常规细胞分类以淋巴细胞百分比为主,伴随右下肺炎症、腹部触诊稍韧等体征,有顽固性低钠低氯血症,血清学结核抗体阳性,考虑结核性脑膜脑炎可能。而给予诊断性抗结核治疗后病情好转,脑脊液细胞数及蛋白均下降,糖和氯化物回升,电解质紊乱纠正,支持结核性脑膜炎诊断。结核性脑膜炎诊断标准如表 9-1 所示。

表 9-1 结核性脑膜炎诊断标准(2009)

临床诊断标准
脑膜炎的一项或多项症状体征:头痛、易激惹、呕吐、发热、颈项强直、抽搐、局灶神经功能缺损、意识障碍或倦怠无力
确诊的结核性脑膜炎
患者满足 A 或 B 标准
A. 临床标准外,还具备以下一项或多项:脑脊液找到抗酸杆菌;脑脊液培养出结核菌;脑脊液中检测到结核菌核酸
B. 脑或脊髓中发现抗酸杆菌或病理改变,伴随相应的临床症状或体征和脑脊液改变,或者尸检发现脑膜炎
极可能的结核性脑膜炎
临床标准外,无脑部影像学时诊断评分≥10分或有脑部影像学时诊断评分≥12分,需除外其他诊断。其中脑脊液或影像评分至少2分
可能的结核性脑膜炎
临床标准外,无脑部影像学时诊断评分6~9分或有脑部影像学时诊断评分6~11分,除外其他诊断。未行腰穿检查和头颅影像学检查不能诊断或排除可能的结核性脑膜炎
非结核性脑膜炎
已有其他诊断成立,无确诊结核性脑膜炎或其他令人信服的二元疾病的证据

3. 鉴别诊断

首先要和其他病原引起的中枢神经系统感染鉴别。

(1) 单纯疱疹病毒性脑炎:多急性起病,有发热、咳嗽等上感前驱症状,可有精神行为异常,部分患者出现癫痫发作或癫痫持续状态,头颅 CT 检查或 MRI 检查可见额、颞区局灶性出血性脑软化灶。脑脊液常规见白细胞轻度增多,可有红细胞,糖和氯化物多正常,脑电图检查以颞、额区损害为主的脑弥漫性损害。患者急性起病,病情重,脑电图提示弥漫性慢波,特异性抗病毒如阿昔洛韦或更昔洛韦治疗有效。

(2) 化脓性脑膜炎:急性起病,伴高热,多伴有感染性休克或败血症表现,脑脊液检查提示白细胞计数明显增多,多大于 1 000×10^6/L,早期以中性粒细胞增高为主,晚期可以淋巴细胞增高为主,伴糖降低,但氯化物一般正常。

(3) 新型隐球菌性脑膜炎:常有慢性消耗性疾病或全身免疫缺陷疾病,脑神经尤其是视神经受累常见,脑脊液白细胞增高,但多小于 200×10^9/L,以淋巴细胞为主,墨汁染色可见新型隐球菌。

还需要与其他疾病鉴别：

（1）**脑膜癌病**：好发于中老年，多为其他脏器恶性肿瘤转移所致，有原发肿瘤的证据，脑脊液脱落细胞检查找到肿瘤细胞有助于诊断。

（2）**脑脓肿**：多由化脓性细菌感染所致，也可由真菌、原虫感染所致。早期呈现脑膜脑炎表现，脑组织液化坏死后形成脓肿，有壁包裹，头颅 CT 检查或 MRI 检查可显示占位病灶，增强后可呈边界均匀一致强化。早期抗感染治疗有效，晚期脓肿形成后需手术治疗。

四、处理方案与理由

结核性脑膜炎治疗包括抗结核药物治疗及对症支持，治疗结核性脑膜炎的一线用药如表 9 - 2 所示。

（1）**抗结核治疗**：原则为早期、足量、联合用药，注意防治药物的不良反应。

（2）**皮质类固醇**：必须在足量抗结核基础上使用，有助于减轻脑水肿，减轻颅底粘连和结核中毒症状。

表 9 - 2　治疗结核性脑膜炎的一线用药

药物	儿童日剂量	成人日剂量	用法	疗程
抗结核药物				
异烟肼	10～20 mg/kg（最大量 500 mg）	300 mg	口服	12 月
利福平	10～20 mg/kg（最大量 600 mg）	400 mg(Wt<50 kg)或 600 mg(Wt≥50 kg)	口服	12 月
吡嗪酰胺	15～30 mg/kg（最大量 2 g）	1.5 g(Wt<50 kg)或 2.0 g(Wt≥50 kg)	口服	2 月
乙胺丁醇	15～20 mg/kg（最大量 1 g）	15 mg/kg	口服	2 月
皮质类固醇				
泼尼松龙	4 mg/kg	2.5 mg/kg	先静脉，再改口服	4 周，再逐渐减量
地塞米松	0.6 mg/kg	0.4 mg/kg	先静脉，再改口服	6～8 周后逐渐减量

（3）**对症治疗**：包括使用甘露醇、甘油果糖等脱水降颅压，退热，营养支持，纠正并维持水、电解质及酸碱平衡等。

五、要点与讨论

随着耐药结核的增加，合并 HIV 感染的患者增多，结核发病率有所上升。而结核性脑膜炎是结核感染最严重的形式之一，占所有结核患者的 6%，病死率和致残率均高，及早诊断和及时治疗是决定预后的最重要因素。

结核性脑膜炎的早期临床表现可不典型，容易出现误诊或漏诊，而 2009 年提出的结核性脑膜炎诊断评分标准（见表 9 - 1）综合了患者的临床症状、脑脊液特点、影像学特点及其他结核证据，临床操作性强，可以在缺乏特异性病原学结果时，协助早期临床诊断。当然，结核性脑膜炎的最终确诊也需要特异性的病原学依据比如脑脊液抗酸染色涂片、脑脊液结核菌培养或检测到结核菌核酸，多次重复脑脊液检查,有助于提高脑脊液结核菌的检出率。此外,临床上诊断考虑细菌性脑膜炎,而积极抗菌治疗效果不佳时候,需警惕结核性脑膜炎的可能性,注意寻找脑脊液病原学的证据。抗结核治疗有效有助于结核性脑膜炎的诊断。

结核性脑膜炎患者易合并低钠血症,往往难以纠正,其发生可能涉及两种机制:

(1)抗利尿激素分泌异常综合征(inappropriate antidiuretic hormone syndrome,SIADH):体内抗利尿激素分泌异常增多,体内水分潴留,尿钠排泄增加,导致稀释性低钠血症。除了原发病的治疗外,还应该限水。

(2)脑耗盐综合征(cerebral salt wasting syndrome):下丘脑受累后引起交感神经张力下降,肾脏血流量增加,肾小球滤过率增加,肾素分泌减少,肾小管对钠的重吸收减少,导致血容量下降、血钠减少、尿钠增多,除了原发病的治疗外,还应补钠。对合并低钠血症的结核性脑膜炎患者,要注意区分其病因,采取相应治疗。

结核性脑膜炎的治疗最重要的是早期、足量、联合使用抗结核药物,《WHO 指南》推荐一线用药包括异烟肼、利福平、吡嗪酰胺和乙胺丁醇,推荐疗程为 12 个月。只有在足量抗结核治疗基础上,对颅底粘连、脑水肿明显和结核中毒症状明显的患者,可加用皮质内固醇治疗,另外还需注意营养支持和对症处理。

六、思考题

(1)结核性脑膜炎的诊断标准是什么?

(2)结核性脑膜炎的鉴别诊断有哪些?

(3)结核性脑膜炎的治疗原则和药物选择有哪些?

七、推荐阅读文献

[1]贾建平,陈生弟.神经病学[M].北京:人民卫生出版社,2016.

[2]贾建平,陈生弟.神经病学[M].7 版.北京:人民卫生出版社,2013.

[3] WHO. Treatment of tuberculosis guidelines [R]. 4th ed. Geneva:World Health Organization,2010.

[4] Marais S,Thwaites G,Schoeman JF,et al. Tuberculous meningitis:a uniform case definition for use in clinical research. Lancet Infect Dis,2010,10:803 - 812.

[5] Thwaites GE,van Toorn R,Schoeman J. Tuberculous meningitis:more questions,still too few answers. Lancet Neurol,2013,12:999 - 1010.

(李　刚)

隐球菌性脑膜炎

一、病历资料

1. 现病史

患者男性,53岁,因"头痛2周,发热1周"来诊。2周前患者因工作劳累及饮酒后,于次日晨起出现咽痛、流涕等上感症状,伴轻微头痛,当时未予重视。当晚头痛加剧,以前额及顶枕部为主,呈间歇性胀痛,伴恶心。无发热、呕吐及抽搐。自服复方扑热息痛1粒后,头痛部分缓解。1周前患者无诱因再次出现头痛,仍为胀痛,且部位同前,呈持续性进行性加重,伴发热,恶心、呕吐。再次服用复方扑热息痛片,头痛无明显缓解。无意识障碍、抽搐,无明显言语及肢体运动功能障碍。发热后曾予头孢克洛口服,头痛、发热未缓解,故急诊来院诊治。

2. 既往史

患者自幼体弱,经常咳嗽、发热。1年前患亚急性甲状腺炎,口服泼尼松治疗半年余。高血压病史近10年,糖尿病病史3年,自服抗高血压药物及降血糖药物,血压控制可,血糖控制不详。否认结核病、肝炎等传染病病史,无头痛病史。

患者出生本地,未去过疫区。有多年烟、酒嗜好,无特殊个人史和职业史。

无遗传性疾病家族史。

3. 体格检查

内科检查:T 37.9℃, P 76次/min, R 16次/min, BP 162 mmHg/98 mmHg。发育正常,营养不良,消瘦,呈慢性病容,面色苍白,时有恶心、呕吐。皮肤、黏膜无皮疹及瘀点、瘀斑,无溃疡及皮下结节。全身浅表淋巴结无肿大。甲状腺无肿大、压痛。双肺呼吸音略粗糙,未闻及干湿性啰音及胸膜摩擦音。HR 76次/min,心律齐。腹平软,无压痛,肝脾无肿大,肠鸣音正常。四肢关节无红肿、压痛,无水肿,肌肉轻度萎缩。

神经系统检查:神志清楚,构音清晰,精神萎靡,查体合作。双侧瞳孔等大等圆,直径3 mm,对光反射灵敏,双眼球运动正常,眼震(一),双侧眼底视乳盘边缘模糊,静脉充盈,动脉与静脉比为2:4,无出血及渗出。双侧鼻唇沟对称,双耳听力粗测正常,伸舌居中,咽反射正常。颈强直,双侧克氏征阳性;右上下肢肌力5级,左上下肢肌力5⁻级,四肢肌张力正常,左膝腱反射(＋＋＋),余腱反射均为(＋＋),左侧Babinski征阳性,双侧躯体深浅感觉对称,双侧指鼻试验正常。Romberg征:睁眼、闭眼均不稳。

4. 实验室及影像学检查

血常规:WBC 11.2×10^9/L, N 76.1%; RBC 3.56×10^{12}/L, Hb 110 g/L; PLT 194×10^9/L。

血脂:TC 5.28 mmol/L,TG 2.48 mmol/L,LDL - C 4.53 mmol/L,HDL - C 1.27 mmol/L。

FBG 10.68 mmol/L,餐后 2 h 血糖 16.98 mmol/L,HbAlc 8.9%。

甲状腺功能:TT_3 1.29 nmol/L,TT_4 76.58 nmol/L,FT_3 3.01 pmol/L,FT_4 12.31 pmol/L,TSH 0.762 m IU/L。

结核菌素试验阳性。

尿便常规、电解质、肝肾功能、心肌酶谱、肿瘤标志物、梅毒螺旋体凝集试验、HIV 抗体及多种病毒抗体检测均未见异常。

心电图检查:窦性心律,ST 段改变。

脑电图检查:8~9 Hz(α 节律),可见少量 θ 波,未见棘、尖波等异常波形。

胸部 X 线检查:两肺纹理增粗,右上肺可见条索状纤维化及钙化。

腰穿检查:脑脊液压力 206 mmH$_2$O,外观透明;WBC 120×10^6/L,蛋白 0.85 g/L,氯化物 116 mmol/L,糖 3.2 mmol/L(同步血糖 13.2 mmol/L);脑脊液墨汁染色未找到隐球菌,隐球菌乳胶试验阳性,新型隐球菌抗原检测阳性,脑脊液真菌培养有隐球菌生长。

影像学检查:急诊头颅 CT 扫描未见明显异常,入院后头颅 MRI 检查示脑组织轻度弥漫性肿胀,脑膜略强化,脑室轻度受压变小。

二、诊治经过

1. 诊断

隐球菌性脑膜炎。

2. 处理

(1) 对症处理:20%甘露醇 125 ml q12 h,与 10%甘油果糖 250 ml q12 h 交替静滴,治疗初期加用人体白蛋白 10~20 g/d 静滴。根据患者症状及脑脊液压力、生化等改善情况,逐渐减少脱水药用量,直至停药。

(2) 抗真菌治疗:氟康唑(大扶康)200~400 mg/d,静脉滴注,4 周后改为 100~200 mg/d。住院期间定期复查血常规、肝肾功能及脑脊液等,待临床症状、脑脊液改变正常后停用氟康唑静滴,改为 150~300 mg/d 顿服。

经 2 月余的住院治疗,患者康复出院。随访 1 年,目前尚未复发。

三、病例分析

1. 病史特点

中年男性,亚急性起病,进行性加重的头痛,伴恶心、呕吐及发热。头痛之初为间歇性,1 周后转为持续性。初期的头痛是在饮酒、工作劳累等诱因下出现,以上感症状为主,无发热、呕吐,服用扑热息痛头痛症状可部分得到缓解。再次出现头痛时,除头痛程度加重外,伴发热、呕吐,且服用同前药物不能缓解。病程中无意识障碍、抽搐及语言障碍等。

患者有高血压病、糖尿病史多年,有亚急性甲状腺炎病史 1 年,长期服用强的松治疗。

体检:神清,精神萎靡,低热、消瘦。眼底视乳盘水肿,脑膜刺激征阳性,左上、下肢轻瘫试验阳性,左膝反射活跃,左下肢病理征阳性,小脑性共济失调。

辅助检查:血常规白细胞总数、中性细胞分类均增高;空腹、餐后血糖,糖化血红蛋白均增高;血脂呈高脂血症改变;甲状腺功能略减低;结核菌素试验阳性;胸片检查提示陈旧性肺结核钙化;头颅 MRI 检查提示脑组织轻度弥漫肿胀;脑脊液检查符合隐球菌性脑膜炎特征。

2. 诊断依据

(1) 患者起病较隐匿,呈亚急性病程。

(2) 有陈旧性肺结核、糖尿病及长时间使用皮质固醇类激素等导致机体免疫功能下降的病史,具有引起体内正常菌群失调、真菌感染的条件。

(3) 头痛呈间歇性,逐渐转为持续性,且进行性加重,伴不规则低热。

(4) 有颅内压增高(呕吐、眼底视乳盘水肿),脑膜刺激征及精神萎靡、锥体束征等神经系统损害的症状、体征。

(5) 脑脊液压力增高,白细胞数、蛋白含量增高,糖降低(相对同步血糖)。脑脊液隐球菌抗原检测及乳胶试验阳性,真菌培养阳性。

(6) 头颅 MRI 检查可见脑组织弥漫性肿胀,脑膜强化。

3. 鉴别诊断

由于隐球菌的神经系统感染常缺乏特征性,尤以急性或亚急性起病时,需要与其他神经系统感染性疾病鉴别(见表 10-1)。

表 10-1 临床常见脑膜炎、脑膜癌病的鉴别诊断

	隐球菌 脑膜炎	结核性 脑膜炎	病毒性 脑膜炎	化脓性 脑膜炎	脑膜癌病
病原菌	新型隐球菌	结核杆菌	病毒	细菌	无
起病	慢性或亚急性	亚急性	急性	急性	慢性
发热	早期不明显,以后多不规则	较早出现	常小于 40℃	突起高热伴寒战	多无发热
脑神经受累	视神经受累或视乳头水肿	视乳盘水肿少见,展神经受累多见	少见	较早出现脑神经受累或视乳盘水肿	展神经受累多见
脑脊液细胞数	轻、中度升高 $200\times10^6/L$ 以下多见	中度升高 $(200\sim500)\times10^6/L$ 以下多见	正常或轻度升高	$>1\,000\times10^6/L$	正常或轻度升高
糖	明显减低	多数在 $200\sim400\,g/L$	正常或稍降低	极低或消失	一般为正常(可有降低)
蛋白	轻、中度升高	明显增高	多小于 $1.0\,g/L$	$1\sim5\,g/L$ 高者 $>10\,g/L$	一般正常
氯化物	减低	减低	大多正常	大多正常	正常
涂片查菌	新型隐球菌	结核杆菌	无	涂片或培养(＋)	无
脑电图检查	弥漫型异常	弥漫型异常	正常或轻度弥漫型异常	弥漫型异常	多有定位性改变
头颅 CT/MRI 检查	无特异性改变	无特异性改变	正常	可见硬膜下积液或积脓,脑积水	可有特殊改变

四、处理方案与理由

隐球菌脑膜炎的处理原则是标本兼治。降低颅内压,预防脑疝,保护视神经是治标,抗真菌治疗是治本,两者相辅相成,不可或缺。

在病原治疗上,目前主要有两性菌素 B(AMB)、氟胞嘧啶(5-FC)和吡咯类 3 种。AMB 几乎对所

有真菌均有活性,常为深部真菌病的首选,但毒性也较大,临床应用中应特别注意其不良反应和安全性。5-FC 为抑菌剂,仅对部分真菌有抗菌活性,且单用时易产生耐药性,故常与 AMB 联合应用。吡咯类药物较多,代表药物氟康唑(FLU)疗效确切、不良反应少,且易于透过血脑屏障,遇重症患者宜与 5-FC 或 AMB 联用。

中枢神经系统真菌感染极难治愈,审慎评估疗效十分重要。通常认为除临床症状、体征完全消失外,还须每周做一次脑脊液涂片或培养,连续 4 次阴性,生化指标正常方可停药。

降低颅内压的治疗,可选用甘露醇、甘油果糖、七叶皂苷钠、人体清蛋白等药物,必要时可加用地塞米松。如药物治疗不能改善颅内压增高,可行脑室外引流或内引流手术。

五、要点与讨论

隐球菌脑膜炎是中枢神经系统最常见的真菌感染。本病虽患病率很低,但病情重,病死率高,且临床表现与结核性脑膜炎极为相似,故易误诊。由于隐球菌是条件致病菌,只有当人体免疫力低下时才会致病。因此,了解患者相关的全身免疫缺陷性疾病、慢性衰竭性疾病,如 AIDS、SLE、白血病、肿瘤、结核病、糖尿病等既往病史显得尤为重要。

在临床上,隐球菌的中枢神经系统感染通常缺乏特征性,仅表现慢性或亚急性起病的头痛、发热、脑膜刺激征等一般性脑膜炎的症状、体征。因此,遇到下列情况时应特别注意隐球菌感染的可能:①临床拟诊为结核性脑膜炎,治疗效果不满意;②临床拟诊为颅内压增高,原因不明,影像学检查显示有交通性脑积水表现者;③临床或头颅影像学检查提示有颅内占位改变,并伴有发热者;④慢性消耗性疾病,恶性肿瘤或长期使用免疫抑制剂、皮质固醇类激素而出现头痛、发热和颈项强直者。

在病原治疗上,合理的药物选择和联合用药的方法十分重要,如新型隐球菌可选 AMB/5-FC 与 FLU 联合,粗球孢子菌可选 FLU 与酮康唑或 AMB 联合。药物的联合应用不但可增强疗效,而且可降低每一种药物的使用剂量,从而减少不良反应的发生。

需要注意的是,隐球菌脑膜炎复发率较高,除了在停药时需要审慎评估外,必要时尚需不定期地进行抑菌治疗,以防复发。

六、思考题

(1) 隐球菌脑膜炎的临床特点有哪些?

(2) 隐球菌脑膜炎与结核性脑膜炎、病毒性脑膜炎、化脓性脑膜炎的鉴别要点有哪些?

(3) 隐球菌脑膜炎的治疗原则及用药注意事项有哪些?

七、推荐阅读文献

[1] 吴江.神经病学[M].3 版.北京:人民卫生出版社,2015.

[2] 贾建平,陈生弟.神经病学[M].7 版.北京:人民卫生出版社,2013.

[3] 吕传真,周良辅.实用神经病学[M].4 版.上海:上海科学技术出版社,2014.

(白　羽)

克雅病

一、病历资料

1. 现病史

患者,女性,61岁,因"左上肢麻木2月,进行性痴呆伴行走不稳40余天"于2002年1月入院。2月前患者出现左上肢麻木,当地医院诊断为"腔隙性脑梗死",静脉点滴胞二磷胆碱和血栓通无明显好转,40天前出现反应迟钝、动作迟缓和主动性差,吃饭需家人提醒,与外界交流少,嗜睡,伴平衡性差,走路不稳,视物变色和变形,逐渐发展需人搀扶行走。曾外院查头颅MRI检查示双侧颞叶萎缩,腰穿脑脊液TORCH检查示风疹病毒、巨细胞病毒和疱疹病毒IgG抗体(+)。诊断脑炎,治疗无改善,逐渐出现左上肢不自主抖动,睡眠时明显,每次持续数分钟,每天数次至10余次,此后右上、下肢相继出现类似表现,伴有言语明显减少,仅能简单回答问题,可认人,不能主动进食,来院急诊。

查体:神清,可回答简单问题(姓名、性别和年龄),时间、地点和人物定向能较差。双侧瞳孔等大等圆,直径3 mm,光反应灵敏。眼球各方向活动不受限制,无复视,未见眼球震颤。鼻唇沟对称,示齿不偏,伸舌左偏,未见舌肌纤颤。双上肢肌张力增高,呈齿轮样,左侧为著;左上肢活动少,但可抬离床面,右上肢肌力Ⅴ级,双下肢可行走。双侧Babinski征(±)。颈无抵抗,Kernig征(一)。予甘露醇、阿昔洛韦和氯硝西泮等治疗后,肢体不自主抖动较前明显减少。智能无改善,出现尿潴留,发热(体温波动在37~38°),为进一步诊治收入院。发病前无感冒、发热,发病后进食逐渐减少。

2. 既往史

患者无特殊个人史和职业史,无烟酒嗜好。20世纪70年代曾患"胃炎",已愈。生于黑龙江,常去俄罗斯。家族中无类似疾病史。

3. 体格检查

内科检查:T 37.8℃,P 92次/min,R 20次/min,BP 110 mmHg/70 mmHg。发育正常,皮肤黏膜无异常,未扪及皮下结节,浅表淋巴结不大,心肺正常,肝脾未触及,发际不低,脊柱发育无畸形。

神经系统检查:木僵状态,与外界接触不良,体格检查部分合作。双侧瞳孔等大等圆,直径3 mm,光反应灵敏。眼球各向活动缓慢,未见眼球震颤;双侧鼻唇沟对称,伸舌居中,未见舌肌萎缩与纤颤,余颅神经检查不配合。右侧肢体肌张力高于左侧,且呈铅管样强直,右侧肢体见不自主抖动;左侧肢体自主活动少。右侧上下肢腱反射较左侧活跃,双侧Babinski征和Chaddock征(+)。颈部张力较高,Kernig征(一)。对疼痛刺激偶有痛苦表情,其他感觉系统检查不合作。

4. 实验室及影像学检查

血、尿、粪常规正常;肝、肾功能正常。腰穿检查:脑脊液压力170 mmH₂O,常规正常,蛋白0.39 g/L,

葡萄糖 4.28 mmol/L,氯化物 120 mmol/L;脑脊液细胞学未发现异常细胞;脑脊液 TORCH(一)。头颅 MRI 检查提示双侧颞叶萎缩。头颅 MRA 检查未见异常。EEG 检查可见频繁和周期性出现的尖波和三相波等异常放电,间隔时间为 0.5～1 s,背景活动普遍减慢。

二、诊治经过

1. 诊断

患者 61 岁,临床表现为进行性痴呆和明显的锥体外系受累,脑电图呈周期性尖波和三相波,高度怀疑克雅病(Creutzfeldt-Jakob 病)。入院后进一步脑活检,脑活检病理诊断:海绵样改变,符合 Creutzfeldt-Jakob 病。

2. 处理

无特殊治疗。

三、病例分析

1. 病史特点

(1) 老年女性,亚急性起病,进行性加重,总病程 2 个月。

(2) 2 组主要的临床表现:进行性加重的智能衰退,包括反应迟钝、主动性差、言语减少、问话不答以至于木僵状态,生活完全不能自理。其次为锥体外系症状:四肢不自主抖动,右侧肢体肌张力呈铅管样增高,右侧肢体腱反射大于左侧。双侧 Babinski 征(+)。颈部肌张力增高。另有视觉异常。

(3) 辅助检查:头颅 MRI 检查提示双侧颞叶萎缩。EEG 检查:频繁和周期性出现的尖波和三相波等异常放电。

2. 诊断依据

定位诊断:患者表现为进行性痴呆,提示广泛的大脑皮质受累。右侧肢体肌张力增高,伴不自主抖动,提示锥体外系亦有受损。此外,患者双侧 Babinski 征(+)说明双侧锥体束受损。

定性诊断:Creutzfeldt-Jakob 病(散发型)。

患者 62 岁,临床表现为进行性痴呆和明显的锥体外系受累,伴视觉异常,脑电图检查呈周期性出现的尖波和三相波,符合 WHO 很可能的 CJD(见表 11-1),经脑活检病理确诊。结合该患者家族史、既往病史,我国及俄罗斯的流行病学,遗传型、传染型、医源型 CJD 不考虑。

Creutzfeldt-Jakob 病的诊断:

确诊:具有典型/标准的神经病理改变,和(或)免疫细胞化学和(或)Western 印迹法确定为蛋白酶耐受性 PrP。

临床诊断:1998 年,WHO 关于散发性 Creutzfeldt-Jakob 病(sCJD)的诊断标准如表 11-1 所示。

表 11-1　1998 年,WHO sCJD 诊断标准

A	B	C
快速进展的痴呆	肌阵挛	EEG 出现周期性尖慢复合波(PSWCs)
	视觉或小脑障碍	
	锥体/锥体外系功能异常	脑脊液 14-3-3 蛋白阳性/病程<2 年
	无动性缄默	

很可能的 CJD：A＋B 的至少 2 项＋C 的至少 1 项(2009 年＋影像学检查异常：DWI 或 FLAIR 影像上存在尾状核和壳核或颞顶枕中两个以上皮质的异常高信号)。

可能的 CJD：A＋B 的至少 2 项＋EEG 检查无特殊改变。

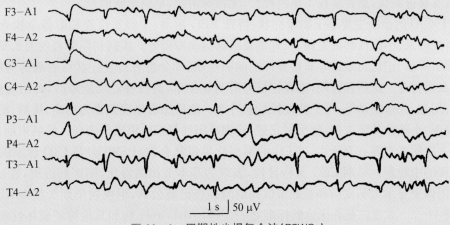

图 11-1　周期性尖慢复合波(PSWCs)

3. 鉴别诊断

该患者突出症状为进行性痴呆与锥体外系症状，需鉴别老年痴呆的其他病因及伴有痴呆的帕金森综合征。肌阵挛是 CJD 的常见症状，也需鉴别。

(1) Alzheimer 病：患者进行性痴呆，需考虑此病。但此病通常隐匿起病，缓慢进展，初期可有人格改变，2～3 年后可达高峰，而且一般无锥体外系受累。因此与该患者不符。

(2) 血管性痴呆：即由脑血管病导致的痴呆。该患者既往无高血压、糖尿病和动脉粥样硬化等血管病的基础病，无脑卒中病史，头颅 MRI 检查未发现明确的梗死病灶，头 MRA 检查未见异常，故不支持该诊断。

(3) 免疫性脑炎：免疫性脑炎急性或亚急性起病，症状多样，可伴有认知障碍，脑脊液相关抗体检查阳性可诊断。

(4) 额颞叶痴呆：缓慢进展的认知和行为障碍疾病，早期显示额叶损害症状(人格行为障碍)，头颅 CT 检查或 MRI 检查显示局限的额叶和(或)前额叶萎缩，额极和前颞极皮质变薄。该患者进展快，突出症状为进展性痴呆及锥体外系症状，不支持该诊断。

(5) 路易体痴呆：以伴有发作性谵妄的波动性认知障碍、突出的精神症状(尤其是视幻觉)、锥体外系症状(帕金森样症状)为临床特点，头颅 MRI 检查可见皮质弥漫萎缩。该患者单相病程，无明显的精神症状，故不支持该诊断。

(6) 肌阵挛：患者既往无癫痫病史，结合病史及实验室检查，不支持感染中毒代谢异常继发肌阵挛。

四、处理方案与理由

Creutzfeldt-Jakob 病无特殊治疗。可予对症治疗(肌阵挛)，并发症治疗(肺炎、压疮等)，支持治疗(加强护理，保证营养等)。

五、要点与讨论

Creutzfeldt-Jakob 病是神经系统罕见疾病，患病率 1/100 万，病死率高，确诊需病理，四大病理特征为：星形胶质细胞增生、神经元损害、病理朊蛋白的病理堆积及海绵体状改变。根据发病原因不同分为4型：散发型（sCJD）、遗传型（gCJD）或家族型（fCJD）、变异型（vCJD）和医源型（iCJD）。85％为 sCJD，sCJD 平均发病年龄 60 岁。

CJD 一旦发病进展快，患者多在 1 年内死亡，无特殊治疗，早期诊断困难。

目前，关于 CJD 的诊断主要基于临床症状、特殊 EEG 活动、实验室检查和影像学检查。临床症状特点包括进行性痴呆、小脑性共济失调、肌阵挛及眼球运动障碍等。疾病初期常表现为头晕、乏力、注意力不集中、失眠、抑郁、记忆力减退等非特异性的前驱症状，部分患者首发症状可表现为共济失调、视力障碍、视幻觉及偏盲等。随病程进展，患者记忆障碍明显加重，高级神经功能障碍，可出现皮质盲、皮质聋、视物变形、幻觉、兴奋躁动等，可见特征性的肌阵挛。之后患者出现肌张力增高、震颤、动作迟缓等锥体外系受损表现，小脑性共济失调，腱反射亢进、病理征阳性等锥体束损伤表现。疾病末期出现尿失禁，无动性缄默，去皮质强直等直至死亡。EEG 的周期性尖慢复合波（PSWCs）是 CJD 诊断的重要标准之一，出现于病程的中晚期。早期 EEG 无特异性，表现为基本节律的慢化，随疾病进展，慢波增多。CJD 患者在 DWI 图像上显示大脑皮质和基底节区高信号损伤已有公认，但疾病早期头颅 MRI 检查无明显异常。脑脊液 14-3-3 蛋白是临床诊断标准之一，因为 Alzheimer 病和其他神经破坏性疾病也会出现阳性结果，故该检查需与临床表现相结合。

近年来，CJD 患者 MRI 检查的研究已从皮质-基底节-丘脑区域向眼部、额部、顶部、颞部、边缘系统和海马区皮质扩展。脑脊液 S100β、神经特异性醇稀化酶、总 tao 蛋白等生物标志物的诊断价值也在研究中。

CJD 患者早期较难与其他神经系统变性疾病（Alzheimer 病、帕金森病）鉴别，应注意患者的最初症状及疾病进展情况所提供的线索，结合头颅 MRI、EEG、脑脊液 14-3-3 蛋白等辅助检查综合判断，选择合适时机脑活检确诊。

六、思考题

(1) CJD 的临床特点有哪些？

(2) CJD 的临床诊断标准有哪些？

七、推荐阅读文献

[1] 贾建平，陈生弟.神经病学[M].7 版.北京：人民卫生出版社，2013.

[2] 王超，谷艳霞，张兆辉.Creutzfeldt-Jakob 病临床研究进展[J].疑难病杂志，2016，15(7)：758-762.

[3] Marc Manix, PiyushKalakoti, Miriam Henry, et al. Creutzfeldt-Jakob disease: updated diagnostic criteria, treatment algorithm, and the utility of brain biopsy [J]. Neurosurg Focus,2015,39(5):1-11.

[4] 北京协和医院.神经内科诊疗常规[M].3 版.北京，人民卫生出版社，2007.

[PS]

(1) 病例引自于：崔丽英，陈琳，王建明.神经内科疑难病诊断[M].北京：中国协和医科大学出版社；2008,28-31.

(2) 脑电图引自于：刘晓燕.临床脑电图学[M].北京：人民卫生出版社，2013.

（詹　青　王勤鹰）

案例 12
脑囊虫病

一、病历资料

1. 现病史

患者,男性,44岁,因"发作性四肢抽搐伴意识丧失1年余"入院。患者近1年内有反复发作性四肢抽搐伴意识丧失4次。本次入院约于12 h前在睡眠过程中出现抽搐,家属发现时四肢抽动(没注意四肢是否对称性)、意识丧失、发绀严重,大约5 min自行缓解,醒后自述没有明显的头痛、没有呕吐、心慌胸闷不明显、没有视物异常。间隔10个小时,又发作一次,基本同上。以"抽搐原因待查"收入院。入院时,轻微头痛,四肢乏力,无发热、呕吐、无异常心悸胸闷、无肢体活动异常,二便正常。近1年有多次抽搐发作,未予正规治疗,具体治疗用药不详。自幼无类似发作,无癫痫家族史。

2. 既往史

追问病史,生于上海市金山区,长期在广东打工10余年,喜食生猪肉及羊血。曾有生食"米猪肉"史,否认其他家族性疾病、传染病等。

3. 体格检查

(1)内科查体:BP 130 mmHg/70 mmHg, HR 70次/min,律齐,杂音未及。双肺呼吸音清,未闻及啰音。腹软,肝脾肋下未及。双下肢不肿。

(2)神经专科查体:神清,精神可,言语清晰,对答切题。查体合作。高级智能检查正常。双瞳等大,对光灵敏。眼球各向运动自如,无眼震、复视。口角不歪,伸舌不偏。腭垂居中,咽反射灵敏。转颈、耸肩有力。四肢肌力5级,肌张力正常,腱反射活跃,病理征未引出。双侧指鼻试验、跟膝胫试验均正常。颈软无抵抗,Kernig征、Bruzinski征均阴性。双侧腓肠肌无明显压痛。

4. 实验室及影像学检查

血、尿及大便常规正常。肝肾功能、电解质、甲状腺功能检查均正常。乙肝检查:HBsAb>1 000 m IU/ml,余正常。凝血功能、血黏度、血脂、RF、ASO、CRP、FBG、HbAlc均正常。血清艾滋病、梅毒抗体检测阴性。粪寄生虫镜检未找到虫卵。

脑脊液检查:脑脊液蛋白0.7 g/L,压力、细胞计数、生化检查均正常,涂片未找到真菌,未找到新型隐球菌,未找到绦虫卵。细菌培养:无细菌生长。

免疫学检查:上海寄生虫研究所检测血清和脑脊液脑囊虫抗体检测阳性,余寄生虫抗体阴性。

胸部CT平扫:右中肺可见明显多发小结节,胸部肌群及肌间隙见多发钙化灶(见图12-1)。

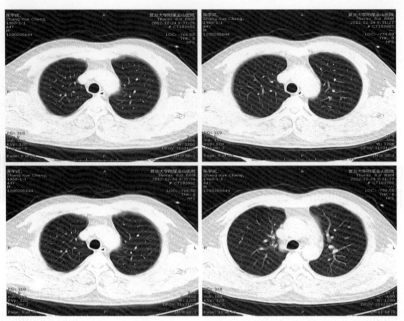

图 12-1 胸部 CT 平扫

X 线平片:小腿胫腓骨正、侧位平片未见明显骨质异常,左小腿肌肉、软组织内可见散在、广泛钙化灶(见图 12-2)。

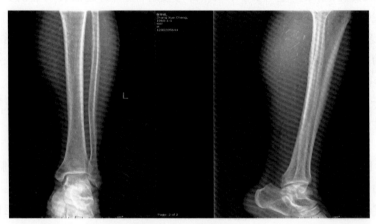

图 12-2 X 线平片

头部 MRI 检查:脑实质、脑沟内见多发性、小圆形病灶,病灶分布广泛,形态大小不一致,部分病灶有明显强化,强化方式多见于脑寄生虫病,但病史不详尚需临床进一步检查及除外其他疾病明确(见图 12-3)。

二、诊治过程

1. 诊断

脑囊虫病,继发性癫痫。

2. 处理

入院后,给予卡马西平与丙戊酸钠、抗感染、甘露醇、改善循环等治疗,抽搐未再发作。出院后,嘱患者带资料去上海公共卫生中心进一步抗囊虫病治疗。

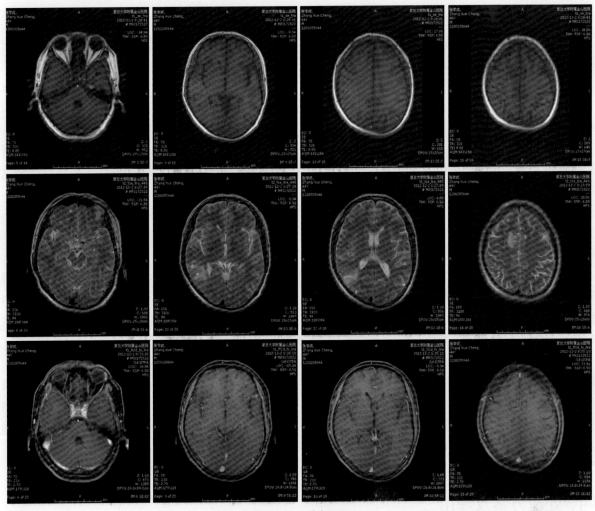

图 12 - 3　头部 MRI

三、病例分析

1. 病史特点

青年男性，表现反复癫痫发作，类型不固定。发病前无明显诱因或先兆。在广东外打工 10 余年，喜食生猪肉及羊血、鱼片等。明确有生食"米猪肉"病史。体格检查特点是生命体征正常，无明显的高级精神活动、脑神经、运动、感觉、反射及共济运动的异常，也没有明显的脑膜刺激征。

然而，脑脊液检查蛋白明显升高，细胞数、生化正常。血清免疫学检查：上海寄生虫研究所检测血清脑囊虫抗体测阳性，余寄生虫抗体阴性。脑脊液脑囊虫抗体检测阳性，余寄生虫抗体阴性。

头部 MRI 检查：脑沟内多发小圆形病灶，病灶部位、形态、强化方式多见于脑寄生虫病，但病史不详尚需临床进一步检查及明确除外其他疾病。胸部 CT 平扫：右中肺小结节，胸部肌群及肌间隙见多发钙化灶。小腿胫腓骨 X 线平片：所见左胫腓骨正位片未见明显骨质异常，左小腿软组织内散在、广泛钙化灶。

2. 诊断依据

本例患者有反复癫痫发作，有明确的食生猪肉的病史，X 线平片显示胸部、下肢皮下及肺部均有典型的可疑囊虫病结节、钙化，血清、脑脊液的脑囊虫血清学阳性，以及头颅 CT 检查、头颅磁共振扫描呈现的典型囊虫病影像改变，均为本病的重要诊断依据，并初步排除相关的疾病后，确诊为脑囊虫病。

3. 鉴别诊断

患者的癫痫发作、颅内病变等常需要与许多相关的疾病相鉴别。

（1）原发性癫痫：原发性癫痫是指在临床上找不到病因的癫痫病，有一定遗传性。一般遗传率3％～5％，原发性患者的亲属中，血缘关系越近发病率越高；反之越低。原发性癫痫的初发年龄不定，多在幼儿期和少年期起病，以典型大发作或典型小发作为临床表现。而脑囊虫病引起的继发性癫痫，常见于青壮年，可有明确的食生猪肉或不熟猪肉的病史，患者常有头颅CT、磁共振的典型囊虫病影像改变，血清、脑脊液的脑囊虫血清学阳性具有特征性鉴别诊断意义。

（2）其他脑寄生虫病：由于我国存在许多不同的脑寄生虫病，因此本患者需要与表现类似的其他寄生虫病相鉴别。生物病原体如蠕虫及原虫的成虫、幼虫或虫卵感染人的脑部，引起脑损害或炎症性反应，统称为脑寄生虫病。常见的有脑囊虫病、脑型血吸虫病、脑型肺吸虫病、脑型包虫病及脑型疟疾等，各种脑寄生虫病除可引起多种神经系统损害外，还可产生程度不同的头痛、癫痫发作。流行病学资料、影像学特征、饮食史是食源性脑寄生虫病临床诊断的重要依据；而血清、脑脊液中特异性寄生虫的抗体检测对不同类型的脑寄生虫病的诊断和鉴别诊断具有重要意义。

（3）颅高压综合征：部分脑囊虫病无明显神经影像学异常，而主要表现为颅高压综合征，主要表现有头痛、呕吐、视力减退、视乳盘水肿，可伴有各种类型的癫痫发作、意识障碍甚至昏迷等。因此，脑囊虫病需要与各种其他原因导致的颅高压综合征仔细鉴别。流行病学资料、影像学特征、饮食史是脑囊虫病临床诊断的重要依据，而血清、脑脊液囊虫抗体检测对鉴别诊断可能具有特征性意义。

（4）脑膜脑炎：部分脑囊虫病，可以表现为明显的脑膜脑炎症状与体征，而无明显神经影像学异常。脑膜脑炎型的脑囊虫病，是囊虫刺激脑膜和脑弥散性水肿所致。主要表现为头痛、呕吐、脑膜刺激征及发热，还常同时有精神障碍、瘫痪、失语、癫痫发作、共济失调和颅神经麻痹等。脑脊液白细胞数明显增加，且嗜酸性粒细胞占优势。流行病学资料、饮食史是脑囊虫病临床诊断的重要依据，而血清、脑脊液囊虫抗体检测对鉴别诊断可能具有特征性意义。

四、处理方案及理由

1. 预防性驱绦虫治疗

对肠道仍有绦虫寄生者，为防止自身再次感染，应行驱绦虫治疗。常用的药物为灭绦灵（氯硝柳胺），嚼碎后一次吞服，服药后3～4 h应予泻药一次以排出节片及虫卵。

囊虫病的防治主要是不吃生菜、生肉，饭前便后要洗手，以防误食虫卵。另外，猪肉最好在零下12至13℃的温度中冷冻12 h后食用，这样可以把囊尾蚴全部杀死。如果一旦确诊为脑囊虫病，需要及时入院治疗。

2. 药物治疗

1）药物选择

（1）吡喹酮：是一种广谱的抗蠕虫药物，对囊虫亦有良好的治疗作用。服药后囊虫可出现肿胀、变性及坏死，导致囊虫周围脑组织的炎症反应及过敏反应，有的患者还可出现程度不等的脑水肿，脑脊液压力与细胞数增高，严重者甚至发生颅内压增高危象。

（2）丙硫咪唑：亦为广谱抗蠕虫药物。常见的不良反应有皮肤瘙痒、荨麻疹、头昏、发热、癫痫发作和颅内压增高。

（3）甲苯咪唑：常见的不良反应有腹痛、腹泻、皮肤瘙痒和头痛等。

2）药物治疗的注意事项

为了减免抗囊虫治疗过程中在体内大量死亡所引起的过敏反应，一般均从小剂量开始，逐渐加量。

同时要密切观察患者病情的变化。

在出现颅内压增高的症状后应及时用甘露醇等脱水药物治疗，还应酌情并用类固醇激素等。如发生严重颅内增高，除及时停用抗囊虫药物及脱水、抗过敏处理外，还可应用颞肌下减压术，以防止颅内压增高危象发生。

3. 手术治疗

确诊为脑室型者应手术治疗。其次，对颅内压持续增高，神经体征及 CT 证实病灶甚局限的患者亦可考虑手术治疗。

五、要点与讨论

对脑囊虫病(cerebral cysticercosis)的正确诊断询问与采集患者的流行病学病史是关键依据之一，但是对于无法提供准确流行病学病史的可疑患者，也不能忽视其可能的流行病学病史。预防是防治脑囊虫病的关键措施之一。脑囊虫病的防治主要是不食生菜、生肉，饭前便后要洗手，以防误食虫卵。另外，猪肉最好在零下 12～13℃的温度中冷冻 12 h 后食用，这样可以把囊尾蚴全部杀死。如果一旦发病要及时入院治疗。

近年来，国外有部分文献报道不典型脑囊虫病病例不断增多，包括表现为单纯颅高压脑积水、头痛、癫痫、脑膜脑炎样发作等形式。此外，神经影像学(头颅 CT 检查、头颅 MRI 检查)出现异常钙化、异常占位、囊肿、脑积水等异常病变，均需要与脑囊虫病相鉴别。血清、脑脊液囊虫抗体检测对鉴别诊断具有特征性意义。

部分脑囊虫病患者，可能无明显的神经系统症状与体征，且无明显的皮肌囊虫结节，因此，脑囊虫病的诊断与鉴别需要特别予以重视。近年来囊虫病的诊断方法有了较大的进步，如 CT 检查、MRI 检查等技术可以通过扫描皮肤、肌肉、肺部、头颅等获得许多重要的影像学资料。此外，患者外周血与脑脊液的囊虫血清学阳性，可以作为本病的重要诊断依据，也可作为与相关疾病鉴别诊断的主要方法。

六、思考题

(1) 脑囊虫病有什么流行病学特点？
(2) 脑囊虫病临床表现是什么？
(3) 脑囊虫病有哪些神经影像学特点？
(4) 血清学检查对脑囊虫病的诊断与鉴别有哪些重要的临床意义？

七、推荐阅读文献

[1] 谢醒民，杨树森. 临床寄生虫病学[M]. 天津：天津科学技术出版社,1999.

[2] American Academy of Neurology. Evidence-based guideline: treatment of parenchymal neurocysticercosis: report of the Guideline Development Subcommittee of the American Academy of Neurology [J]. Neurology 2013;80(15):1424-1429.

[3] Robbani I, Razdan S, Pandita, KK. Diagnosis of intraventricular cysticercosis by magnetic resonance imaging: improved detection with three-dimensional spoiled gradient recalled echo sequences [J]. Australasian Radiology. 2004;48(2):237-239.

[4] White AC. New developments in the management of neurocysticercosis [J]. J Infect Dis. 2009;199(9):1261-1262.

（祖恒兵）

案例 13

多发性硬化

一、病历资料

1. 现病史

患者,女性,25 岁,因"右上肢疼痛 2 月,左侧肢体乏力麻木 1 周"入院。患者于 2 个月前疲劳后出现右上肢疼痛,自颈部向前臂桡侧放射,当地医院诊断"颈椎病",对症治疗后疼痛减轻。1 周前出现左侧肢体麻木乏力,左手精细动作不灵活,行走拖步。外院头颅 CT 检查示两侧顶叶低密度影。我院头颅 MRI 检查示颅内多发片状、斑点状异常信号,拟诊"中枢神经系统炎性脱髓鞘病"收入院。发病来无明显发热,头痛,饮水呛咳,吞咽困难,无二便障碍。追问病史,患者 3 年前感冒后左眼视力下降至失明,曾诊断"视神经炎",经激素治疗左眼视力恢复至 1.0。此后患者出现睡眠差,早醒,常感疲乏,情绪低落、紧张。

2. 既往史

既往无特殊病史。已婚,育一子。无酒烟嗜好。

3. 体格检查

内科检查:无殊。

神经系统检查:

(1) 神清,查体合作,对答切题,口齿欠清,高级皮层功能正常。

(2) 颅神经:双瞳 3 mm,光反应存在,左眼视力 1.0,右眼视力正常,粗测视野正常,眼底(一)。双眼向左注视时水平眼震。左侧鼻唇沟略浅,伸舌左偏。余颅神经(一)。

(3) 运动系统:右侧肢体肌力、肌张力正常,右侧肱二头肌反射及桡骨膜反射(＋),右肱三头肌反射、膝反射、踝反射(＋＋),右侧病理征(一);左侧肢体肌张力偏高,左侧上下肢腱反射(＋＋＋),左上肢肌力 4/5 级,左下肢近端肌力 4.5/5 级,远端肌力 4/5 级,左 Babinski 征、Chaddock 征(＋)。双侧指鼻及跟膝胫试验(一)。

(4) 感觉系统:右 $C_{5\sim6}$ 针刺觉过敏,左偏身针刺觉减退,无明显感觉平面。深感觉正常。

4. 实验室及影像学检查

血常规、生化、甲状腺功能及抗体、叶酸、维生素 B_{12}、肿瘤标记物:正常范围。

血免疫相关指标(ANA、ENA、ANCA 等):阴性。

血、脑脊液自身免疫性脑炎及副肿瘤相关抗体:阴性。

感染(乙肝、丙肝、梅毒、HIV)相关检查:阴性。

血 AQP4 抗体:阴性。

脑脊液：WBC5×10^6/L，蛋白 569 mg/L，糖、氯化物、免疫球蛋白正常范围，IgG 指数 0.80，寡克隆带（＋）。

VEP：左侧 P100 潜伏期延长，右侧正常。

BAEP：正常。

头颅 MRI 增强：双侧桥臂、双侧侧脑室旁及双侧额叶皮质下多发类圆形、片状及斑点状 T_2 高信号（见图 13-1）。

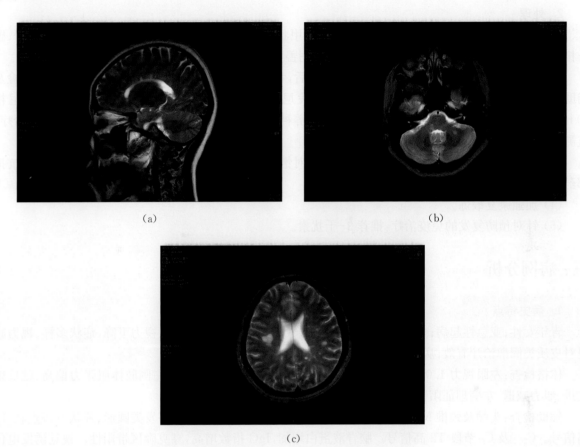

（a）　　　　　　　　　　　　　　　　　　　　（b）

（c）

图 13-1　头颅 MRI 增强

（a）双侧桥臂；（b）双侧侧脑室旁；（c）双侧额叶皮质

颈椎 MRI 增强：$C_{2\sim3}$ 及 C_6 水平颈髓节段、扫及脑干及右侧桥臂 T_2 高信号（见图 13-2）。

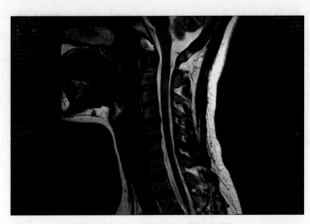

图 13-2　颈椎 MRI 增强扫描

胸椎 MRI 增强扫描、头颅 MRA、胸部 CT 检查：未见明显异常。

二、诊治经过

1. 诊断

多发性硬化(MS)。

2. 处理

(1) 入院后完善辅助检查，包括血常规、生化、甲状腺功能及抗体、叶酸、维生素 B_{12} 及免疫、肿瘤、感染相关检查；行腰穿脑脊液检查；血 AQP4 测定；完善 VEP、BAEP、头颅、颈椎、胸椎 MRI 增强检查。

(2) 初步排除血管性、感染性、代谢性疾病等后，考虑中枢神经系统脱髓鞘病变，结合病史、体检及辅助检查结果，临床诊断多发性硬化。给予甲泼尼龙冲击治疗，1 g/d ivgtt 3～5 天，改为泼尼松 60 mg/d 口服，逐渐减量 2～3 周内停药，同时予营养神经、改善微循环及补钾、补钙、保护胃黏膜等治疗，监测血糖。

(3) 积极对症治疗：予乐瑞卡改善神经痛；针对情绪睡眠障碍，HAMD23 分，HAMA19 分，予抗抑郁药物(SSRI/SNRI)治疗。

(4) 加强康复锻炼。

(5) 针对预防复发的免疫治疗：推荐 β-干扰素。

三、病例分析

1. 病史特点

青年女性；亚急性起病；多次发作病程；临床表现肢体疼痛、麻木、无力、视力下降，症状多样；视力减退对皮质类固醇治疗有效；病毒感染、疲劳为发病诱因。

体格检查：左眼视力 1.0，双眼水平眼震，左侧鼻唇沟略浅，伸舌左偏，左侧肢体肌张力偏高、腱反射亢进、肌力减退、左病理征阳性，左偏身针刺觉减退，右 $C_{5～6}$ 针刺觉过敏。

辅助检查：头颅及颈椎 MRI 增强：双侧桥臂、侧脑室旁及额叶皮质下多发类圆形、片状及斑点状 T2 高信号。$C_{2～3}$ 及 C_6 节段 T2 高信号。脑脊液蛋白增加，IgG 指数增高，寡克隆区带阳性。视觉诱发电位(VEP)示左侧 P100 潜伏期延长。血 AQP4 抗体阴性。

2. 诊断与诊断依据

(1) 诊断：多发性硬化(MS)复发-缓解型。

(2) 诊断依据：

定位诊断：患者以右上肢放射样疼痛起病，体检右 $C_{5～6}$ 针刺觉过敏，右侧肱二头肌反射及桡骨膜反射降低，考虑存在 $C_{5～6}$ 节段性损害(后根或脊髓后角)；患者左侧肢体麻木无力，体检左侧鼻唇沟略浅，伸舌左偏，左侧肢体肌张力偏高、腱反射亢进、肌力减退、左病理征阳性，左侧偏身针刺觉减退，考虑锥体束及脊髓丘脑束受损，提示病灶位于对侧面神经核以上的脑干或半球；3 年前曾有左眼失明，目前左眼视力 1.0，提示左侧视神经损害；虽然患者无眩晕、共济失调等表现，但体检时发现水平眼震，提示前庭小脑通路的亚临床病变。结合影像学表现，定位明确，累及脑皮质下白质、脑干、小脑、颈髓、视神经。

定性诊断：青年女性亚急性起病，有疲劳或病毒感染诱因，定位为多发病灶，无血管危险因素，无其他系统性疾病以及特殊中毒、用药史，首先考虑中枢神经系统炎性病变，基本上不考虑血管性、代谢性、中毒、遗传变性等疾病。在炎性疾病中还要考虑是特殊感染、非特异性炎性脱髓鞘，还是其他免疫介导疾病(副肿瘤、结缔组织病等)。患者病程中无发热，脑脊液压力及细胞数不高，肿瘤标记物、免疫指标、甲状腺抗体及副肿瘤抗体等检查均无异常发现，可排除特殊感染及其他炎性疾病，考虑非特异

性炎性脱髓鞘。根据病变累及多个部位,2 次以上的病程,脑脊液及影像学特点,临床诊断为肯定的 MS。患者具有明显的发作和缓解病程,应属复发-缓解型。

3. 鉴别诊断

(1) ADEM:患者无意识障碍、头痛、癫痫等广泛的神经系统损害表现,病程呈复发缓解而非单相,故可排除。

(2) 视神经脊髓炎(NMO)/视神经脊髓炎谱系疾病(NMOSD):NMO/NMOSD 也可表现为视神经、脊髓、颅内的多部位累及和复发病程,但脊髓病变往往累及 3 个节段以上,典型的颅内病灶可有特征性表现,多数患者血 AQP4 抗体阳性。本例目前诊断 NMO/NMOSD 依据不足。

(3) 其他疾病:血管炎等结缔组织病、中枢神经系统淋巴瘤等,临床表现可与 MS 相似,需注意鉴别。

四、处理方案及理由

目前,MS 尚无特异性的生物标记物,应注意与其他可能疾病相鉴别。因此,详细、充分的辅助检查非常必要。

一旦诊断明确,急性期首选激素治疗。糖皮质激素可缩短 MS 急性发作后功能缺损恢复时间。2002 年,《美国神经病学会指南》(A 级推荐)及《2012 年国内专家共识》,将糖皮质激素作为任何类型 MS 急性期的首选治疗。原则上早期足量和短期应用。同时积极对症治疗,注意心理支持,鼓励早期康复锻炼。

缓解期应用疾病调节治疗减少复发、减少颅内病灶及提高生存质量。β-干扰素为目前疾病修正治疗一线推荐药物中唯一一类国内已上市的药物。

五、要点与讨论

1. MS 概述

MS 是中枢神经系统炎性脱髓鞘疾病,病因不明,可能与遗传、环境因素有关。欧美人群好发,我国发病率与日本相当,约为 5/10 万。

发病高峰多见于 20～40 岁女性,起病形式多为急性、亚急性。因病变部位不同而临床表现各异。病灶多发、病程复发缓解是本病最特征性的表现。

2. MS 的诊断

MS 的诊断核心在于中枢神经系统病灶具有时间和空间多发,还需排除其他可以解释此临床现象的可能疾病。时间多发指 2 次或 2 次以上的临床发作,空间多发指病灶先后累及中枢神经系统多个部位。临床发作是指新出现的症状/体征必须持续 24 h 以上,并且 2 次临床发作必须间隔 1 个月以上。2010 年,《修订版 McDonald 标准》:空间多发要求下述 4 个典型中枢神经系统区域(脑室周围、近皮质、幕下、脊髓)中至少 2 个存在 1 个或以上病灶;时间多发则以单次 MRI 检查强化和非强化病灶同时存在,或无论基线扫描的时间,MRI 扫描随访显示存在一个新的 T2 和(或)钆增强病灶。

3. MS 的鉴别诊断

NMO/NMOSD 与 MS 均属中枢神经系统炎性脱髓鞘疾病,但两者发病机制不同,治疗和预后也不同,须注意鉴别。对于临床表现不典型病例,有时需在疾病随访中才能明确。

MS 的治疗主要是针对病程的不同阶段采用不同的治疗策略。急性期以减轻症状、改善残疾程度为主,缓解期以减少复发、减少颅内病灶及提高生存质量为主。

急性期首选激素治疗。目前的《指南和共识》将糖皮质激素作为任何类型 MS 急性期的首选治疗。对于激素治疗疗效不佳或有禁忌证的患者,可选择静脉注射大剂量免疫球蛋白[ivig, 0.4 g/(kg·d)× 5 d]和(或)血浆置换疗法。

缓解期主要为针对复发的免疫治疗,目前统称为疾病修正治疗。迄今为止,美国 FDA 已批准 11 种用于 MS 的疾病调节药物。其中一线药物包括 4 种 β-干扰素,即 β-干扰素 1a[Avonex、Extavi、利比 (rebif)]和 β-干扰素 lb(倍泰龙)、醋酸格列默(GA)、芬戈莫德。二线药物包括那他珠单抗、米托蒽醌、特立氟胺、富马酸二甲酯和克拉屈滨。上述药物能有效减少复发和残疾进展。

同时,应关注 MS 患者常出现的疼痛、疲乏、肌强直、认知情感障碍等问题,及时处理,尽可能提高患者生活质量。

六、思考题

(1) MS 和 NMOSD 主要异同点有哪些?

(2) 2010 年修订版 McDonald 关于空间、时间多发的诊断要点有哪些?

(3) MS 急性期及缓解期主要治疗药物有哪些?

七、推荐文献阅读

[1] 中华医学会神经病学分会神经免疫学组,中国免疫学会神经免疫分会. 多发性硬化诊断和治疗中国专家共识(2011 版)[J]. 中华神经科杂志,2012,45(7):274 - 279.

[2] 贾建平、陈生弟. 神经病学[J]. 北京:人民卫生出版社,2016.

[3] Juryńczyk M, Craner M, Palace J. Overlapping CNS inflammatory diseases:differentiating features of NMO and MS [J]. J Neurol Neurosurg Psychiatry,2015,86(1):20 - 25.

(管阳太)

视神经脊髓炎

一、病历资料

1. 现病史

患者,女性,30岁。2008年1月,患者无明显诱因下出现双下肢麻木,皮肤厚重感,自觉像穿着袜子,逐渐加重,从足渐渐向上至大腿,但能自行行走,未予重视。3～4天后出现左下肢乏力,行走困难。自觉入院前几日双下肢温度觉异常,洗脚时感觉水是冰冷的,双手感觉正常,后逐渐出现"排尿困难",于2008年2月4日收治入院。入院后查体显示 T_4 以下感觉减退,左下肢肌力3级,诊断为"脊髓炎",给予丙种球蛋白和激素治疗,症状逐渐好转,激素减量出院。2010年10月无诱因下出现"左足麻木,逐渐向上发展至左膝,后至左臀部,右足趾麻木感,胸部束带感,无二便功能障碍",再次入院,后给予激素和丙种球蛋白冲击治疗,症状部分缓解。2011年1月,"劳累后出现右脚麻木,逐渐向上发展,至右侧大腿和臀部,无二便障碍",给予激素和丙种球蛋白冲击治疗后,加用CTX冲击治疗,每月冲击至累计剂量8 g后停用。2011年7月无明显诱因下出现左眼疼痛,伴视力下降至仅存光感,期间未及时就诊及治疗。2013年1月再次出现"行走乏力,伴排尿困难",入院。于2013年3月4日收治入院。

2. 既往史

有甲状腺功能亢进,平时服用甲硫咪唑治疗。有高泌乳素血症,但未发现垂体瘤,平时服用溴隐亭治疗。否认其他自身免疫性疾病史,否认高血压、糖尿病、冠心病史。

个人史:长期生活于上海地区,否认疫水疫区接触史,否认近亲结婚史及冶游史。无特殊药物毒物接触史。

家族史:否认家族遗传病史及肿瘤家族史。

3. 体格检查

内科系统体格检查:T 36.7℃, P 78次/min, R 18次/min, BP 142 mmHg/72 mmHg,心肺腹(一)。

神经系统专科检查:

精神智能状态:神清,计算力、记忆力及空间定向力均正常。

颅神经:左眼仅有光感,右眼视力正常。左侧瞳孔直径3.5 mm,右侧3.0 mm,双侧直接及间接光反射(＋),双眼球各向活动充分,未见眼震。两侧额纹对称,双侧鼻唇沟对称,伸舌居中,腭垂居中,双侧咽反射迟钝,腭弓上抬尚可,余脑神经检查正常。

运动系统:双上肢肌力5级,左下肢髂腰肌3级,股四头肌1级,股后肌群3级,胫前肌1级,腓肠肌1级,右下肢髂腰肌3级,股四头肌0级,股后肌群2级,胫前肌0级,腓肠肌0级。双下肢肌张力呈折刀样增高。

反射:双上肢肱二头肌、肱三头肌腱反射(＋),桡骨膜转化(一),双侧膝反射(＋＋＋),踝反射(＋),

踝阵挛及髌阵挛未引出。左侧 Babinski(＋),左侧 Chaddock(＋)。

感觉系统:T_4 以下深浅感觉减退。

共济运动:指鼻试验正常。跟膝胫试验和 Romberg 征无法完成。

步态:不配合。

脑膜刺激征:阴性。

4. 实验室及影像学检查

(1) 实验室检查:

脑脊液:压力 140 mmH$_2$O,有核细胞 5×10^6/L,蛋白 482 mg/L,糖 2.86 mmol/L(同步血糖 5.2 mmol/L),氯化物 125 mmol/L,血清和 CSF 均未见寡克隆带;乳胶凝集试验(－),细菌、真菌及抗酸杆菌涂片和培养(－);未见异型淋巴细胞。

血清 AQP4 抗体:182.6 IU/ml。

抗核抗体、抗 RNP/Sm 抗体、抗 Sm、SSA、SSB、SLL‐70、Jo 抗体以及抗双链 DNA IgG 抗体(－);p‐ANCA、c‐ANCA、抗中性粒细胞胞浆抗体靶抗原(PR3)和(MPO)均为(－)。T_3、T_4、TRAb 以及 TPOAb 均正常,TSH 0.007 μIU/ml。

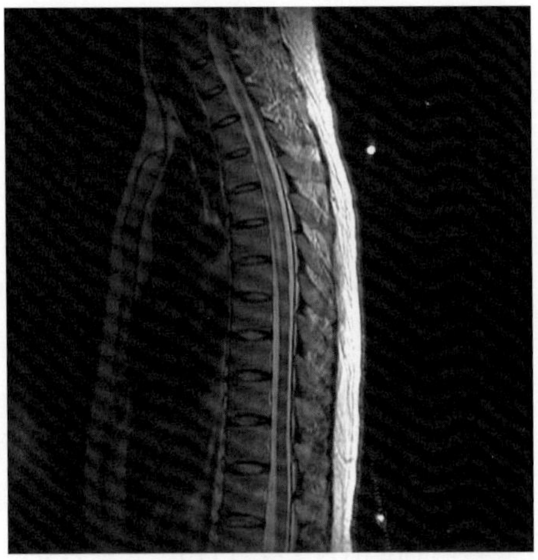

图 14‐1　颈椎 MRI 检查(T$_2$ FLIAR 加权相)

$T_{2\sim6}$ 水平颈髓内可见斑片状、条状异常信号。

血清 CRP、RF、ASO 以及血清 IgA、IgM、IgG、IgE 均在正常范围内。HIV 及梅毒抗体检测(－)。

血清 AFP、CA125、CA199、fPSA、PSA、NSE 均在正常范围内。

血常规、血糖、糖化血红蛋白、肝肾功能、电解质、DIC 全套以及叶酸、维生素 B$_{12}$、同型半胱氨酸等均正常。

(2) 辅助检查:

眼底检查:左侧视神经萎缩。

头 MRI 检查:未见明显异常。

胸椎 MRI 检查:$T_{2\sim6}$ 水平脊髓内可见斑片状,条状异常信号(见图 14‐1)。

诱发电位:BAEP 及双侧胫神经 SEP 基本正常。

二、治疗经过

给予甲强龙 500 mg 静脉滴注冲击治疗 5 天后改为口服,结合丙种球蛋白 0.4 g/kg 静滴 5 天,同时辅助 B 族维生素等对症治疗,患者双下肢肌力和排尿障碍部分改善。

该患者表现为反复发作的急性横贯性脊髓炎,病程中出现左侧视神经炎发作 1 次,并遗留左眼失明的严重后遗症,符合 NMO 视神经炎表现的特点。此外,患者血清 AQP4 阳性,脊髓病变为长节段(≥3),排除其他疾病后,符合 NMO 的诊断标准。

三、病例分析

1. 病史特点

青年女性,亚急性起病,表现为反复发作的脊髓炎,对激素和丙球蛋白治疗有效,病程中出现左侧视神经炎发作 1 次,并遗留左眼视力下降至光感的严重后遗症。

否认家族史和其他风湿免疫类疾病。

体格检查显示胸段脊髓病变（双下肢截瘫，T_4 以下深浅感觉减退，尿潴留）、左眼视神经萎缩。

影像学显示胸髓 MR $T_{2\sim6}$ 髓内条状异常信号、头颅 MRI 未见异常。实验室检查显示 AQP4 阳性，自身免疫相关抗体阴性，脑脊液检查正常，寡克隆带阴性。

2. 诊断与诊断依据

1) 定位诊断

（1）患者表现为反复发作的双下肢无力，麻木，伴排尿困难，定位于脊髓。患者查体显示 T_4 平面以下深浅感觉减退，双下肢肌力下降，呈上运动神经元性瘫痪，定位在脊髓、胸髓 T_4 或以上。肌力、感觉和自主神经功能同时受累，考虑横贯性脊髓病变。胸椎 MRI 检查显示 $T_{2\sim6}$ 水平颈髓内可见斑片状，条状异常信号，最终定位于胸髓 $T_{2\sim6}$。

（2）2011 年左眼疼痛，伴视力进行性下降，2013 年眼底检查显示左侧视神经萎缩，故定位于左侧视神经。

2) 定性诊断

青年女性，缓解复发病程，主要表现为双下肢自下而上的麻木无力，伴有排尿异常，同时伴发左侧视神经病变，对于大剂量激素联合丙种球蛋白静脉治疗比较敏感，考虑炎性或脱髓鞘疾病。

3) 临床诊断

结合胸椎 MRI 检查的长节段病变，AQP4 抗体阳性，临床诊断为长节段横贯性脊髓炎，且患者存在左侧视神经病变，符合 Wingerchuk2006 年制定的诊断标准，故本病例最终诊断为视神经脊髓炎。

3. 鉴别诊断

NMO 需和以下疾病进行鉴别：

（1）病毒感染后脊髓炎：病毒感染后出现的脊髓炎，表现为起病急，病前有病毒感染，瘫痪较重，病程呈单相，病程中无复发，脑脊液病毒抗体滴度显著增高，病毒复制阳性是其特征性表现。

（2）多发性硬化（MS）：MS 是中枢神经系统免疫性疾病，病损均呈现空间和时间上的多发性，一般 MS 的脊髓病变节段多不超过 3 个，血清 AQP4 抗体多为阴性，且颅内有多发性脱髓鞘斑块，该患者主要以脊髓炎和视神经炎为临床表现，颈椎 MRI 呈现长节段病变，头颅内无时间和空间上的多发性斑块，血清 AQP4 抗体明显增高，故可予排除。

（3）表现为脊髓炎的系统性免疫疾病：如系统性红斑狼疮（SLE）、干燥综合征和贝赫切特综合征（白塞病）等，一般多有其他系统的特征性临床表现，如复发性口腔和生殖器溃疡，复发性眼色素膜炎、皮肤病变、眼干和口干、关节炎和消化道病变等，实验室检查有特异性抗体的增高，如抗核抗体、dsDNA、SSA、SSB 等。询问病史，该患者没有其他系统的特征性表现，实验室检查无抗体增高，不符合其诊断标准。

四、处理方案及基本原则

无特殊处理。

五、要点和讨论

1. 视神经脊髓炎概述

视神经脊髓炎（neuromyelitis optica，NMO）又称为 Devic 病，是主要累及视神经和脊髓的中枢神经系统炎性脱髓鞘性疾病。与多发性硬化（multiple sclerosis，MS）相似，NMO 多数以临床孤立综合征（clinically isolated syndrome，CIS）为首发症状，如双眼视神经炎或长节段横贯性脊髓炎等。病程多为复发型，女性患病率远高于男性。NMO 患者临床进展的恶性程度，如视力急剧下降，双下肢截瘫，尿潴留等神经功能丧失等,其致残率和致死率都明显高于缓解复发型 MS。部分 NMO 可合并其他自身免疫抗体阳性,如 AQP4 抗体,抗双链 DNA 抗体,抗核抗体,抗 Sjogren 综合征抗体等。

除 AQP4 抗体之外,目前也有正在研究髓磷脂－少突细胞糖蛋白(myelin-oligodendrocyte glycoprotein antibodies,MOG 抗体)与 NMO 的关系。有证据表明 MOG 抗体阳性的 NMO 患者与 AQP4 抗体阳性 NMO 患者相比,临床表现多为经典型 NMO,常累及动脉圆锥,预后好。

2. 视神经脊髓炎的诊断标准

2006 年,Wingerchuk 提出的 NMO 的诊断标准是最为广泛接受的 NMO 诊断标准:

(1) 视神经炎;

(2) 急性脊髓炎;

(3) 至少 2 项支持点:①连续性脊髓病变在 MRI 上长度≥3 个节段;②头颅 MRI 扫描表现不符合多发性硬化;③NMO－IgG 阳性。《中国视神经脊髓炎及谱系疾病的治疗指南》认为急性期治疗包括大剂量静脉激素、丙球、血浆置换。对于 AQP4 阳性的 NMO 和 AQP4 阴性的复发型 NMO 的患者,应开始预防复发的治疗,一线药物包括硫唑嘌呤、吗替麦考酚酯、甲氨蝶呤、利妥昔单抗。二线药物包括环磷酰胺、他克莫司、米托蒽醌。

但由于临床上 NMO 表现的复杂性和多样性,2015 年,学者提出与之相关的 NMO 谱系疾病(neuromyelitis optica spectrum disease,NMOSD)的诊断标准,即指临床表现与 NMO 相似,但又不完全符合 NMO 诊断标准(Wingerchuk 的 2006 版)的一组疾病,包括以下几种情况:①单发或复发的视神经炎;②单发或复发的长节段横贯性脊髓炎;③特殊类型的脑干综合征;④延髓最后区综合征;⑤间脑综合征;⑥大脑综合征。

3. 视神经脊髓炎及谱系病的诊断和治疗

视神经脊髓炎及谱系病的诊断和治疗具有一定的难度,主要是因为临床表现的多样性,与其他中枢神经系统疾病如多发性硬化的相似性。亚洲人群是 NMO 疾病的高发人群,其患病率和发病率远高于高加索人群,需要得到足够的重视。

《视神经脊髓炎及谱系病的诊断和治疗的最新指南》于 2016 年发布,其中加入了很多新的概念,尤其是在诊断方面,对于视神经脊髓炎及谱系疾病在颅内病变的临床和影像学表现有了非常细致和全面的阐述。实验室抗体检测中,既突出了 AQP4 抗体阳性在视神经脊髓炎及谱系病诊断中的重要作用,但也指出 AQP4 抗体阳性也并非必要条件,进一步强调临床表现和影像学表现对临床诊断的重要意义。

在治疗上,早期识别和治疗 NMO 对患者的生存质量具有重要作用。根据《指南》,大剂量静脉激素治疗仍然是 NMO 急性期的首选治疗。对于 AQP4 阳性和复发型的 AQP4 阴性的 NMO 患者,及早启动预防治疗,选择免疫抑制剂或单抗类药物,最终改善 NMO 患者的转归和总体预后,提高生存质量。

六、思考题

(1) 视神经脊髓炎的临床症状和影像学特点是什么?

(2) 视神经脊髓炎的诊断标准是什么?

(3) 视神经脊髓炎如何治疗?

七、参考文献

[1] 王维治.神经系统脱髓鞘疾病[M].北京:人民卫生出版社,2011.

[2] 贾建平,陈生弟.神经病学[M].7 版.北京:人民卫生出版社,2013.

［3］中国免疫学会神经免疫学分会.中国视神经脊髓炎谱系疾病诊断与治疗指南［J］.中国神经免疫学和神经病学杂志,2016,23(3):155-166.

［4］Wingerchuk DM，Lennon VA，Lucchinetti CF，et al. The spectrum of neuromyelitis optica. Lancet Neurol，2007,6:805-815.

［5］Wingerchuk DM，Lennon VA，Pittock SJ，et al. Revised diagnostic criteria for neuromyelitis optica. Neurology，2006,66:1485-1489.

（马建芳）

案例 15
急性播散性脑脊髓炎

一、病历资料

1. 现病史

患者，女性，27岁，已婚，家庭妇女，因"进行性左侧面部麻木伴左侧肢体无力2周"入院。患者2周前出现左侧面部发麻，继而左手指发麻。至当地医院住院1周，按"脑梗死"给予活血化瘀等药物治疗，患者病情加重，出现左侧肢体不灵活，左手持物不牢，尚能站立行走，伴有嗜睡，小便潴留。无癫痫样发作和性格改变，无吞咽困难、饮水呛咳、构音障碍等；为求进一步诊治，入院。

2. 既往史

既往体健，无特殊病史，发病前1月内有上感史，自行服用感冒药后好转。无腹泻及疫苗接种史。患者无特殊个人史和职业史，无烟酒嗜好。否认近亲婚配史，否认遗传病家族史。

3. 体格检查

内科检查：T 36.7℃，P 72次/min，R 12次/min，BP 105 mmHg/65 mmHg。双肺呼吸音清，未闻及干湿啰音。心律齐。各瓣膜听诊区未闻及杂音。腹软，肝脾无肿大。四肢无水肿或皮肤干燥。

神经系统检查：嗜睡，精神差，双瞳等大，直径约3 cm，左侧面部针刺觉减退，左侧鼻唇沟浅，伸舌偏左。左侧肢体肌力4级，左侧肢体腱反射（＋＋＋）＞右侧（＋＋），左侧偏身针刺觉减退，左侧巴氏征阳性，左上肢快复轮替差于右侧。

4. 实验室及影像学检查

血沉：67 mm/h。

血常规：白细胞计数及中性粒细胞略高。

生化：基本正常。

脑脊液：压力220 cmH$_2$O，外观清亮。蛋白530 mg/L，糖2.1 mmol/L，氯110 mmol/L。细胞数：白细胞18个，单核为主，红细胞0个。

脑电图检查：双侧较多散在和阵发性θ波、尖波。

头颅MRI检查：（见图15-1）。

二、诊治经过

1. 诊断

急性播散性脑脊髓炎（acute disseminated encephalomyelitis，ADEM）。

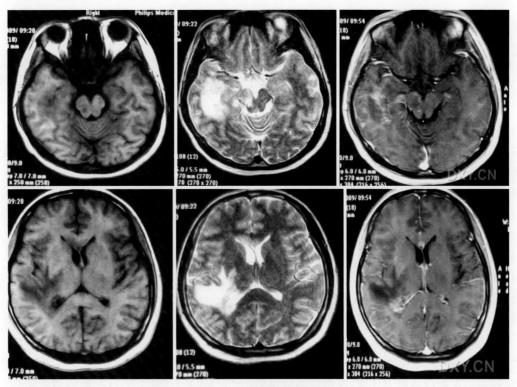

图 15-1　头颅 MRI 扫描

2. 处理

予甲泼尼龙琥珀酸钠 500 mg 静滴 5 天后患者的运动症状明显改善,改为甲泼尼龙片 60 mg 口服,治疗 2 周出院时患者仅有感觉主诉,运动症状基本恢复,当时复查头颅 MRI 病灶强化消失。出院后嘱患者以甲泼尼龙片 40 mg/d 口服,每 5 天减一片(4 mg)维持。2 个月后复查头颅 MRI 如图 15-2 所示,病灶明显减小。

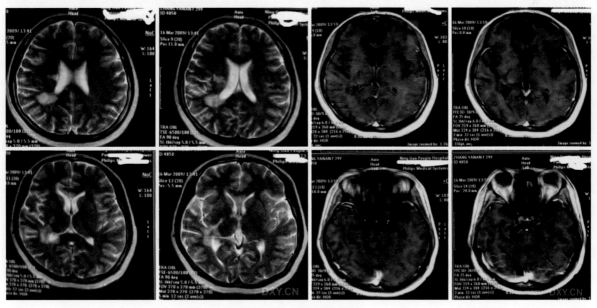

图 15-2　头颅 MRI 复查

三、病例分析

1. 病史特点

（1）女性，27岁。

（2）有感冒前驱感染史。

（3）以"进行性左侧面部麻木伴左侧肢体无力2周"入院。

（4）病情进行性加重，首发症状为左侧面部发麻，继而左手指发麻，入院1周前出现左侧肢体不灵活、嗜睡、小便潴留等。

（5）体格检查：嗜睡，左侧面部针刺觉减退，左侧鼻唇沟浅，伸舌偏左，左侧肢体肌力4级，左侧肢体腱反射（＋＋＋）＞右侧（＋＋），左侧偏身针刺觉减退，左侧病理征阳性。

（6）MRI平扫＋增强：提示多灶性弥漫性病灶。部位主要在右侧脑干、右侧内囊区、右侧顶枕叶。水肿明显，右侧顶枕区强化有结节状影，右侧内囊区轻度强化影，边缘较模糊。

（7）脑电图：双侧较多散在和阵发性θ波、尖波。

（8）脑脊液：压力、蛋白、细胞数增高。

（9）激素治疗后病情明显好转，病灶缩小。

2. 诊断依据

（1）定位诊断：嗜睡（皮质？丘脑？）；左侧面部针刺觉减退（右侧三叉丘系）；左侧中枢性面舌瘫（右侧皮质延髓束）；左侧肢体肌力4级，左侧肢体腱反射（＋＋＋）＞右侧（＋＋），左侧病理征阳性（右侧锥体束）；左侧偏身针刺觉减退（右侧脊髓丘脑束）；小便潴留（脊髓受累）；结合影像学提示多灶性病变。

（2）定性诊断：青年女性，有前驱感染史，亚急性起病，病情逐渐进展，病程中先出现感觉障碍，后出现运动障碍及小便潴留，无脑血管病高危因素，病灶不按血管分布，结合影像学多灶性病变和脑脊液炎性改变，脑电图异常，激素治疗效果明显，病灶明显减少，考虑脱髓鞘病变。

（3）最后诊断：ADEM。

3. 鉴别诊断

（1）多发性硬化（multiple sclerosis, MS）：两者均为中枢神经系统脱髓鞘疾病，具有很多相似性，临床区分MS首次发作与ADEM较困难，一些临床特点可帮助进行识别：①好发人群：儿童中ADEM较MS多见，ADEM发病无性别差异，而MS多见于女性。②前驱感染或疫苗接种：以ADEM多见。③临床表现：ADEM神经系统症状较MS更为多样化，双侧视神经炎以MS多见，脑病表现及惊厥更多见于ADEM。④MRI：ADEM病变多以皮质下白质为著，而MS以中央区白质为著，胼胝体受累多见于MS，深部灰质受累多见于ADEM，且MS病灶边缘更加清晰。随访中ADEM多不出现新病灶，而MS会出现新病灶。

（2）视神经脊髓炎（neuromyelitis optica, NMO）：NMO和ADEM均可累及双侧视神经，均有脊髓和脑干受累。但ADEM除视神经、脊髓和脑干受累的症状和体征外，往往还有意识障碍及精神行为异常，头颅MRI检查可表现为大脑半球的多发的大片（直径1~2 cm以上）皮质下和近中线的白质病灶，病灶累及大脑半球皮质、皮质下白质及基底节，界限不清楚。而81.5%的NMO患者虽然均存在不同类型的头部病灶，如非特异性病灶、非典型性病灶、多发性硬化样（MS like）病灶及脑室-导水管-中央管周围病灶，但NMO的头部病灶没有相应的症状和体征，更没有意识障碍和精神行为异常。此外，NMO的血清NMO-IgG（＋）可资鉴别。

（3）急性病毒性脑炎（acute viral encephalitis, AVE）：AVE和ADEM的共同点包括病毒感染后出现发热、头痛、精神症状、行为异常、脑膜刺激征、抽搐及意识障碍，两者鉴别比较困难。但AVE是病毒感染直接引起的脑损伤，而ADEM的病毒感染仅作为前驱症状出现；AVE可发生在任何年龄，而

ADEM 大多数发生在儿童；脑部受累仅仅是 AVE 的多系统损伤的一个部分，AVE 可以累及心脏、肝脏、肌肉系统等，而 ADEM 仅仅累及神经系统；两侧视神经和脊髓受累及周围神经受累更多见于 ADEM，而 AVE 罕见。ADEM 和 AVE 都可以有脑膜刺激征和脑脊液白细胞升高或蛋白升高，但脑脊液的病毒 PCR 阳性只见于 AVE。MRI 检查对鉴别 ADEM 和 AVE 非常重要，额、颞叶皮质和近皮质的白质受累及多见于 AVE，尤其是单纯疱疹病毒性脑炎，纹状体和丘脑受累多见于日本森林脑炎。虽然基底节的灰质和脑干受损在两者都可见到，但更多见于 ADEM。脊髓的病灶多见于 ADEM，罕见于 AVE。

四、处理方案和理由

早期使用足量糖皮质激素能减轻脑和脊髓的充血，保护血脑屏障，抑制炎性脱髓鞘过程。目前主张静脉使用大剂量甲泼尼龙[20～30 mg/(kg·d)，最大量 1 000 mg/d]冲击治疗，连用 3～5 天，随后改为 1～2 mg/(kg·d)口服 1～2 周，6 周内逐渐减量至停药，疗程少于 3 周可能会增加复发风险。

对皮质激素治疗无效的患者可以考虑使用血浆置换（隔日疗法，7～10 天）或者免疫球蛋白[0.4 g/(kg·d)，连续用 5 天]治疗；容易复发者可给予免疫抑制剂治疗如环磷酰胺。

除了上述治疗外，对症支持治疗非常重要：①高热、昏迷患者可以采用物理降温和冬眠疗法；②有头痛、呕吐等颅内压增高者，可给予 20%甘露醇等药物降低颅压；③高热昏迷的患者除物理降温外，可考虑使用冬眠疗法；④癫痫发作患者，应用抗癫痫药；⑤躁动兴奋患者，给以镇静剂或抗精神药物；⑥补充营养，维持水及电解质平衡。

五、要点与讨论

ADEM 是一种免疫介导的、临床表现多样的、广泛累及中枢神经系统白质的特发性炎症脱髓鞘疾病，常见于儿童与青少年，常与病毒感染或免疫接种有关，64%～93%的患者发病前有感染史，首发症状于感染后 2～4 周出现。

1. ADEM 的临床特点

ADEM 病情常进展迅速，平均达峰时间 4.5 天。常见的症状包括发热、头痛、精神萎靡等；常见的体征包括意识障碍、双侧或单侧长束征、急性偏瘫、偏身感觉障碍及共济失调，1/3 的患儿有脑膜刺激征。癫痫在 ADEM 儿童中多见，且以局灶运动性癫痫为主，有的会发展成癫痫持续状态。ADEM 的脊髓受累常表现为横贯性脊髓炎，表现为受损脊髓平面以下运动、感觉和自主神经损伤。几乎所有的患者均可出现膀胱功能受损，80%～90%的患者出现感觉障碍或感觉异常，50%的患者出现截瘫。

2. ADEM 的影像学特点（见图 15-3）

ADEM 可表现为多发的大片状（至少有 1 个病灶直径>1 cm）的皮质下白质和脑中线附近的白质病变，如基底节、脑干、小脑和脊髓；病灶也可以累及基底节的灰质或大脑半球的灰白质交界处，界限不清楚，基底节病灶多呈对称性分布。ADEM 患者脊髓受累常表现为横贯性脊髓炎或

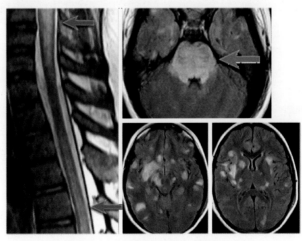

图 15-3　ADEM 的影像学特点

脊髓中央受损。T2WI 和 FLAIR 呈高信号，T1WI 呈低信号。由于 ADEM 的多发病灶在同一时间出现，病灶的强化表现为一致性（都强化或不强化）。

3. ADEM 的诊断

ADEM 的诊断目前尚无统一的标准。国际儿童 MS 研究小组（International Pediatric MS Study Group）2013 年提出的 ADEM 诊断要点中必需包括脑病表现和多部位损伤的临床表现。脑病的表现包括行为异常，如过度兴奋和易激怒等，意识改变如意识模糊、昏睡、昏迷；多部位损伤的临床表现，如大脑半球、小脑、脑干和脊髓的症状、体征。ADEM 脑病在 MRI 检查上表现为多发的、大片状脱髓鞘病灶（直径＞2 cm），不仅病灶位于白质，而且可累及灰质，尤其是基底节的灰质。

仅仅根据 MRI 的异常表现诊断 ADEM 是不可靠的，其诊断必须密切结合临床表现与脑脊液的检查结果。ADEM 的脑脊液蛋白和细胞数常常升高，寡克隆带（OB）常常阴性。

六、思考题

（1）ADEM 的临床特点有哪些？
（2）ADEM 的影像学特点有哪些？
（3）ADEM 的鉴别诊断有哪些？

七、推荐阅读文献

［1］吴江. 神经病学［M］. 3 版. 北京：人民卫生出版社，2015.

［2］Gray MP，Gorelick MH. Acute disseminated encephalomyelitis［J］. Pediatric emergency care，2016，32：395－400.

［3］Koelman DL，Mateen FJ. Acute disseminated encephalomyelitis：Current controversies in diagnosis and outcome［J］. Journal of neurology. 2015；262：2013－2024.

［4］Tenembaum SN. Acute disseminated encephalomyelitis［J］. Handbook of clinical neurology，2013，112：1253－1262.

［5］Pohl D，Tenembaum S. Treatment of acute disseminated encephalomyelitis［J］. Current treatment options in neurology，2012，14：264－275.

（付剑亮）

脑桥中央髓鞘溶解症

一、病历资料

1. 现病史

患者,女性,64岁,因"纳差、呕吐、尿黄1周伴肝功能异常"拟"急性黄疸型肝炎"收住院。住院期间恶心呕吐明显,少进食,精神萎靡,予保肝降酶退黄及补液支持等治疗。第7天起出现行为异常、反应迟钝淡漠至嗜睡伴下肢活动少,复查血肝功能指标明显改善,血电解质示血钠97.9 mmol/L,血钾2.9 mmol/L,血氯60.3 mmol/L,头颅CT检查阴性,予积极补钠(10%氯化钠加入5%葡萄糖液中静滴)纠正电解质紊乱,4天后(住院第11天)复查血电解质基本正常,患者意识有改善,能握筷进食。第12天晨起家属发现患者言语不清、吞咽呛咳、四肢无力,中午意识由淡漠转至不清,当天查头颅MRI未见异常病灶,4天后复查头颅MRI示脑桥异常信号。

2. 既往史

患者无高血压、糖尿病、心脑肝肾慢性疾病;无特殊个人史和家族史,不嗜烟酒。

3. 体格检查

内科检查:T 36.8℃,P 87次/min,R 14次/min,血氧饱和度100%,BP 130 mmHg/75 mmHg。浅昏迷,压眶反应(+),巩膜轻度黄染。双肺呼吸音清,心律齐。腹软,肝脾肋下未及,肝掌(-),蜘蛛痣(-)。四肢无水肿。

神经系统检查:浅昏迷,双眼凝视,双瞳孔直径0.25 cm,对光(+),压眶有痛苦面容,鼻唇沟外观对称,咽反射不合作;颈软,克氏征阴性;四肢肌力0级,肌张力低,腱反射(+),双侧病理征(+)。

4. 实验室及影像学检查

住院第2天血生化:ALT 471 IU/L,AST 356 IU/L,TB 246 μmol/L,DB 152.3 μmol/L,血氨90 μmol/L,血钠130.8 mmol/L,血钾3.47 mmol/L,血氯92.4 mmol/L,凝血功能、肾功能正常,心电图正常,B超检查示符合急性肝炎改变。

第7天血生化:ALT 180 IU/L,AST 105 IU/L,TB 104.7 μmol/L,DB 53.5 μmol/L,血氨38 μmol/L,血钠97.9 mmol/L,血钾2.9 mmol/L,血氯60.3 mmol/L,凝血、血糖、肾功能正常;头CT检查未见明显异常。

第11天血生化:ALT 60 IU/L,AST 67 IU/L,TB 62.1 μmol/L,DB 25.3 μmol/L,血氨27 μmol/L,血钠136 mmol/L,血钾3.9 mmol/L,血氯93.8 mmol/L;头颅MRI检查示未见异常病灶,MRA阴性。

第16天头颅MRI检查:脑桥基底部对称性异常信号,T1加权低信号,T2加权呈高信号,呈"蝙蝠翼样"(见图16-1)。

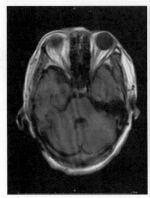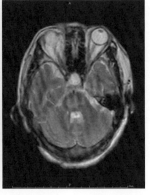

图 16-1　示脑桥基底部 T_1 加权像低信号，T_2 加权像高信号，呈特征性"蝙蝠翼样"病灶

二、诊治经过

1. 诊断

脑桥中央髓鞘溶解症。

2. 处理

予皮质类固醇激素治疗（甲泼尼龙起始剂量 500 mg/天静脉滴注，3 周内减至口服，12 周减至停服）、鼻饲饮食、营养支持、保护脑细胞、高压氧疗、康复、防治并发症及对症治疗，患者逐渐意识转清，肌力改善，至 3 个月时四肢肌力恢复至 5 级，肌张力偏高，能独立行走，讲话构音不清。复查头颅 MRI：脑桥基底部对称性异常信号同前且更清晰（见图 16-2）。予出院。

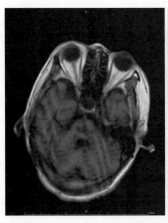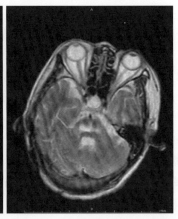

图 16-2　3 个月后示脑桥基底部对称性 T_1 加权像低信号，T_2 加权像高信号，呈"蝙蝠翼样"更清晰

三、病例分析

1. 病史特点

患者，中老年女性，因"急性肝炎"入院。病程中有反复恶心呕吐、少进食，后出现意识障碍，下肢活动少，血生化示电解质紊乱（严重低钠）、肝功能改善中，予积极补钠纠正电解质紊乱后出现言语吞咽困

难、四肢无力、并意识障碍加重。体检示浅昏迷,双眼凝视,四肢肌力 0 级,肌张力低,病理征阳性。头颅 MRI 检查示脑桥基底部对称性 T_1 加权低信号,T_2 加权高信号,呈"蝙蝠翼样"病灶。

2. 诊断依据

定位诊断:根据患者意识障碍、言语吞咽困难、四肢无力等临床表现及体征示浅昏迷、双眼凝视、四肢上运动神经元瘫痪,病变定位于脑干。

定性诊断:根据患者入院时纳差、精神萎而神经系统体征阴性,病程中反复呕吐、少进食后出现意识障碍,血生化示严重低钠电解质紊乱,并快速纠正,随之出现意识障碍加重、四肢瘫等表现,符合脱髓鞘病变病程,结合头颅 MRI 检查示脑桥基底部特征性对称性病灶和 MRA 阴性,诊断脑桥中央髓鞘溶解症。

3. 鉴别诊断

(1) 脑干梗死:常有动脉硬化等危险因素,突然起病,出现脑干相应症状体征,头颅 MRI 检查可示脑干相应病灶(T_1 加权低信号,T_2 加权高信号,DWI 高信号,多呈不规则片状信号),沿血管走行分布,单侧多见。本患者为中老年女性,出现脑干损害表现,要警惕此病,但据其临床病程特点及 MRI 检查示脑桥基底部对称性特征性改变及 MRA 示阴性,本病依据不足。

(2) 脑干肿瘤:常有脑干相应症状体征及进行性头痛表现,脑干胶质瘤常位于脑干中部,MRI 检查可示脑干增粗,有占位效应,第 4 脑室受压变形。据本患者病程特点及头颅 MRI 检查示脑桥"蝙蝠翼样"信号,无占位效应,本病可除外。

(3) 脑干脑炎:常有发热等前驱感染或疱疹等表现,亚急性起病多见,出现相应神经系统受损表现,脑电图示慢波、脑脊液示细胞数增多等生化改变、MRI 检查示脑干(脑桥臂多见)片状异常信号且多有脑回肿胀有助于诊断。据本患者无发热等前驱感染,病程特点及 MRI 检查示脑桥基底部对称性病灶无脑回肿胀,本病依据不足。

(4) 其他脱髓鞘病变:如多发性硬化,临床特点为症状体征的空间多发性和病程的时间多发性,最常累及部位为脑室周围白质、视神经、脊髓、脑干、小脑,出现相应临床表现。病理特点示中枢神经系统白质内脱髓鞘病灶伴炎症反应。脑脊液示 IgG 鞘内合成、寡克隆带,MRI 检查示脑室周围、脑干、小脑、脊髓内脱髓鞘病灶有助于诊断。据本患者临床病程和 MRI 检查所示,本病依据不足。

四、处理方案与理由

对脑桥中央髓鞘溶解症目前尚缺乏特别有效的治疗方法,以对症和支持治疗为主,积极处理原发病和预防并发症。纠正低钠血症要缓慢并个体化,以神经系统症状为依据,而不以血钠的绝对值为依据,主张以生理盐水逐渐纠正并限制液体入量,纠正血钠速度每天不超过 8 mmol/L。除常规治疗外,急性期予大剂量皮质类固醇激素冲击疗法可延缓病情进展,也可试用高压氧疗、血浆置换疗法及静脉应用免疫球蛋白等,补充 B 族维生素和营养支持对预后有益。

五、要点与讨论

脑桥中央髓鞘溶解症(central pontine myelinolysis,CPM)是一种少见的以脑桥基底部出现对称性脱髓鞘为病理特征的中枢神经系统非炎性脱髓鞘疾病,由 Adams 于 1959 年首次报道,其特点是髓鞘破坏但神经元及轴突相对完好,无炎症反应及血管改变。患者多有严重营养不良、电解质紊乱、慢性酒精中毒等基础疾病,病情进展迅速,预后差,大多数在数周内死亡,少数存活者可遗留痉挛性瘫痪等严重的神经功能障碍。髓鞘脱失病变可累及脑桥外的其他部位,如基底节、丘脑、小脑、皮质下白质等,称脑桥外髓鞘溶解症(extropontine myelinolysis，EPM)。随着影像学 MRI 检查的进步,很多 CPM 患者得以生前诊断。

本病的确切病因和发病机制尚不清楚,普遍认为 CPM 由某些严重疾病所致,国内外回顾性分析均显示首位病因是各种原因导致的水、电解质平衡紊乱(特别是低钠血症)及快速纠正史,其次是慢性酒精中毒,其他包括肾衰竭、肝移植术后、肝功能衰竭、肾透析后、严重烧伤、垂体危象、败血症、放疗后、化疗后、糖尿病、获得性免疫综合征、妊娠呕吐、脑外伤后、神经性厌食、急性卟啉病、锂中毒等。目前对此病的共识是:一些脑局部区域,尤其是脑桥基底部,对某些代谢紊乱的特殊易感性造成了脑桥中央脱髓鞘症,与脑内渗透压平衡失调有关,这种失调既可以是迅速或过度纠正的低钠血症,也可能是严重高渗血症。

本病为散发,各年龄均可发生。主要的临床表现往往在原发疾病的基础上发生,突然出现不同程度的意识障碍、中枢性四肢瘫、球麻痹、眼球运动障碍、缄默或闭锁综合征等表现。EPM 可出现共济失调、行为及精神异常、视野缺损、帕金森综合征、肌张力障碍、癫痫发作等临床表现。值得关注的是 CPM 患者临床表现经常由于其原发病的症状而使其被掩盖,因此往往容易漏诊误诊,应引起临床医师警惕。

CT 检查有时可显示病灶,但常为阴性。MRI 检查是临床确诊本病的首选检查方法,主要表现为脑桥基底部对称性分布的 T_1 加权低信号、T_2 加权高信号病灶,典型者呈蝙蝠翼样(bat wing)(见图 16-1),造影强化不明显,无占位效应,不沿血管分布。由于 CPM 的原发病往往是水及电解质紊乱导致细胞渗透性损伤的过程,因而对水变化更敏感的弥散加权成像(diffusion-weighted imaging，DWI)对早期脱髓鞘病变可更为敏感。另外临床症状与 MRI 检查上出现的病灶并不同步,往往有 1～2 周的时间差,故对怀疑 CPM 的患者应于临床症状出现 1～2 周后复查 MRI 以免漏诊。

CPM 的诊断最主要是据其临床病程及 MRI 影像学。患者在低钠血症纠正过快、慢性酒精中毒等严重疾病基础上突然出现皮质脊髓束和皮质脑干束的症状时应高度怀疑本病,尤其是神经系统症状的发展与原发病改善后的症状出现背离时。MRI 检查示特征性的病灶可明确诊断。鉴别诊断中 CPM 除与脑干梗死、脑干肿瘤、脑干脑炎、其他脱髓鞘病变鉴别外,尚需与可逆性后部白质脑病综合征(reversible posterior leukoencephalopathy syndrome，RPLS)相鉴别,主要根据以下几点鉴别:①病因不同:RPLS 病因主要是高血压脑病、子痫、肾功能不全、免疫抑制药物的应用等。②病变部位不同:RPLS 主要是双侧大脑半球后部对称性大片状白质水肿病灶,特别是双侧顶枕叶。③RPLS 发病机制是血管源性水肿,MRI 示 T_1 加权等或低信号、T_2 加权高信号,DWI 等或略高信号,ADC 图高信号改变,而 CPM 主要为脱髓鞘及细胞水肿,MRI 检查为 T_1 加权低信号、T_2 加权高信号,DWI 高信号,ADC 图低信号改变。④预后不同:RPLS 为可逆性,预后良好。

本病目前缺乏特别有效的治疗,故首先重在预防。由于 CPM 与低血钠症密切相关,正确处理低血钠症可减少 CPM 的发生。临床纠正低钠血症要缓慢,应以神经系统症状为依据,而不以血钠的绝对值为依据;无症状且神经系统未受累的患者,无论血钠值多少,均不应输高渗钠溶液;主张以生理盐水逐渐纠正并限制液体入量,纠正血钠速度每天不超过 8 mmol/L;处理中应个体化,考虑其严重程度、病因和发生低钠血症的时间。急性期除常规对症支持、治疗原发病外,可能有效的治疗包括皮质类固醇激素冲击疗法、血浆置换疗法、静脉应用免疫球蛋白及高压氧疗等。

六、思考题

(1)脑桥中央髓鞘溶解症的主要病因有哪些?

(2)脑桥中央髓鞘溶解症的临床特点有哪些?

(3)脑桥中央髓鞘溶解症的防治要点有哪些?

七、推荐阅读文献

[1] 吴江.神经病学[M].2版.北京:人民卫生出版社.2012.

[2] 吕传真,周良辅.实用神经病学[M].4版.上海:上海科学技术出版社.2014.

[3] 贾建平,陈生弟.神经病学[M].7版.北京:人民卫生出版社,2013.

[4] Ropper AH,Samuels MA. Adams and Victor's Principles of Neurology [M]. 9th ed. New York:McGraw-Hill,Inc. ,2009.

[5] Singh TD,Fugate ME,Rabinstein AA. Central pontine and extrapontine myelinolyis:a systematic review[J]. Eur J Neurol,2014,21(12):1443-1450.

（刘晓红）

案例 17

自身免疫性脑炎

一、病历资料

1. 现病史

患者,女性,16岁,因"发热,头痛半月余"于2014年8月收入我院神经内科。患者于半月前无明显诱因下出现发热及头痛,最高体温38.5℃。无恶心呕吐。当地医院诊断考虑病毒性脑炎。予以头孢他定、阿昔洛韦等抗感染治疗。治疗效果不显著,患者仍有间断性发热。患者述自发热起,记忆力有所下降,时常不能回忆刚发生的事件,并呈进行性加重。入院前3天,患者母亲述患者反复出现口面部不自主咀嚼样动作,右侧肢体远端不自主"指划"样动作,脾气性格有改变,时有兴奋、叫喊。住院过程中,患者的认知功能进一步减退,无法进行简单计算。发病3周左右,出现反复的模仿语言和重复刻板动作。例如,问患者今天早上吃得是什么?患者答:吃得是什么,是什么,是什么……患者右侧肢体时常出现不自主屈伸和扭转等刻板样动作。入院治疗过程中,患者有一次强直阵挛性发作,表现为突发神志不清,双眼上翻,四肢抽搐,持续10 min缓解。自发病以来,患者饮食差,嗜睡,体重下降2 kg,两便基本正常,无夜间盗汗,无腹泻。发病前,无上感、腹泻病史,无口唇疱疹病史。发病过程中,无多汗、失眠、自主神经功能不稳、中枢性低通气等症状。无肌肉痛性痉挛,无神经性肌强直样表现。

2. 既往史

无特殊、无类似发作史。

3. 体格检查

内科系统体格检查:T 37.8℃,P 92次/min,R 16次/min,BP 105 mmHg/65 mmHg,无明显自主神经功能障碍。无贫血貌,无巩膜黄染,全身皮肤黏膜无瘀斑、瘀点,心肺听诊无异常,全腹部软,无压痛反跳痛,四肢无水肿。

神经系统专科检查:

嗜睡,精神差,复杂问题无法理解,查体合作,计算能力下降。短期记忆力下降,远期记忆力尚可;MMSE评分18分。有明显的模仿重复语言行为。问:早上吃过橘子吗?患者答:吃橘子、吃橘子、吃橘子……

脑神经:双眼各向运动正常,双瞳等大等圆,直径3 mm,对光反射灵敏,面部感觉正常,下颌反射(一)。鼻唇沟对称,伸舌居中,无舌肌萎缩、纤颤。

眼底检查:无视网膜色素变性。

感觉系统:浅、深感觉及复合感觉正常。

运动系统:四肢肌张力正常,肌力5级。口面部可见不自主咀嚼样动作。右侧肢体远端呈现不自主屈伸、扭转样刻板动作。

反射:双侧肱二头肌、肱三头肌、桡骨膜、膝、踝反射均(＋＋＋)。

病理征:阴性。

共济运动:指鼻试验、跟膝胫试验完成可。

步态:步态基本正常。

脑膜刺激征:阴性。

4. 实验室及影像学检查

常规检查:血尿常规,肝肾功能,电解质,血糖,血脂,血清铁,甲功全套基本正常,TPO 抗体(一)。

血气分析:正常。

免疫学:P-ANCA(一),C-ANCA(一),CA 125,CA 153,CA 199,癌胚抗原,AFP,CEA,NSE。抗核抗体(一),抗 RNP/Sm 抗体(一),抗 Sm 抗体(一),抗 SSA 抗体(一),抗 SSB 抗体(一),抗 SCL-70 抗体(一),抗 Jo-1 抗体(一)。循环免疫复合物、类风湿因子、甲状旁腺素、C 反应蛋白均正常。

HIV 抗体阴性,梅毒螺旋体 RPR 阴性。

心电图:正常。

脑脊液:压力 150 mmH$_2$O。细胞数、蛋白、糖、氯化物均正常。脑脊液 HSV1 型和 2 型病毒 PCR 检测(一)。

脑电图:非特异性慢波。

头颅 MR 平扫＋弥散成像:3T MRI 检查未见异常,未见边缘叶异常信号,如图 17-1A 所示。

盆腔 CT 和 MRI 检查:发现附件区域的囊性病灶,有钙化,提示畸胎瘤,如图 17-1C、D 所示。

头颅 FDG-PET:提示右侧颞叶和双侧枕叶低代谢,如图 17-1B 所示。

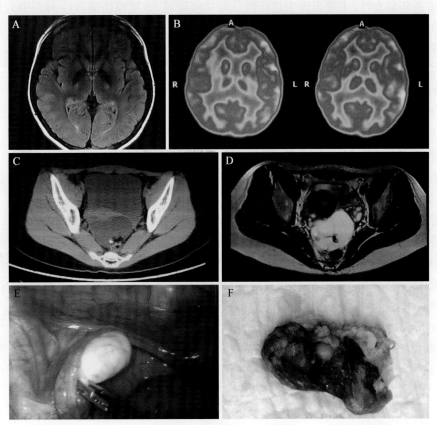

图 17-1　患者的临床资料

A. 正常头颅 MRI 检查;B. FDG-PET 提示右侧颞叶和双侧枕叶低代谢;C 和 D. 盆腔 CT 检查和 MRI 检查发现附件区域的囊性病灶,有钙化,提示畸胎瘤;E. 腹腔镜术中发现卵巢畸胎瘤;F. 切除的畸胎瘤包含毛发,牙齿,神经组织,脂肪。

脑脊液自身免疫抗体检测：抗 Hu、Yo、Ri、Ma2、CRMP5、GAD、amphiphysin、GABABR、AMPAR、DPPX、VGKC、LGI1、Ma2、Glycine R 均阴性。抗 NMDAR（＋）。

血清水通道蛋白抗体（－）。

二、诊治经过

1. 诊断

抗 N－甲基－D－天门冬氨酸受体脑炎（anti-N-methyl-D-aspartate receptor encephalitis，抗 NMDAR 脑炎）。

2. 处理

（1）一线推荐使用人免疫球蛋白 IVIG 0.4 g/(kg·d)，连续使用 5 天或采用血浆交换。

（2）大剂量激素如甲泼尼龙 500～1 000 mg，3～5 天后减量至停药。

（3）畸胎瘤切除（见图 17－1E、F）。

该患者在进行了免疫球蛋白治疗和行腹腔镜下畸胎瘤切除后，症状完全恢复。半年后随访，脑电图正常，目前已经完全停用激素和抗癫痫药物治疗。

三、病例分析

1. 病史特点

（1）该患者系年轻女性，主要表现为进行性认知功能障碍、重复模仿语言（echolalia）、重复的刻板动作（stereotype），故定位在颞叶内侧边缘系统和锥体外系。

（2）患者有过一次强直阵挛性发作，提示皮质受累。

（3）患者有人格改变，易激惹，兴奋，提示额叶内侧受累。

2. 诊断依据

自身免疫性脑炎诊断思路：

（1）急性起病，发热、头痛：考虑炎症。

（2）脑脊液基本正常排除细菌、真菌感染，倾向于病毒性或者自身免疫性脑炎。

（3）定位在颞叶内侧边缘系统和锥体外系＋上述的倾向于病毒性或者自身免疫性脑炎＝边缘性脑炎。

（4）青年女性或儿童的边缘性脑炎潜在的原因：

第 1 步：排除 HSV，HIV，梅毒螺旋体、桥本脑炎、结缔组织血管炎。

第 2 步：筛查脑脊液自身免疫性脑炎相关抗体。包括抗（Hu，Yo，Ri，Ma2，CRMP5，GAD，amphiphysin，GABABR，AMPAR，DPPX，VGKC，LGI1，Ma2，Glycine R，NMDAR）等。

第 3 步：抗体阳性，依据不同的抗体谱对应的潜在肿瘤谱筛查相关肿瘤。本例是抗 NMDAR 脑炎，需要筛查畸胎瘤。若是抗 Ma2 脑炎/脑病，应当筛查男性睾丸肿瘤等。

3. 鉴别诊断

见上述诊断思路：主要与单纯疱疹病毒性脑炎、中枢神经系统梅毒、中枢 HIV 感染、桥本脑病和其他自身免疫性脑炎鉴别。

四、处理方案与理由

一线推荐使用人免疫球蛋白 IVIG 0.4 g/(kg·d)，连续使用 5 天或采用血浆交换。大剂量激素如甲泼尼龙 500～1 000 mg，3～5 天后减量至停药。发现畸胎瘤的患者应当尽快行肿瘤切除。

一线的免疫治疗无效或效果不理想的患者可以考虑采用二线治疗，包括利妥昔单抗、环磷酰胺等。

五、要点与讨论

1. 抗 N-甲基-D-天门冬氨酸受体脑炎

抗 NMDAR 脑炎是近年来新认识的一种自身免疫性脑炎，该病是快速进展性痴呆的原因之一。

经典的抗 NMDAR 脑炎是发生在有卵巢畸胎瘤的年轻女性和儿童，但也可见于任何年龄的患者。80%以上的患者合并畸胎瘤，小于 5%的患者合并其他肿瘤如神经母细胞瘤和霍杰金淋巴瘤。

抗 NMDAR 脑炎多急性或亚急性起病。前驱症状如发热、头痛、乏力等非特异的病毒感染症状出现在 60%～70%的患者中。进行性的认知功能减退及精神行为异常是突出的表现。情感障碍如冷漠、抑郁、孤独感或恐惧感；人格行为的改变等也时常可见，行为异常如阵发性的怪笑。模仿语言和模仿动作见于 50%左右的患者，对于疾病诊断有一定的特异性，这与边缘叶、额叶眶面受累可能有关。认知功能减退，并逐渐加重，最终出现痴呆。绝大多数患者会继而进入强直少语期，表现为沉默寡言、运动不能、四肢肌张力增高呈痉挛样状态。口面部异动（oral-facial dyskinesia）和口面部节律性运动（oral-facial myoarrhythmia）是具有特征性的表现，对于诊断和鉴别有价值。具体表现为反复舔舌头、咀嚼动作，不停做鬼脸等症状。部分患者也可以出现上肢舞蹈样动作或刻板动作。痫性发作甚至癫痫持续状态亦能见到。自主神经功能紊乱，如血压不稳、心律失常，中枢性低通气等。发生自主神经功能障碍的患者有猝死风险，应该密切监护。

归纳出抗 NMDAR 脑炎的临床特征对于诊断有帮助：

（1）年轻女性，合并畸胎瘤。

（2）急性或亚急性起病，严重的精神症状。

（3）快速进展性的认知功能障碍，进行性脑萎缩。

（4）口面部，肢体异动，刻板动作。

（5）模仿语言或动作。

（6）严重的肌张力障碍。

（7）自主神经功能障碍。

（8）中枢性低通气。

（9）脑电图检查：超级 delta 刷（extreme delta brush）。

（10）脑脊液特异性抗体检测阳性是诊断抗 NMDAR 脑炎的"金标准"。

总结：临床遇到快速进展性痴呆伴有严重精神症状、异动症、发热的患者，尤其是年轻的女性和儿童。应当进行 NMDAR 抗体的检测。对于疑似单纯疱疹病毒性脑炎的儿童如有条件，也应当及时行 NMDAR 抗体的检测以排除抗 NMDAR 脑炎。确诊的患者应该进一步筛查有无畸胎瘤。

2. 其他类型自身免疫性脑炎

（1）神经元表面抗体综合征：抗 VGKC 自身免疫性脑炎的靶抗原包括 LGI1 和 Caspr2。这组综合征可以与肺小细胞癌及胸腺瘤相关。非特异症状包括发热、头痛、快速进展性的认知功能障碍和痫性发作。严重的精神障碍、肌张力障碍和肌阵挛亦可以在病程中出现。特征性的表现是 Morvan 综合征和难以纠正的低钠血症。前者主要的症状是神经性肌强直（Isaacs 综合征）、多汗和睡眠障碍。后者主要原因可能在于抗利尿激素不恰当分泌。60%的患者头颅 MRI 检查可以发现双侧海马和颞叶内侧的异常信号。治疗主要采用激素、人免疫球蛋白治疗和血浆交换。抗 DPPX 自身免疫性脑炎是新近发现的自身免疫性脑炎，由于该抗原可以分布在肠道及中枢神经系统，同时存在脑炎症候群和消化道症状成为该病的临床特征。该病特征性表现之一是腹痛和严重的腹泻。脑炎表现包括急性或亚急性起病的认知功能障碍、幻觉、意识模糊、肌阵挛等。神经系统症状可以先于或与消化道症状同时发生。

抗 AMPAR 自身免疫性脑炎 90％ 见于女性患者,可以合并肺小细胞癌、胸腺瘤、乳房癌。临床表现为边缘叶脑炎和不典型精神病。90％ 的患者头颅 MRI 检查提示颞叶内侧的异常信号。抗 GABABR 自身免疫性脑炎是 NSAS 中合并肿瘤风险最高的自身免疫性脑炎。此类患者多合并肺小细胞癌或其他神经内分泌肿瘤。其临床特征是边缘性脑炎和反复发作的癫痫,部分患者癫痫难以控制。抗甘氨酸受体自身免疫性脑炎的特征是急性或亚急性进展性脑脊髓炎伴强直和阵挛(progressive encephalomyelitis with rigidity and myoclonus,PERMS)及僵人综合征。合并的肿瘤主要为肺小细胞癌、霍奇金淋巴瘤或胸腺瘤。

(2) 神经元胞内抗体综合征:细胞内肿瘤神经抗原 Hu、Yo、Ri、Ma2、CRMP5 是已被明确与肿瘤发生密切相关的神经元抗原。抗 Hu 抗体主要与边缘性脑炎、脑脊髓炎、感觉神经节病相关,主要是由肺小细胞癌引起的。抗 Ri 抗体和抗 Yo 抗体主要导致亚急性小脑共济失调,多与妇科恶性肿瘤相关。抗-Ma 2 蛋白主要见于男性性腺恶性肿瘤如睾丸癌。其临床表现有一定的特异性。主要是边缘叶脑炎、下丘脑和高位脑干的对称受累(见图 17 - 2)。临床上以进展性认知功能障碍、睡眠过多、猝倒发作(cataplexy)和显著的运动过少为特征。影像学特征需要与 Wernicke 脑病及视神经脊髓炎相互鉴别。

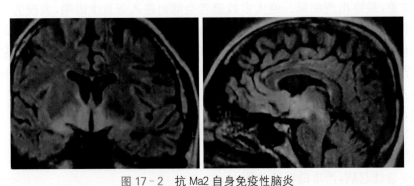

图 17 - 2　抗 Ma2 自身免疫性脑炎

头颅 MRI 检查提示下丘脑和高位脑干的对称受累。

抗谷氨酸脱羧酶(GAD)抗体相关综合征是一组与 GAD 抗体密切相关的神经综合征,与肿瘤关系不密切。但患者多可以合并 1 型糖尿病。临床表现为经典的边缘性脑炎,亚急性起病的小脑共济失调,PERMS 或僵人综合征中的一种或几种表现。对于脑病症候群又同时伴有不明原因糖尿病的患者,尤其要注意筛查 GAD 抗体。

六、思考题

(1) 抗 N-甲基-D-天门冬氨酸受体脑炎的临床特征有哪些?

(2) 抗 N-甲基-D-天门冬氨酸受体脑炎如何治疗?

七、推荐阅读文献

[1] 吴江.神经病学[M].3 版.北京:人民卫生出版社,2015.

[2] Hauser SL et al., Harrison's Neurology in Clinical Medicine [M]. 3rd. McGraw-Hill, 2014.

[3] Titulaer MJ, et al. Overlapping demyelinating syndromes and anti-N-methyl-D-aspartate receptor encephalitis [J]. Ann Neurol, 2014,75(3):411 - 428.

(陈　晟　毕晓莹)

案例 18

帕金森病

一、病历资料

1. 现病史

患者，女性，63岁，因"肢体不自主抖动伴动作缓慢10年"入院。患者自2005年初起无明显诱因出现左手不自主抖动，静止及紧张时加重。2006年逐渐发展至左足和右手，未就诊。2007年初因出现动作缓慢，就诊考虑为"帕金森病"，给予普拉克索(0.25 mg tid)，抖动改善。2008年自觉双手抖动加重，加用盐酸苯海索(安坦)(1 mg tid)治疗，抖动控制可。2010年起因肢体抖动加重伴面部表情减少，双手动作变慢，写字变小，扣纽扣、系鞋带等精细动作完成慢，情绪低落，做事无精打采，普拉克索逐渐增量至0.75 mg tid。2013年初因为自觉口干、视物模糊、便秘明显而再次就诊，停用盐酸苯海索。之后自觉抖动加重，出现左下肢开步困难、走路拖曳，给予美多芭(多巴丝肼片)(0.25 片 tid，三餐前1 h)，症状控制好。2015年6月自觉服药后药效维持时间仅3 h，在下一次服药前出现抖动加重，伴胸闷腹胀感，但服药后可以改善，同时出现入睡前肢体抖动加重，影响入睡，夜间有翻身困难，门诊拟"帕金森病"收治入院。追问病史，患者诉15年前开始出现嗅觉减退，12年前出现便秘。自发病以来否认有头痛、头晕，无吞咽困难及饮水呛咳，无幻觉，无记忆力下降，胃纳可，大便干结，小便无殊，睡眠欠佳，体重无变化。

2. 既往史

患者平素体健，否认高血压、糖尿病史，否认结核、肝炎等传染病史，否认外伤、手术史。个人史和家族史：无吸烟、饮酒史，月经周期规则，无血块、痛经；其父母及爱人、儿子体健；否认家族中有类似疾病史。否认有特殊药物服用史和毒物接触史。

3. 体格检查

(1) 内科检查：T 36.8℃，血压卧位 135 mmHg/80 mmHg, HR 72 次/min，立位 130 mmHg/78 mmHg, HR 74 次/min, R 18 次/min。一般情况良好。双肺呼吸音清，心律齐。腹软，肠鸣音正常，肝脾无肿大。

(2) 神经系统检查：神志清楚，精神可，对答切题，语言欠流利，定向力、计算力正常。

脑神经：瞳孔 3 mm，双侧等大等圆，光反射灵敏，眼球各方向运动正常，鼻唇沟对称、伸舌居中，咽反射存在对称，眉心征(＋)。

感觉系统：四肢浅、深感觉与复合感觉正常。

运动系统：四肢肌张力增高，双上肢呈齿轮样增高，上肢＞下肢，左侧＞右侧。双侧肱二、三头肌腱反射、膝反射(＋＋)，双侧跟腱反射(＋)，双侧病理征(－)，四肢肌力5级，脑膜刺激征(－)。双手指鼻试验、跟膝胫试验完成可，闭目难立征(－)。面具脸，双手静止性、姿势性震颤(＋)，左侧＞右侧，双手快复轮替动作、双手指拍打试验完成差,左侧更明显,双上肢联带动作减少,左侧明显,步距小,转身慢,后拉试验(+)。

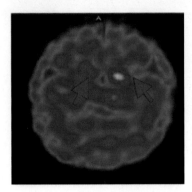

图 18 - 1　^{99m}Tc - TRODAT - 1 DAT SPECT

4. 神经心理学检查

MMSE:28(高中文化),MoCA 25,HAMA 8 分,HAMD 12 分。

5. 实验室及影像学检查

血常规、肝肾功能、电解质、血脂、甲状腺功能:均正常范围。

铁代谢:血清铁 22.2 μmol/L,铁饱和度 36.3%,总铁结合力 61.2 μmol/L,转铁蛋白 241 mg/dl,铜蓝蛋白 25.00 mg/dl。

胸片、心电图、心超、脑电图、肌电图和神经传导速度:均正常。

膀胱残余尿测定:10 ml。

头颅 MRI 平扫:双侧额叶散在腔隙灶。

颅脑超声检查:两侧中脑见高回声区,右侧 28 mm^2,左侧 20 mm^2。

^{99m}Tc - TRODAT - 1 DAT SPECT:双侧基底节区摄取率降低,右侧更明显(见图 18 - 1)。

二、诊治经过

1. 诊断

定位诊断:双侧锥体外系。

定性诊断:帕金森病。

2. 处理

治疗方案:增加美多芭剂量至 0.5 片 tid,普拉克索不变,睡前加用左旋多巴控释片(息宁)0.5 片,1 周后由于夜间抖动及翻身困难改善不明显,增加至 1 片。

病情演变:美多芭增量后每剂药物有效时间延长至 4.5～5 h,原来剂量无效抖动加重、伴胸闷腹胀感等症状几乎消失,入睡前肢体抖动明显减轻,能正常入睡,夜间无翻身困难。嘱出院加强体育锻炼,定期帕金森专科门诊随访。

三、病例分析

1. 病史特点

病史:中年起病,渐进性发展。表现为从左手开始的静止性震颤,逐渐发展至左足和右手,同时出现动作缓慢,肢体僵硬。发病前数年已经出现嗅觉减退和便秘。

体检:面具脸,眉心征(+),双手静止性震颤(+),四肢肌张力增高,双上肢呈齿轮样增高,双手快复轮替动作、双手指拍打试验完成差,双上肢联带动作减少,左侧明显,步距小,转身慢,后拉试验(+)。

辅助检查:颅脑超声检查示两侧中脑见高回声区。

^{99m}Tc - TRODAT - 1 DAT SPECT:双侧基底节区摄取率降低,右侧明显。

2. 诊断与诊断依据

(1) 诊断:帕金森病。

(2) 诊断依据:

定位诊断:双手静止性震颤(+),四肢肌张力增高,双手快复轮替动作、双手指拍打试验完成差,双上肢联带动作减少,步距小,转身慢,考虑病变位于锥体外系。

定性诊断：中年起病，渐进性发展。表现为肢体的静止性震颤伴有动作缓慢、四肢肌张力增高，首先考虑帕金森症。患者为单侧起病，逐渐发展至对侧，但仍保持起始侧较重，无小脑、锥体系和自主神经系统的损害，对多巴胺受体激动剂和左旋多巴类药物保持良好效果，结合头颅超声和 DAT SPECT 检查结果，考虑帕金森病。

3. 鉴别诊断

(1) 特发性震颤：部分患者有家族史，震颤为动作性或姿势性，无强直少动，饮酒后震颤减轻，服用普萘洛尔或阿罗洛尔有效，而该患者震颤主要为静止性，伴有动作缓慢和肢体僵硬，故可以排除。

(2) 继发性帕金森综合征：均有明确的病因，如药物(吩噻嗪类、丁酰苯类、利血平、甲氧氯普胺、氟桂利嗪等)、中毒(一氧化碳、锰、MPTP、甲醇)、感染后(甲型脑炎)、外伤、血管性，该患者均无上述诱因。

(3) 多系统萎缩：病变累及基底节、脑桥、橄榄体、小脑和自主神经系统，临床上除了具有帕金森病的锥体外系症状外，尚有小脑、锥体系统和自主神经损害的多种临床表现，且绝大多数患者对左旋多巴反应不敏感，而该患者没有小脑和锥体系统损害的表现，虽然有便秘，但排尿无异常，也无直立性低血压，对多巴胺受体激动剂和左旋多巴一直保持良好疗效，头颅 MRI 检查未见小脑和脑干萎缩，故不符合多系统萎缩。

四、处理方案及理由

患者此次入院是因为服药后药效维持时间缩短仅 3 h，在下一次服药前出现抖动加重，伴胸闷腹胀感，但服药后可以改善，同时出现入睡前肢体抖动加重，影响入睡，夜间翻身困难。这些症状都是疗效减退也称为剂末现象的表现，即每剂药物的有效时间缩短，症状随血药浓度发生规律性波动，服用下一剂药物后能改善症状。患者出现的抖动加重是疗效减退的运动症状，而胸闷腹胀是非运动症状，这些症状通过增加左旋多巴的剂量，由 0.25 片 tid 增至 0.5 片 tid 得到了改善(前提是原先的左旋多巴剂量不大)。而患者入睡前肢体抖动加重，夜间翻身困难也是疗效减退的表现，故睡前加用左旋多巴控释片(息宁)就可以减轻夜间症状。当然疗效减退的处理还可以采用增加左旋多巴的服药次数、换用左旋多巴控释片、加用多巴胺受体激动剂、儿茶酚-O-甲基转移酶(COMT)抑制剂、单胺氧化酶-B(MAO-B)抑制剂、手术治疗等方法。

五、要点与讨论

帕金森病是一种中老年人常见的神经系统变性疾病，我国 65 岁以上人群患病率为 1.7%，我国现有帕金森病患者人数约 200 万。

帕金森病的发病可能和年龄、环境、遗传、氧化应激、线粒体功能缺陷、泛素-蛋白酶体功能异常等因素密切相关。帕金森病的特征性病理改变是黑质多巴胺能神经元大量变性丢失，残留的神经元胞质内有 Lewy 小体形成，病变区有胶质细胞增生。2005 年，德国学者 Braak 提出帕金森病病理改变始于延髓，只是在中脑黑质多巴胺能神经元丢失严重时(4 期)才出现典型的临床症状。帕金森病最显著的生化特征是脑内多巴胺含量减少，中晚期还可以出现乙酰胆碱、去甲肾上腺素、5-羟色胺、氨基丁酸、谷氨酸等神经递质紊乱。

帕金森病多于 50 岁以后发病，起病缓慢，逐渐进展。症状常从一侧上肢开始，逐渐扩展到同侧下肢、对侧上下肢。临床主要表现为静止性震颤、肌强直、运动迟缓和姿势步态异常。此外，还可以出现一系列非运动症状，如抑郁、焦虑、认知障碍、幻觉、睡眠障碍(入睡困难、快速眼相睡眠行为障碍等)、自主神经症状(便秘、低血压、排尿障碍、性功能障碍、多汗)、疼痛、不安腿、嗅觉减退等，其中部分非运动症状可以在运动症状之前数年出现,如嗅觉减退、快动眼相睡眠行为障碍(RBD)、便秘和抑郁等。神经功能显像 DAT‐SPECT 或 DAT‐PET 检查对帕金森病的诊断和鉴别诊断具有重要价值。

帕金森病的药物治疗包括复方左旋多巴(美多芭标准片、息宁控释片)、多巴胺受体激动剂(普拉克索、吡贝地尔缓释片、罗匹尼罗)、COMT 抑制剂(恩他卡朋)、MAO‐B 抑制剂(司来吉兰、雷沙吉兰)、金刚烷胺、苯海索等。对于长期药物治疗疗效明显减退的患者还可以考虑手术治疗,包括神经核损毁术和深部脑刺激(DBS)。帕金森病患者还应该进行语言、进食、行走和各种日常生活的训练和指导,提高生活质量。

六、思考题

(1) 帕金森病的临床特点有哪些?

(2) 帕金森病的诊断标准? 需要和哪些疾病做鉴别?

(3) 如何治疗帕金森病?

七、推荐阅读文献

[1] 吴江.神经病学[M].2 版.北京:人民卫生出版社,2012.

[2] 陈生弟.帕金森病[M].北京:人民卫生出版社,2006.

[3] 陈生弟,陈彪.主译.运动障碍疾病的原理与实践[M].2 版.北京:人民卫生出版社,2013.

[4] 陈生弟.神经与精神疾病[M].北京:人民卫生出版社,2016.

(肖　勤)

肝豆状核变性

一、病历资料

1. 现病史

患者,女性,12 岁,因"渐进性学习成绩下降易激惹、构音不清 1 年,半月前突发四肢强直 1 天"由浙江转入院。患者于近 1 年来被老师发现上课注意力不集中,思维散漫,经常在课堂上睡觉,成绩下降,家属发现患者性格改变,易激动,情绪不稳定有攻击行为,走路不稳,口齿欠清晰,当时并未引起家长的重视未就诊;半年前患者开始出现流口水,入院前半月的一个中午患者在乘公交车时突发四肢强直发作,伴跌倒,当天有数十次类似发作,每次发作持续约 3～5s,之后逐渐出现吞咽困难,进食半流质食物稍易,患者有四肢不自主大幅度的舞动,无发热,无恶心呕吐,无口吐白沫,无双眼上翻,无意识障碍,无大小便障碍。

2. 既往(家族)史

否认风湿病及心脏病史,否认慢性化学品/毒品接触史;父母健在,否认近亲结婚,家人尚未发现同样病史。

3. 体格检查

内科检查:T 37℃, P 98 次/min, R 22 次/min, BP 102 mmHg/60 mmHg,神志清楚,气平,发育正常,皮肤色泽黝黑,未见蜘蛛痣,双肺呼吸音清,未及明显干湿啰音,心律齐。腹软,无压痛反跳痛,脐周未见蛇头样静脉曲张,肝脾无肿大。四肢无水肿。

神经系统检查:神志清晰,尚合作,记忆力、定向力、计算能力和理解判断力差,额纹对称,眼睑无下垂、闭合障碍,角膜反射正常。双侧瞳孔等大等圆,直径 2.5 mm,对光反射存在。眼球活动自如,无眼震。双侧鼻唇沟对称,口角流涎,声音低沉含糊,伸舌居中,咽反射减弱,牙齿不能咬合,颈尚软,四肢肌力 5 级,变异性肌张力异常(肌张力总体低,有时发作性升高),躯干和四肢呈现不自主舞蹈样动作,伴躯干轻度扭转,深浅感觉尚正常,双侧腱反射(+)。双侧指鼻、跟胫膝试验完成差,病理征未引出。

4. 实验室及影像学检查

血常规(轻度贫血):WBC 4.06×10^9/L, RBC 3.71×10^{12}/L, Hb 96 g/L, PLT 115×10^9/L, N 50%, CRP 5 mg/l。

血生化(轻度肝损):TB 8.19 μmol/L, ALT 38 IU/L, AST 47 IU/L, γ - GT 41 IU/L,;乳酸脱氢酶 268 IU/L; Cr 43 μmol/L, TP 65.77 g/L, ALB 37.99 g/L;血氨 33 μmol/L。抗核抗体阴性。铜蓝蛋白 0.04 g/L(低)。

头颅 MRI 检查:双侧丘脑,豆状核及脑干红核区异常信号,部分弥散像异常改变,考虑神经变性疾病。脑血管 MRA 未见明显异常。

腹部彩超检查提示肝实质弥漫性病变。脾大,肠系膜淋巴结大。

腹部 CT 检查:肝脾肿大。

动态脑电图:异常脑电图(背景电活动差,150～250 μV, 2.5～3 Hz,活动 3～4 s 双侧不同步发放,以后头部电压为高)。

眼科检查裂隙灯下可见 K-F 环。

二、诊治经过

1. 诊断

肝豆状核变性(脑型),继发性癫痫可能。

2. 处理

注意饮食,避免进食含铜高的食物,如:小米、草莓、豆类、坚果类、薯类、菠菜、南瓜、虾蟹类、贝类、巧克力及动物肝脏、血等。住院后给予静脉驱铜(二巯丙磺钠注射液 0.25 g＋5％葡萄糖 250 ml),除了抗癫痫治疗以外,另因患者有明显的躁动及全身不自主舞蹈样动作,给予硫必利及氟哌啶醇对症治疗,谷胱甘肽针剂保肝及神经保护,中药大黄等辅用,康复科会诊后给予吞咽功能及躯体运动训练。定期监测血尿常规、肝肾功能、凝血功能、24 h 尿铜等;6 天为一个疗程,疗程间隙予以补钙、锌等,共 4 个疗程。症状明显好转后转门诊继续治疗。

三、病例分析

1. 病史特点

(1)临床表现:发病年龄早,病情缓慢发展并急性加重,以神经系统症状首发,主要表现为精神障碍(智力减退、注意力散漫、思维迟钝,白天嗜睡),锥外症状(舞蹈样动作,躯干扭动,肌张力异常,步态异常),球麻痹症状(构音障碍,吞咽困难),以及大脑皮质受累(痫性发作)。

(2)辅助检查:具有特异性异常,包括:铜蓝蛋白 0.04 g/L(低);裂隙灯窥见 K-F 环(＋);头颅MRI 检查显示双侧丘脑,豆状核及脑干红核区异常信号;腹部彩超检查提示肝实质弥漫性病变,脾大,肠系膜淋巴结大;腹部 CT 检查示肝脾肿大。

2. 诊断依据

青少年起病,有脑、肝、角膜多脏器受累,以神经系统症状为主,神经系统表现为典型的锥体外系症状、精神认知功能障碍等,影像学可见双侧基底节、脑干病灶,肝实质弥漫性病变,角膜 K-F 环,铜蓝蛋白减低。给予相应的排铜治疗后症状减轻,均支持本病。

3. 鉴别诊断

患者以神经系统症状缓慢起病,并以痫性发作急性加重,锥体外系症状、精神认知功能障碍较明显,需与以下疾病相鉴别:

(1)病毒性脑炎:患者以精神认知功能障碍及锥体外系症状起病,病程中有癫痫发作,需考虑有无病毒性脑炎,尤其是单疱病毒脑炎可能,但单疱病毒脑炎一般为急性病程,常累及为额颞叶,而本患者慢性病程,基底节、脑干病灶不是病毒性脑炎常见部位,铜生化检查正常和角膜 K-F 环阴性以及短期内抗炎治疗效果明显可鉴别。

(2)小舞蹈病:多发生在儿童和少年,病前常有 A 组 β 溶血性链球菌感染史,如上呼吸道感染炎、咽喉炎等,可同时有关节炎、心脏病、血沉增快等急性风湿病表现,主要表现为性格改变,行为异常和舞蹈样不自主动作,常有挤眉弄眼、噘嘴伸舌等面部不自主动作,该病不具有铜代谢障碍的生化异常,可与鉴别。当然儿童抽动症等也要考虑排除。

（3）帕金森病：帕金森病由于具有肌张力增高，运动迟缓和震颤等锥体外系症状需与脑型 WD 相鉴别，晚发型 WD（超过 40 岁发病），易误诊为帕金森病，而少年型帕金森病也易误诊为脑型 WD，帕金森病并无铜代谢障碍，脑部影像学也无特征性改变，这两项有助于与 WD 的鉴别。

（4）铁代谢相关疾病：主要是铁代谢异常所致，部分表现有锥体外系及肝肾异常等症状，也可以有轻度的血铜蓝蛋白减低、中枢神经影像学和血检查的铁相关代谢异常证据，基因检测也有鉴别诊断的价值。当然，家族性无（低）铜蓝蛋白血症患者需要排除，也有可能存在铜-铁代谢障碍。

四、处理方案与理由

一旦诊断明确为肝豆状核变性，应当立即进行积极治疗，若不治疗，多数肝豆状核变性患者将在发病数年后致残甚至死亡，应遵从"早期治疗、终生治疗"的原则。

处理措施包括：

（1）饮食控制，低铜饮食，避免食用含铜量高的食物（如肝脏、贝壳类、蟹虾、巧克力、蚕豆、坚果等）。

（2）药物治疗（青霉胺、二巯丁二酸胶囊，二巯基丙磺酸针剂、三乙烯-羟化四甲胺、锌剂等，以及中药治疗），给予患者二巯丙磺酸钠驱铜。

（3）对症治疗：有类帕金森病症状，震颤和肌强直时可口服苯海索、复方左旋多巴制剂；局灶性肌张力障碍必要时可以肉毒毒素局部注射治疗；有舞蹈样动作，可选用氟哌啶醇；对于精神症状明显者可服用抗精神病药喹硫平、奥氮平等非典型抗精神病药物治疗；伴发抑郁者可用抗抑郁药物；护肝治疗药物应长期应用，可给予古拉定、多烯磷脂酰胆碱等保肝；脑型目前也强调"护脑"神经保护治疗，包括神经节苷脂 GM-1，丁苯酞胶囊清除 WD 自由基保护线粒体功能。

（4）手术治疗，对于有严重脾功能亢进者可行脾切除术，严重肝功能障碍者和急性进展性的腹型肝豆状核变性可考虑肝移植治疗。

五、要点与讨论

肝豆状核变性是一种常染色体隐性遗传的铜代谢障碍性疾病，亦称 Wilson 病（WD），人群患病率为（0.5～3）/10 万，在中国并非尤其罕见。本病通常发生于儿童期和青少年期，发病年龄多在 5～35岁，起病可为急性、亚急性和慢性，主要症状为肝症状和脑症状。多数患者的肝症状与一般急慢性肝炎相似，脑症状主要为锥体外系和精神症状，部分有锥体系症状。WD 表现的锥体外系症状几乎包括所有运动障碍疾病类型的症状谱。低血清铜蓝蛋白或低血清铜氧化酶活性、高尿铜、高肝铜等，其中以低血清铜蓝蛋白、高尿铜和高肝铜最有诊断价值，血清总铜值一般减少但游离铜明显增高。对疑似 WD 可给予青霉胺负荷试验，成人意义更为显著；角膜色素环即 K-F 环是本病的重要体征，尤其脑型出现率达 95% 以上。患者具有锥体外系症状（脑型肝豆状核变性）或肝病症状（肝型肝豆状核变性），K-F 环阳性，血清铜蓝蛋白明显低于正常下限，加上 24 h 尿铜大于 100 μg，可临床确诊为 WD，不需进一步的基因等检查。理论上阳性家族史对诊断 WD 有重要意义。

六、思考题

（1）脑型肝豆状核变性的临床特点有哪些？

（2）肝豆状核变性的诊断标准是什么？

（3）肝豆状核变性的治疗措施有哪些？

七、推荐阅读文献

[1] 吴江.神经病学[M].3 版.北京:人民卫生出版社,2015:252-255.

[2] 肝豆状核变性的诊断与治疗指南[J].中华神经科杂志,2008,41(8):566-569.

[3] 杨任民.肝豆状核变性[M].2 版.北京:人民卫生出版社,2015:3-372.

[4] Bandmann O,Weiss KH,Kaler SG. Wilson's disease and other neurological copper disorders [J]. Lancet Neurol,2015,14(1):103-113.

（王晓平　李园园）

一、病历资料

1. 现病史

患者,男性,40岁,已婚,浙江人,厨师。患者因"进行性肢体不自主运动4年,智能减退2年"来诊。患者于4年前无明显诱因下出现右手指不自主运动,左足趾不自主上翘,不影响生活及工作,未就医。约半年后患者发现有时持物时会无意中甩出去,写字、持筷吃饭时右手会不自主乱动,行走时两腿有时不听使唤,坐下与人谈话时手、足都会不自主地做些无目的的动作,紧张时尤为明显。就诊于当地医院,诊断为"神经官能症",服药治疗(具体药名不详),未见改善,患者未再治疗。近2年来,患者上述症状进一步加重,上肢不自主运动幅度加大,炒菜时常把菜炒出锅外,不时"扮鬼脸"。同时,家人发现患者记忆力下降,反复问同样的问题,经常算错账,脾气变得暴躁。发病以来,无饮水呛咳、吞咽困难,食欲尚可,睡眠稍差。

2. 既往史

无特殊个人史。出生生长在当地。曾有短暂外出打工史。长期从事厨师工作。已婚,育有一子。否认有疫水接触史。无烟酒嗜好。

3. 家族史

父亲、大姑在40多岁均有类似症状,当地就医未能明确诊断,现均已故。

4. 体格检查

内科检查:

神经系统检查:神志清楚,言语流利。脑神经未见明显异常。K-F环(-)。颈软,四肢肌力Ⅴ级,肌张力正常。腱反射对称(++),深、浅感觉对称正常。病理征未引出。查体过程中,可见患者四肢均有幅度较大的无目的的肢体不自主运动,形式多样,频繁噘嘴、扬眉。

MMSE:20分

5. 辅助检查

血、尿常规、血糖、电解质、肝、肾功能正常。血脂水平均在正常范围内。

外周血棘红细胞电镜检查(见图20-1A):未见明显异常。

血铜蓝蛋白测定,0.23 g/L(正常值0.20⁻)。

头颅MRI检查显示轻度脑萎缩,尾状核萎缩较明显,如图20-2所示。

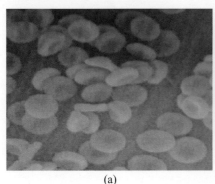

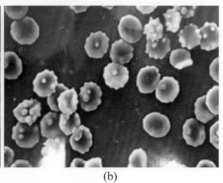

图 20-1 外周血红细胞电镜检查结果

（a）患者外周血红细胞形态正常；（b）棘红细胞增多症患者外周血中异常的棘状红细胞

图 20-2 冠状位 MRI 检查显示轻度脑萎缩，尾状核萎缩较明显

IT15 基因检测：该患者 IT15 基因$(CAG)_n$重复扩增达 46 次。

二、诊治经过

1. 诊断

亨廷顿病（Huntington disease，HD）。

2. 处理

（1）疾病宣教：遗传知识的告知及相关注意事项，告知其后代产前诊断的重要性。

（2）舞蹈症状的控制：利培酮 0.5 mg/次，2 次/日。并加用苯海索 1 mg/次，2 次/日，以预防利培酮引起的锥体外系症状。

（3）认知障碍的治疗：告知目前尚无具有循证医学证据的药物能明确改善患者的认知功能下降，可试用奥拉西坦、石杉碱甲、多奈哌齐、卡巴拉汀等。

（4）睡眠较差时可临时服用小剂量苯二氮䓬类药物。

三、病例分析

1. 病史特点

中年男性，隐匿起病，逐渐进展。主要表现为全身不自主运动，动作幅度由小变大，最终演变成舞蹈样运动。病程中智能也有减退，但症状无波动，也无幻觉等精神症状。家族中有类似患者（父亲及大姑）。

体检阳性发现计算差$(100-7=93，93-7=?)$，远期记忆尚可，近期记忆差（需经提醒才能完全回忆午饭内容）。可见四肢频繁的无规律、无目的不自主运动、不停皱眉、扬眉，余无其他明显阳性体征。

辅助检查 MRI 示轻度脑萎缩，尤其是尾状核萎缩较明显。血清铜蓝蛋白测定正常。

MMSE 仅有 21 分。

2. 诊断依据

定位诊断：该患者主要表现为全身的不自主运动，定位于锥体外系病变。患者的认知功能轻度下降，MMSE 仅为 20 分，海马等与认知相关的皮质可能受累。

定性诊断：该患者慢性隐匿起病，逐渐进展，符合神经变性病的特征。有明显的阳性家族史，初步诊断为遗传变性病。临床主要表现为全身的舞蹈样不自主运动，诊断首先考虑为亨廷顿病。该病为单基因遗传病，可通过检查 IT15 基因明确诊断。基因检查发现其 IT15 基因的$(CAG)_n$重复扩增超过 36 次，从而确诊为亨廷顿病。

3. 鉴别诊断

虽然 HD 主要表现为大舞蹈症状及认知障碍,有阳性家族史,诊断似乎并不困难,但临床上发现,具有 HD 表现的患者中仅 2% 的患者获得 HD 阳性基因诊断。1% 的疑为 HD 的患者未发现 CAG 三核苷酸扩增。因此,对这部分患者需要与下列遗传性疾病相鉴别:

(1) 类 HD 病(HD-like,HDL):常见的疾病及相关基因如表 20-1 所示。其中 HDL1 为一种常染色体显性遗传的家族性朊蛋白病(prion disease),临床上少见。HDL2、HDL3 多见于非洲裔的患者,亚洲人少见。HDL4 是脊髓小脑变性 17 型(spinocerebellar atrophy 17,SCA17)。SCA17 也是遗传性神经系统变性病之一。患者的首发症状可表现为舞蹈症,或在病程中出现舞蹈症状,认知功能下降很明显,但这些患者病程中都会出现轻重不一的小脑共济失调的症状。脑 MRI 检查常发现小脑萎缩。这类患者最终也可通过基因检测而明确诊断。

表 20-1 遗传性舞蹈症及其相关基因

疾病	相关病因
HDL1	编码朊蛋白的基因中八肽插入
HDL2	编码亲联蛋白-3 的基因中三核苷酸重复扩增
HDL3	突变基因未定
SCA17(HDL4)	编码 TATA-boxbinding 蛋白基因中三核苷酸重复扩增
遗传性朊蛋白病	编码朊蛋白的基因突变
SCA1	编码 ataxin-1 的基因中三核苷酸重复扩增
SCA3	编码 ataxin-3 的基因中三核苷酸重复扩增
DRPLA	编码 atrophin-1 的基因中三核苷酸重复扩增
舞蹈-棘红细胞增多症	编码 chorein 的基因突变
NBIA2	编码铁蛋白轻链的基因突变
NBIA/PKAN	PANK2 基因突变

NBIA:neurodegeneration with brain iron accumulation;

NBIA2:neuroferritinopathy;PKAN:pantothenate-kinase associated neurodegeneration

DRPLA:齿状核红核苍白球路易体萎缩(Dentatorubropallidoluysian atrophy)

(2) 舞蹈-棘红细胞增多症:这也是一种遗传性疾病,常在 20~40 岁发病,平均发病年龄 32 岁。除表现为舞蹈样动作外,口面部肌张力障碍伴有伸舌和咬舌、咬嘴唇是其显著特征。多数患者疾病早期即有进食、吞咽困难。嘴唇-舌的不自主运动可严重到引起自残。常伴有周围神经损害,出现肢体麻木、无力。神经电生理检查提示周围神经病。外周血见图可见棘红细胞增多,常超过 5%。如图 20-3 所示。

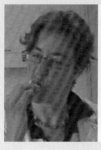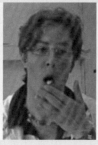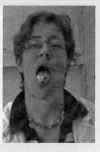

图 20-3 舞蹈-棘红细胞增多症的特征:伸舌和进食肌张力障碍

(引自:Mov Disord,2010 15;25(1):127-128)

（3）其他需要鉴别的疾病：Wilson 病（肝豆状核变性）常有 K－F 环阳性、血清铜蓝蛋白降低等特征；良性家族性舞蹈病患者病情多稳定，无认知功能障碍等。这些疾病虽然也有家族史，但临床表现均显著不同于 HD。

四、要点与讨论

HD 为最常见的遗传性舞蹈病，呈常染色体显性遗传。HD 的相关基因 IT15 基因（interestingtranscript 15，IT 15）位于 4p16.3 区域的 D4S180 和 D4S182 之间，编码大约 4 144 个氨基酸，称为 Huntingtin 因子。在其开放框架的 5′端有一个多态的三核苷酸重复序列——$(CAG)_n$。通常 n 超过上限 36 就发病。(CAG)重复扩增越多，发病年龄越早。

病理改变以脑萎缩为主要表现。大脑皮质萎缩以额叶最为明显，而基底节区则以尾状核为主。生化病理改变是基底节区谷氨酸脱氢酶降低，导致抑制性神经递质不足，或因乙酰胆碱活性降低，乙酰胆碱减少，多巴胺功能相对增强。

临床上多在成年发病，平均发病年龄为 40 岁。临床上以舞蹈症状、进行性智能减退、精神症状为特征。成年 HD 患者通常在发病后 15～20 年死亡。

值得一提的是，年轻的 HD 患者常少有舞蹈动作，而有较多的强直症状、帕金森病样症状和肌张力障碍，更易发生癫痫，可被误诊为青少年帕金森病、肌张力障碍等。病情常较重，生存期较短。

脑 MRI 检查通常能发现脑萎缩，皮质及尾状核明显。IT15 基因检测有助于确诊。

根据临床症状、体征，阳性家族史，可做出初步诊断。进一步检查基因可以明确诊断。如 IT15 基因未见异常，则需进行其他疾病的筛查。HD 及 HDL 的筛查步骤如图 20－4 所示。

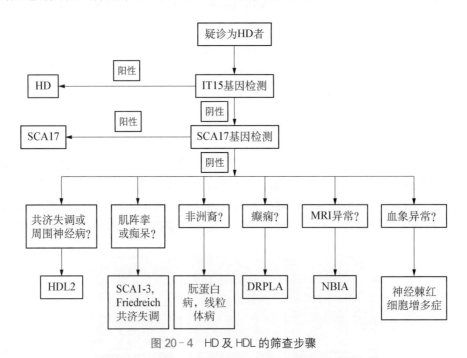

图 20－4　HD 及 HDL 的筛查步骤

DRPLA：Dentatorubropallidoluysian atrophy；NBIA：neurodegeneration with brain iron accumulation

目前，对亨廷顿病仍缺乏特异性的治疗方法，主要是采用对症治疗。舞蹈样动作、精神障碍等常见症状通过合理的药物治疗均可获得不同程度的改善，从而提高患者的生活质量，并防止并发症发生。因此，在现阶段缺乏有效治疗方法的情况下，应重视对症治疗，同时进行必要的支持治疗。要让患者及可能得病者树立信心,相互帮助,建成富有乐观主义的家庭。

对于舞蹈样动作,可以使用多巴胺受体拮抗剂治疗,如硫必利、氟哌啶醇等,但由于这些药物的锥体外系不良反应较大,且可能对认知功能产生一定的损害,现在已少用。新型的非典型的抗精神病药物,如利培酮、奥氮平、喹硫平、阿立哌唑等也可试用,但均缺乏循证医学证据。有研究显示丁苯那嗪可以控制舞蹈症状。

对于认知障碍,可试用胆碱酯酶抑制剂,如多奈哌齐、卡巴他汀、加兰他敏,也可试用美金刚等。

精神症状可试用非典型的抗精神病药物。

晚期患者出现各种并发症时则给予对症处理。

五、思考题

(1)亨廷顿病的主要临床特征?

(2)亨廷顿病主要需与哪些疾病相鉴别?

(3)亨廷顿病的诊断思路如何?

六、推荐阅读文献

[1] 吕传真,周良辅.实用神经病学[M].2 版.上海:上海科技出版社,2014.

[2] 贾建平,陈生弟.神经病学[M].7 版.北京:人民卫生出版社,2013.

[3] Schneider SA, Walker RH, Bhatia KP. The Huntington's disease-like syndromes: what to consider in patients with a negative Huntington's disease gene test [J]. Nat Clin Pract Neurol, 2007, 3:517 - 525.

[4] Cardoso F. Huntington disease and other choreas [J]. Neuro Clin 2009, 27:719 - 736.

[5] Bader B, Walker RH. Tongue Protrusion and Feeding Dystonia: A Hallmark of Chorea-Acanthocytosis [J]. Mov Disord, 2010, 25:127 - 128.

(丁正同)

案例 21

多系统萎缩

一、病历资料

1. 现病史

患者，女性，58 岁，因"右下肢僵硬感 6 年，颈部及左侧肢体僵硬 1 年"入院。患者入院前 6 年无明显诱因下出现全身疼痛，部位不定，就诊后考虑"更年期综合征"，未予特殊处理。1 年后自觉右下肢肢体僵硬感，伴有活动欠灵活，行走时向前略倾斜，去某医院就诊后查头颅 CT 检查示"腔隙性脑梗死"，予一定处理（具体不详），自觉症状稍有好转，但行走时僵硬感仍存在；数月后再至医院就诊，考虑"帕金森病"，予"美多芭 1/4 ♯, 3 次/日"治疗后患者自觉肢体僵硬感略有好转，但行走仍有迟缓，且有时向前跌倒，未予特殊处理，持续美多芭治疗（剂量同前）；入院前 1 年开始出现吞咽困难，颈部亦有僵硬感，抬头略困难，同时左侧肢体也出现僵硬感、肌肉抽痛，外院再次就诊后给予增加"美多芭、息宁及珂丹"等治疗（具体不详），患者服药后症状无明显好转。入院前 1 月患者行走明显受限，易跌倒，需搀扶下才能行走，遂至我院就诊。门诊以"帕金森综合征"收住院。本次发病来，患者精神差，进食需帮助，便秘明显，尿频，夜眠尚可，但多梦，时有大喊大叫，否认拳打脚踢，体重无明显变化。

2. 既往史

否认高血压、糖尿病等慢性疾病史，无外伤及中毒史，有青霉素过敏史。

3. 体格检查

（1）内科检查：T 36.8℃，P 100 次/min，R 20 次/min，BP 111 mmHg/66 mmHg。

卧立位血压检测：卧位，BP 114 mmHg/64 mmHg，HR 86 次/min；立位 1 min，BP 90 mmHg/57 mmHg，HR 96 次/min；立位 3 min，BP 82 mmHg/51 mmHg，HR 96 次/min；立位 5 min，BP 95 mmHg/58 mmHg，HR 96 次/min。

（2）神经系统检查：

神清，精神可，MMSE＝26 分，言语含糊，流涎，定时定向力可，计算力可。

颅神经：双侧瞳孔等大等圆，对光反射灵敏，眼球各项活动正常，无眼震。两侧额纹对称，双侧鼻唇沟对称，伸舌居中。

运动系统：四肢肌张力增高，呈铅管样，四肢肌力 5 级，四肢腱反射（＋＋）。双侧掌颌反射（＋）、双侧巴氏征（＋）、Chaddock 征（＋），双手轮替动作慢，跟膝胫试验（－），小步态，直线行走无法完成。

感觉系统：四肢深浅感觉正常。

4. 实验室及影像学检查：

血常规：WBC 4.90×10^9/L，N 49.1％，LY 39.0％，RBC 3.93×10^{12}/L，Hb 124 g/L，PLT 273 $\times$

10^9/L;

血糖:4.87 mmol/L;

心肌蛋白:AST 9 IU/L,乳酸脱氢酶 123 IU/L,肌酸激酶 39 IU/L,CKMB 0.7 ng/ml,肌红蛋白定量 18.3 ng/ml,肌钙蛋白 I 0.01 ng/ml;脑利钠肽前体:5.3 pg/ml。

肝功能检查:ALT 4 IU/L,AST 11 IU/L,AKP 64 IU/L,γ-谷氨酰转肽酶 8 IU/L,TB 12.3 μmol/L,直接胆红素 2.7 μmol/L,TP 62 g/L,ALB 40 g/L。

肾功能检查:BUN 4.1 mmol/L,肌酐 59 μmol/L;

肌电图检查:肌电图示肛门括约肌电图(EMG)呈神经源性电损害,颈肌肌张力障碍;

头颅 MRI 检查:双侧额叶少许腔隙灶;部分空蝶鞍。

二、诊治经过

1. 诊断

多系统萎缩(P 型)。

2. 处理

入院后完善相关检查,健康宣教,继续抗帕金森病美多芭 3/4 粒,3 次/天,森福罗 0.5 mg,3 次/天,司来吉兰 1 粒,2 次/天(早、中),后患者出现头晕,站起时加重,考虑有直立性低血压,遂加用盐酸米多君 1♯/次,2 次/天,立位血压升至 102 mmHg/62 mmHg,头晕症状有好转。

三、病例分析

1. 病史特点

女性,58 岁,慢性起病,肢体僵硬活动缓慢为主要症状,并伴有行走不稳、吞咽困难等。

阳性体征:言语含糊,饮水呛咳,四肢及躯干肌张力增高,双侧掌颌反射(+)、双侧巴氏征(+)、Chaddock 征(+),双手轮替动作慢,双上肢联带动作少,姿势反应差,直线行走无法完成。

辅助检查:卧立位血压检测阳性,肌电图示肛门括约肌 EMG 呈神经源性电损害;头颅 MRI 检查:无明显异常。

2. 诊断与诊断依据

(1)诊断:多系统萎缩-P 型。

(2)诊断依据:

定位诊断:

锥体外系:四肢及躯干铅管样强直、双上肢联带动作少;

锥体系:双侧病理征阳性;

脑干:直线行走无法完成,饮水呛咳、双侧掌颌反射(+);

自主神经系统:立卧位血压收缩压下降超过 30 mmHg。

定性诊断:慢性起病,帕金森样表现,同时有自主神经、锥体束及脑干受累,辅助检查亦发现肛门括约肌肌电图呈神经源性损害,治疗上对左旋多巴反应差,符合多系统萎缩的临床诊断。

3. 鉴别诊断

(1)多系统萎缩-C 型:可出现锥体外系及锥体系和自主神经功能受损表现,但小脑性共济失调症状和体征明显,可出现眼球震颤、小脑语言,头颅磁共振可见小脑或脑干萎缩,脑干可有"十"字征表现。

(2)继发性帕金森综合征:常继发于血管性、药物性、中毒、外伤等因素。老年人基底节区多发性腔隙性梗死亦可引起血管性帕金森综合征,常有高血压动脉硬化及多次脑卒中病史,但多以双下肢肌张力增高为主,行走缓慢明显,无自主神经受累;药物性主要由吩噻嗪类、甲氧氯普胺(胃复安)、利血平等药物引起,常有大量药物的长期服用史;中毒性以一氧化碳中毒和锰中毒多见,有相关病史;外伤性多见频繁脑震荡或重大车祸史,常有脑震荡病史。目前该患者无上述继发性因素,暂不考虑。

(3)进行性核上性麻痹:多有眼球上下视障碍,明显的平衡障碍,易跌倒,轴性张力增高明显,颈后仰,可有认知功能减退,自主神经功能障相对较轻,头颅磁共振成像检查可见中脑被盖、顶盖区萎缩呈"蜂鸟征"。

(4)皮质基底节变性:单肢起病,肌强直明显,可伴有肌张力障碍,有"异己手"征,失用明显,显著认知功能障碍,复合感觉受累明显,头颅 MRI 检查可见脑萎缩。

四、处理方案及理由

患者入院后,为进一步明确诊断,详细询问病史及体格检查,完善相关辅助检查,其中卧立位血压检测、肛门括约肌肌电图、头颅 MRI 检查具有一定的临床诊断和鉴别诊断价值。后增加抗帕金森病药物剂量和种类,患者对药物无明显反应,后患者出现立卧位低血压,以盐酸米多君加用调整血压,必要时可应用弹力袜。患者对药物反应差,治疗以对症治疗为主,加强护理,防治跌倒和误吸,避免压疮和吸入性肺炎,在防护下适当进行康复运动。

五、要点与讨论

1. 多系统萎缩概述

多系统萎缩(MSA)是一组原因不明、累及锥体外系、小脑和自主神经系统等多部位的神经系统变性疾病。其年发病率为 0.6/10 万人口,患病率约(1.9～4.9)/10 万人口,无明显的性别差异。在 50 岁以上人群中,多系统萎缩的年发病率为(3～5)/10 万人口,本病平均发病年龄为 54 岁,80%的患者在出现运动障碍症状后 5 年内活动受限,只有 20%的患者存活期可超过 12 年,其平均生存时间为 6 年。

2. 多系统萎缩的病因

尚无明确环境因素可导致 MSA,一般认为 MSA 是一种散发性疾病,然而近期研究显示遗传因素在 MSA 发病过程中起一定作用。可能参与 MSA 发病的基因包括:编码辅酶 Q10 的基因 COQ2、SHC2、SNCA 等,其可发生不同类型的突变。

3. 多系统萎缩的病理表现

MSA 基本病理表现为神经元缺失和胶质细胞增生,病变范围广泛,多发生在下橄榄核、脑桥核、小脑、黑质、蓝斑、苍白球、下运动神经元和皮层锥体神经元处。其病理学特征为少突胶质细胞的 α-突触核蛋白包涵体。

4. 多系统萎缩的诊断

MSA 诊断为临床上的难点,目前常用的临床诊断标准以《2008 年美国神经病学会的 MSA 诊断第二次专家共识》为主要依据。该专家共识定义了 3 种不同程度的 MSA 诊断:确认 MSA、很可能 MSA 及可能 MSA。

(1)确认 MSA:诊断需经病理证实少突胶质细胞胞质中存在 α-突触核蛋白包涵体,以及橄榄体脑桥小脑萎缩或纹状体黑质变性。

(2)很可能 MSA:发病年龄>30 岁,散发性、进展性疾病,伴有严重自主神经功能障碍,左旋多巴治疗效果不佳的帕金森综合征或小脑共济失调。

(3)可能 MSA:散发性、进展性疾病,伴有帕金森综合征或小脑共济失调,外加一项提示自主神经功能衰竭的症状。

现今,MSA 的诊断主要基于病史和神经系统体格检查,其他的辅助检查仅用于参考和鉴别诊断。

5. 多系统萎缩的治疗

MSA 目前尚无特效疗法,主要以对症治疗、精心护理和康复训练为主。对症治疗需关注立卧位低血压、排尿障碍、排便无力、睡眠障碍、僵直少动和行走不稳等,避免外伤、压疮及吸入性肺炎。

六、思考题

(1)多系统萎缩的临床分型包括哪些?

(2)多系统萎缩两种类型的"红旗征"分别包括哪些?

(3)多系统萎缩如何治疗?

七、推荐阅读文献

[1] 陈生弟. 神经病学[M]. 2 版. 北京:科学出版社,2011.

[2] 贾建平,陈生弟. 神经病学[M]. 北京:人民卫生出版社,2016.

[3] Gilman S, Wenning G K, Low P A, et al. Second consensus statement on the diagnosis of multiple system atrophy [J]. Neurology, 2008,71(9):670-676.

[4] Stefanova N, Bücke P, Duerr S, et al. Multiple system atrophy: an update [J]. The Lancet Neurology, 2009,8(12):1172-1178.

(刘 军)

案例22
进行性核上性麻痹

一、病历资料

1. 现病史

患者,男性,70岁,10年前(2002年)开始出现饮水呛咳,无诱因下向后摔倒,述有颈部不适感;当地医院诊断为"颈椎病、多发性脑梗死、假性延髓麻痹",给予牵引治疗2年,无明显缓解。2004年,患者摔倒频率增加,饮水呛咳也较前频繁。2005年,患者出现站立时身体后倾,眼球不能下视,左下肢行走拖步,饮水呛咳进一步加重;外院考虑"帕金森病",给予美多芭1/3片tid,服用1年余,症状无明显缓解。2007年,患者行走拖步加重,左上肢僵硬,不能持物,且左侧肢体乏力感较前加重,并出现言语费力,进食固体及液体均有呛咳;伴有表情淡漠,兴趣减少,易早醒;之后,症状进行性加重致不能独立行走,同时出现双眼上视亦费力。2010年,患者只能进食糊状、流质饮食,并有夜间盗汗现象,夜间有尖叫声;并反复出现咳嗽、咳痰、活动后气急;2010—2012年,患者渐不能站立,无自发言语,呛咳明显,躯干僵硬,颈部明显后仰。患者为进一步诊治,2012年来我院就诊。自患病以来,患者精神、饮食、睡眠差。体重减轻约10 kg。

2. 既往史

1992年,患"慢性支气管炎"。1994年,发现"高血压病",最高血压220 mmHg/125 mmHg,现服用代文80 mg qd控制血压。否认"糖尿病、冠心病"病史。1982年,因"胃溃疡"行"3/4胃切除术",术后恢复可。曾有"左前臂骨折"外伤史,具体时间不详。

3. 体格检查

(1)内科检查:T 36.8℃,P 88次/min,R 18次/min,BP 160 mmHg/86 mmHg。双肺呼吸音清,心律齐。腹软,肠鸣活跃,肝脾无肿大。四肢无水肿或皮肤干燥。

(2)神经系统检查:神志清楚,惊愕表情,无言语,反应迟钝。双侧瞳孔直径0.3 cm,对光反应存在。双眼向左右视时略有动作,左右活动约0.2 cm,上下视活动不能。左侧鼻唇沟浅,伸舌居中,咽反射亢进,颈部呈过伸位。四肢肌张力均明显增高,呈铅管样强直,左上肢屈曲在胸前,不能活动。颈部张力增高,固定位,躯干肌张力高,四肢肌力检查无法配合完成。右上肢肱二头肌反射、肱三头肌反射、桡骨膜(+),左侧肱二头肌反射、肱三头肌反射、桡骨膜反射(+++);右下肢膝反射(++),右下肢踝反射(++),左下肢膝反射(+++),左下肢踝反射(++)。左侧巴氏征(+),左侧夏登科征(+),右侧巴氏征(-),右侧夏登科征(+)。深浅感觉对称;共济检查无法完成。站立不能,自发向后倾倒。

4. 实验室及影像学检查

血常规、尿常规、血糖、糖化血红蛋白、电解质、肝功能、肾功能、血脂、心肌酶谱及心电图均未见异常。头颅 MRI 检查提示右侧基底节陈旧性梗死灶，大脑萎缩，中脑萎缩（见图 22-1）。

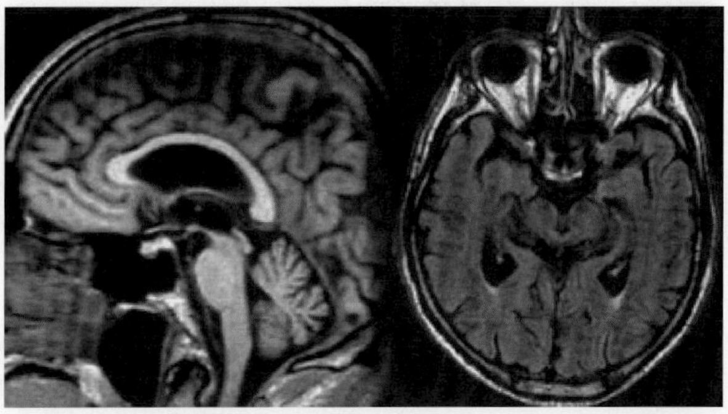

图 22-1　头颅 MRI 检查：中脑被盖部萎缩，呈现典型的"蜂鸟嘴"样影像学特征

二、诊治经过

1. 诊断

进行性核上性麻痹。

2. 处理

主要是对症治疗（左旋多巴制剂、普拉克索、司来吉兰、辅酶 Q10 等）和康复训练，预防吸入性肺炎或窒息及跌倒等。

三、病例分析

1. 病史特点

老年男性，隐匿起病，缓慢加重。首发和突出症状为呛咳和易跌倒。发病 3 年内即表现出频繁的呛咳和向后跌倒，伴随明显的眼球活动障碍，尤其是眼球垂直活动障碍，症状进行性加重，最终不能独立行走，不能言语。左旋多巴制剂治疗无效。

体检特点是：惊愕表情，无言语，反应迟钝。双眼左右侧视时略有动作，上下视活动不能。轴性肌张力增高突出，头颈呈过伸位，姿势异常，自发向后跌倒，不能独自站立及行走。双侧病理征阳性。头颅 MRI 检查提示大脑及中脑萎缩（蜂鸟征）。

2. 诊断依据

定位诊断：患者呛咳、无言语、眼球垂直活动障碍、咽反射亢进，结合头颅 MRI 检查中脑萎缩，定位在中脑受累。患者轴性及四肢肌张力增高，头颈呈过伸位，姿势异常，自发向后跌倒，不能独自站立及行走，定位在锥体外系。双侧病理征阳性提示锥体系受累。患者无言语，头颅 MRI 检查提示大脑萎缩，故皮质受累不能完全排除。

定性诊断：老年男性，隐匿起病，进行性进展，首发和突出症状和体征为中脑和锥体外系受累，表现为病程早期出现眼球垂直活动障碍和无诱因频繁跌倒，及对左旋多巴制剂无反应的"帕金森症"，符合进行性核上性麻痹的临床诊断标准（见表 22-1）。

3. 鉴别诊断

患者的"帕金森症"首先需要鉴别是否为原发性帕金森病，其次是和其他帕金森叠加综合征的鉴别：

（1）原发性帕金森病：起病时多不对称，核心症状为运动迟缓、肌强直、静止性震颤；姿势不稳多表现为慌张步态，病程早期不出现跌倒。对左旋多巴制剂治疗有显效；不伴随眼球垂直运动障碍及锥体束受累体征。

（2）皮质基底节变性：偏侧强直少动综合征、皮质征如皮质感觉丧失、失用、异己手现象为其临床特征，可有认知障碍、肌阵挛、肌张力障碍，对左旋多巴制剂无明显效果。头颅 MRI 检查可显示不对称性脑萎缩，尤以额、顶叶皮质萎缩为明显。

（3）多系统萎缩：多系统萎缩中的 MSA-P 型可出现肌强直、运动迟缓等"帕金森症"表现，也可有构音障碍。但不出现眼球垂直运动障碍。头颅 MRI 检查可见壳核明显萎缩，而非中脑萎缩。

表 22-1　进行性核上性麻痹的临床诊断标准

一、诊断所需条件

（一）纳入条件

1. 隐匿起病
2. 发病年龄≥30 岁
3. 临床症状
   临床症状为并列条件可以同时具有或单独存在。
   (1) 姿势不稳：①病程 1 年出现明显的反复跌倒；②1 年后出现反复跌倒。
   (2) 病程 2 年内出现：①垂直性核上性向下或向上扫视缓慢；②凝视麻痹。
   (3) 病程 2 年后出现：①垂直性核上性向下或向上扫视缓慢；②凝视麻痹。

（二）支持条件

1. 中轴性肌强直或多巴抵抗的帕金森症
2. 早期的吞咽困难或构音障碍
3. 存在额叶认知功能障碍、冻结步态、非流利性失语或假性球麻痹等无法用排除条件中所列疾病解释的临床表现
4. 头颅 MRI 检查
   正中矢状位 T1WI MRI 检查：
   (1) 表现为以中脑萎缩为主的特征性征象：中脑背盖上缘平坦及蜂鸟征。
   (2) 磁共振帕金森综合征指数＝脑桥与中脑的面积比值 X 小脑中脚/小脑上脚宽度比值＞13.55。
   (3) 中脑和脑桥长轴的垂直线比值＜0.52 或中脑长轴垂直线＜9.35 mm。
5. 嗅觉检查和心脏间碘苄胍闪烁(MIBG)显像正常

（三）排除条件

1. 有其他帕金森综合征病史
2. 与多巴胺能药物无关的幻觉和妄想
3. 严重不对称性帕金森症
4. 采用多巴胺受体阻滞剂或多巴胺耗竭剂治疗，且剂量和时间过程与药物诱导的帕金森综合征一致
5. 神经影像学有结构损害的依据（如基底核或脑干梗死、占位性病变等）
6. 阿尔茨海默型皮质性痴呆
7. 局限性额叶或颞叶萎缩
8. 早期出现明显小脑共济失调
9. 早期显著的自主神经功能障碍

二、诊断标准

（一）临床确诊的 PSP-RS
必备纳入条件为 1、2、3(1)①和(2)②及支持条件 4 中的两项；无排除条件。

（二）很可能的 PSP-RS
必备纳入条件为 1、2、3(1)①和(2)①及支持条件 5；无排除条件。

（三）很可能的 PSP-P
必备纳入条件为 1、2、3(3)①或②和支持条件 1,5；无排除条件。

（四）可能的 PSP
必备纳入条件为 1、2、3(1)②或(2)①或(3)①伴有支持条件 1、2、3 其中一项；无排除条件 1～6。

四、处理方案与理由

PSP 目前尚无有效的治疗办法。主要是对症治疗、康复训练及预防跌倒等并发症。复方左旋多巴及多巴胺受体激动剂可尝试缓解帕金森症，但复方左旋多巴的有效率不超过 50%，且持续时间多短于 1 年。金刚烷胺亦可试用，但其作用时间更短，仅数周至数月，且对眼球运动障碍无作用。注射肉毒毒素

A 可改善 PSP 的眼睑痉挛及其他局灶性肌张力障碍。伴有抑郁的患者可应用选择性 5-羟色胺再摄取抑制剂。伴有认知功能障碍的患者可以试用胆碱酯酶抑制剂。步态训练、躯干的康复训练和语言训练对于维持患者社会功能、延缓致残有帮助。PSP 预后不良,发病后的平均存活期 5.9～9.7 年。该病患者很容易跌倒,主要的死因是肺部感染,其次是肺栓塞、心肌梗死、心力衰竭及泌尿系感染。对于疾病后期的患者有必要加强护理和家庭护理的培训。

五、要点与讨论

1. 进行性核上性麻痹概述

进行性核上性麻痹(progressive supranuclear palsy,PSP)又称 Steele-Richardson-Olszewski 综合征。主要临床特征为垂直性核上性眼肌麻痹、姿势不稳、帕金森症、假性球麻痹和痴呆。由于本病有头部过伸的肌张力障碍性姿势与眼球运动障碍的特征,故本病一度被命名为眼颈肌张力障碍(oculocervical dystonia)。

PSP 由 Posey 首先报道,至 1946 年本病被列为独立的神经疾病单元,1964 年,Steele 详细描述了本病的临床病理特征。PSP 的典型病理改变主要为脑桥及中脑的神经元变性及神经原纤维缠结(NFT)的形成。本病呈全球性分布,人群患病率为 1.5/100 万人口,约为 PD 的 1%,也有报道年发病率为 3～4/100 万人口。Golbe 等(1998)认为年发病率为 1.4/10 万。

2. PSP 的病因

PSP 的病因尚不明确,无显著的遗传学证据和家族聚集性发病倾向。有研究认为 PSP 可能与慢病毒感染有关,但有学者将本病尸检新鲜脑组织,接种于灵长类动物,观察 7 年但未见发病,且未能在灵长类动物中建立动物模型。PSP 患者脑内谷胱甘肽(GSH)减少,因而推测其发病可能与氧化应激有关。

3. PSP 的病理变化

PSP 典型大体病理变化为中脑和脑桥被盖萎缩,黑质和蓝斑色素减退;病变累及丘脑底核、红核、黑质、上丘、中脑导水管周围灰质及海马,小脑齿状核、纹状体、苍白球、中脑网状结构、蓝斑亦可受累;晚期动眼、滑车、展神经核亦受累。镜下可见黑质、苍白球、四叠体的上丘、丘脑底核、导水管周围的白质可见明显的病理改变,呈特征性分布的、致密的 NFT 和神经纤维网丝形成;提示 PSP 可能源于细胞骨架功能的异常。PSP 的 NFT 不同于阿尔茨海默病(AD),在脑干内呈小球状,在皮质内呈火焰状或线团样。电镜下脑干缠结由 15 nm 的直微丝组成。此外,在患者病变神经细胞中发现 tau 蛋白聚集。其他非特异性的病理改变包括神经元脱失和胶质细胞增生。增生的星形胶质细胞最大的特点是与 tau 蛋白免疫反应呈现阳性。

4. PSP 的临床表现

PSP 多发生于 51～70 岁男性,隐袭起病,逐渐加重。约 1/3 患者在 60 岁之前发病,男性多于女性(约为 2∶1)。发病无地区、种族及职业的差异,未发现家族性典型病例。其典型的临床表现为以下。

(1)核上性眼球运动障碍:为突出的特征性表现,主要表现为对称性眼球垂直运动障碍。最早为向下注视障碍,逐渐发生上视运动困难,后期水平运动亦受限。

(2)运动障碍:约 2/3 患者的首发症状为步态不稳和平衡障碍。步态障碍较 PD 明显且不同于 PD 的慌张步态,PSP 患者行走时呈大步状态,双下肢在膝处呈伸直僵硬状,转身时双下肢易交叉,容易向后方跌倒。颈部肌张力障碍为本病重要症状。出现颈部过伸、仰脸、下颌突出的特殊姿势。头颈部和躯干肌肉明显强直(轴性肌张力增高),四肢较轻。假性球麻痹亦很常见。发病后 5 年,约有 68% 和 46% 的患者出现构音障碍和吞咽困难。部分患者还出现锥体束受损的症状。

(3)认知功能障碍:患者逐渐出现性格改变,智能衰退,晚期出现痴呆,且多为皮质下痴呆。

(4)其他症状:可有言语障碍和额叶症状等,主要表现言语含糊、发音困难、语速变慢或者加快、形象思维能力减退和性格改变。抑郁症状也相当常见。REM 睡眠期明显缩短。

5. PSP 的诊断

最有价值的是头颅 MRI 扫描,可见中脑及脑桥萎缩,尤其是在中脑被盖部的萎缩,形成细长、尖锐的"鸟嘴状"的形态。第三脑室和脚间池变宽,侧脑室扩大;50%的患者可见中脑导水管和第三脑室周围区域的信号异常。正电子发射断层摄影(PET)检查多显示额叶、纹状体、丘脑、小脑糖代谢或葡萄糖利用率及氧代谢明显降低,以额叶最明显。

六、思考题

(1)进行性核上性麻痹的临床特点有哪些?

(2)进行性核上性麻痹的临床诊断标准有哪些?

(3)进行性核上性麻痹的治疗原则有哪些?

七、推荐阅读文献

[1] 吴江.神经病学[M].3 版.北京:人民卫生出版社,2015.

[2] 贾建平,陈生弟.神经病学[M].7 版.北京:人民卫生出版社,2013.

[3] 中华医学会神经病学分会帕金森病及运动障碍学组.中国进行性核上性麻痹临床诊断标准[J].中华神经科杂志,2016,49(4):272-275.

(周海燕　傅　毅)

案例 23

肌张力障碍

一、病历资料

1. 现病史

患者,男性,15岁,因"右手不自主运动近4年"来院就诊。患者于2009年初无明显诱因下出现右手不自主运动,表现为写字时手部不灵活伴手部不自主扭转动作(见图23-1、图23-2)。2010年出现左手抖动,平举、紧张、用力时加剧,左手抖动在特殊姿势时消失。2012年5月,患者手部抖动加重,频率及持续时间明显增加,并开始出现口齿不清,无饮水呛咳,无吞咽困难。当时外院查甲状腺功能提示TGAb 5.96 IU/ml(参考值<4.11 IU/ml)、头颅MRI检查未见异常。2012年6月收治入院。追问病史,患者2011年因摔倒后左侧膝盖受伤,其后出现走路时膝盖无法弯曲,自此后行走时姿势步态出现异常,但平卧时左侧膝盖仍可弯曲。自发病以来,精神可,胃纳可,两便正常,体重无明显下降。

2. 既往史

无特殊个人史和职业史,无烟酒嗜好。

个人史:长期居住生活于浙江,否认疫区疫水接触史。足月产,出生评分好,既往学习成绩可,3年前成绩因改为左手写字变差。

家族史:无家族相关疾病史。

3. 体格检查

(1) 内科系统体格检查:T 36.8℃,P 70次/min,R 18次/min,BP 110 mmHg/70 mmHg,心肺腹(一),双足可见高弓足。

(2) 神经系统专科检查:

精神智能状态:神清,精神可,定向力可,对答切题,查体合作,MMSE评分30,MoCA评分30。

脑神经:额纹对称,双眼球活动自如,可见水平相短暂细微眼震。双侧瞳孔直径3.0 mm等大等圆,鼻唇沟对称,伸舌居中,双侧咽反射略迟钝。

运动系统:静息状态下,可见右手扭转样动作,左手震颤(但特定姿势时震颤消失)。双上肢平举时双上肢远端震颤,右手震颤重于左侧并伴有抽动,特定姿势时减轻甚至消失。左手持笔书写时略显不灵活,同时右手出现痉挛样动作(见图23-1);右手握笔写字出现扭转样动作,右上手腕伴有屈曲内收样姿势异常,且同时左手出现不自主扭曲(见图23-2)。四肢肌力5级,肌张力正常。双肱二头肌、肱三头肌、桡骨膜反射(＋),左桡骨膜转化(＋),右膝反射(＋＋＋),左膝反射(＋＋),踝反射(＋)。

感觉系统:深浅感觉正常。

病理征:未引出。

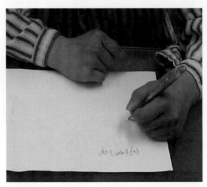
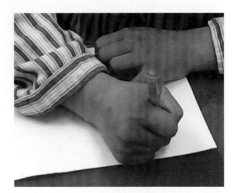

图 23-1　左手书写时右手有不自主痉挛　　图 23-2　右手书写时手腕内收不自主扭动

共济运动：右上肢快复轮替动作略差，指鼻、跟膝胫试验稳准，Romberg 征阴性。

步态：向前行走时右下肢拖曳，内翻；向后行走时，右下肢拖曳内翻完全消失。

脑膜刺激征：阴性。

4. 实验室及影像学检查

血尿常规、肝肾功能、电解质、血脂、血糖，均正常。

铜蓝蛋白测定：23.00 mg/dl（参考值 22.00～58.00 mg/dl）。

性激素全套：黄体生成素（LH）2.98 mIU/mL，卵泡刺激素（FSH）1.19 mIU/mL，雌二醇（E_2）26.00 pg/mL（参考值 21～251），孕酮（P）0.21 ng/mL，睾酮（T）4.05 ng/mL（正常），催乳素（PRL）49.07 ng/mL（参考值|3.46～19.40|成年男子|）

乳酸测定：静息状态 1.65 mmol/L，运动后 15 min 2.05 mmol/L（参考值 0.70～2.70 mmol/L）

外周血涂片检查：（一）

心电图、胸片、心脏超声检查：正常。

眼底裂隙灯检查：未见 K-F 环。

脑电图：双侧后半球轻度慢波增多。

肌电图：NCV 正常，右侧伸指总肌、第 1 骨间肌 EMG 检查提示肌张力障碍，BAEP 常规刺激左侧 V 波分化较差，双侧 Pr-VEP 异常，胫神经 SEP 正常。

颈椎 MRI 检查：颈椎退行性改变；$C_{3\sim4}$、$C_{4\sim5}$ 椎间盘轻度膨出。

头颅 MRI 检查：未见明显异常。

基因检测：DYT1 基因（TOR1A）的 GAG 三联密码子缺失突变。

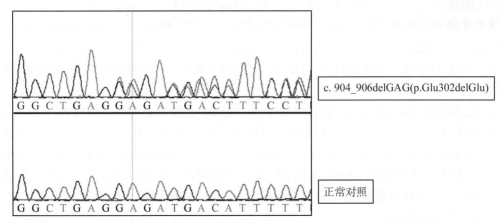

图 23-3　基因检测结果：DYT1 基因（TOR1A）的 GAG 三联密码子缺失突变

二、诊治经过

1. 诊断

（1）临床症状学诊断：全身性肌张力障碍。

（2）定位诊断：锥体外系。

（3）定性诊断：原发性扭转性肌张力障碍——Oppenheim 肌张力障碍（DYT1）。

2. 处理

患者对于脑深部电刺激术存在顾虑，故首先予以苯海索（安坦）治疗，开始剂量 1 mg tid，逐渐加量至 4 mg tid 口服，自觉症状有所好转，口齿不清略有好转（旁人可听懂其读报内容），右手写字仍然困难，左手写字稍好转，可自如打游戏。一年后电话随访，仍然口服苯海索 4 mg tid。

三、病例分析

1. 病史特点

青少年起病（年龄＜26 岁），逐渐进展加重。

无明显诱因下出现的姿势动作异常，首发症状及核心症状都为肌张力障碍。

体检特点主要表现为上肢和下肢的不自主运动及异常姿势，异常姿势符合肌张力障碍的定义。辅助检查亦无特别发现，头颅 CT 检查未见颅内占位或出血性病变。

2. 诊断依据

患者表现为双侧肢体的不自主扭转，行走时姿势异常伴左下肢内翻。从症状学角度符合肌张力障碍的经典定义，即一种不自主、持续性肌肉收缩引起的扭曲、重复运动或姿势异常综合征（伴或不伴有震颤）。左手的震颤在某种特殊位置时消失，是典型的肌张力障碍震颤"零点位"的表现，即在特定位置时主动肌和拮抗肌达到平衡，震颤消失。患者在用左手书写时，右手同时出现扭转这一症状属于肌张力障碍的"镜像运动"；患者的姿势异常累及躯干、一侧下肢、双侧上肢、口咽部，故为全身性肌张力障碍；患者为青少年期起病，起病年龄＜26 岁，符合早发性肌张力障碍诊断标准。

就病因而言，肌张力障碍主要可以分为以下五大类：原发性、肌张力障碍叠加综合征、发作性肌张力障碍、继发性（环境因素）及遗传变性疾病。在这 5 类病因中我们首先采取排除法进行推断，思路如下：

（1）该患者的症状为持续存在，症状非"发作性"，首先排除发作性肌张力障碍。

（2）患者除合并有肌张力障碍性震颤外，不伴有其他锥体外系症状，如肌张力增高、舞蹈样动作等，且高级皮质功能无受损，故肌张力障碍叠加综合征及遗传变性疾病的可能性也不大。

（3）该患者同样不具备继发性肌张力障碍的一些要素：如起病突然、早期姿势固定、偏侧肌张力障碍、成人起病的全身性肌张力障碍等。

结合患者为青少年起病的全身型肌张力障碍、辅助检查无特殊异常，该患者为原发性扭转性肌张力障碍的可能性较大。进一步基因检测（见图 23 - 3）发现该患者 DYT1 基因存在外显子 5 上的 GAG 三联体的缺失，最终诊断为原发性扭转性肌张力障碍——Oppenheim 肌张力障碍（DYT1）。

3. 鉴别诊断

（1）多巴反应性肌张力障碍（DRD）：该病可各年龄均可发生，常在 6～16 岁起病，与原发性扭转痉挛性肌张力障碍最大的鉴别点在于：该病会出现较为轻微的帕金森症，包括运动迟缓、肌强直、姿势反射异常，且症状具有昼夜波动（即清晨刚起床时较轻，以后渐渐加重，黄昏时最为明显）；患者常呈现用足尖行走的"痉挛性"步态；神经系统体检有时可发现反射亢进、Babinski 征阳性等；小剂量左旋多巴治疗特别有效，且疗效持续。

（2）心因性肌张力障碍：特点为常与感觉不适同时出现，固定姿势，没有"感觉诡计"效用，无人观察时好转，心理治疗、自我放松及明确疾病性质后可好转甚至痊愈。该患者为渐进起病，症状逐步累及上肢、下肢、躯干、口咽部，且有明确的"感觉诡计"和肌张力障碍震颤的特征性"零点位"，所以心因性肌张力障碍在未行基因检测前已被排除。

四、处理方案与理由

原发性扭转性肌张力障碍进展速度差异较大，多数患者在最初5～10年内进展至全身，之后处于静止期，严重者可出现受累部位的强烈收缩，导致肢体及躯干严重扭曲变形。目前，由于治疗技术的进展，上述严重情况已较为少见。

治疗方面，从肌张力障碍的治疗策略而言，儿童或成人起病的节段性及全身性肌张力障碍都应该试用左旋多巴治疗，以排除多巴反应性肌张力障碍的可能。虽然大多数多巴反应性肌张力障碍患者服用小剂量的左旋多巴即有非常显著的改善，但仍然有少数患者在左旋多巴剂量要增加至1 000 mg/d后症状才会有改善。在最初试用大剂量的左旋多巴/卡比多巴（最高达1 000 mg/d），如果症状有所改善，则可考虑以最低有效剂量作为患者的长期治疗方案。但如果患者在每日服用左旋多巴/卡比多巴1 000 mg 3个月后，症状仍然无改善，就应该考虑使用抗胆碱能药，剂量增加应非常缓慢，以防止出现不良反应，一般而言需要较大剂量的抗胆碱能药物才能改善症状。如果效果仍然不明显，可考虑试用巴氯芬、苯二氮䓬类、卡马西平、丁苯那嗪等药物。肉毒毒素注射治疗也可用于治疗全身性肌张力障碍，注射部位限于受累最严重处，可以改善疼痛、纠正姿势等，但由于Oppenheim肌张力障碍往往是全身性肌张力障碍，肉毒毒素注射治疗并不能完全改善患者的症状。对那些对其他治疗无效的致残性肌张力障碍，可采用中枢手术包括丘脑切开术、苍白球切开术及内侧苍白球深部电刺激。双侧苍白球深部电刺激对全身性原发性肌张力障碍有中等至显著的改善作用，却没有双侧丘脑切开术引起构音障碍的高风险。

五、要点与讨论

Oppenheim肌张力障碍属于原发性扭转性肌张力障碍中的一种，多发生于儿童或青少年，平均发病年龄为13岁，26岁以后发病的极少。多数患者的症状从手臂或腿部开始，极少数起自颈部或脑神经支配肌。65%的DYT1患者逐渐进展到全身或呈多灶性，儿童起病的进展的比例较高，症状如不波及全身则可表现为节段性肌张力障碍和局灶性肌张力障碍，如书写痉挛。该病家系内可以有很大变异，从没有肌张力障碍（70%基因携带者没有肌张力障碍）到轻度书写痉挛到严重的全身肌张力障碍。肌张力障碍若从腿部开始，初始时常为动作性肌张力障碍，使得患儿前行时腿部出现特殊的扭曲动作，而后退、跑步或跳舞时仍可保持正常。当累及腿部近端肌肉时，可出现奇特的踏步或鞠躬步态，远端肌的受累使足后跟不易着地。随着疾病进展，腿部不活动时也会出现异常运动，足跖曲、踝内翻或外翻，膝盖和髋部常处于屈曲位。手臂受累时，动作性肌张力障碍可影响书写，患者手指屈曲，手腕屈曲旋前，三头肌收缩，肘部上抬。常见手臂肌张力障碍性震颤，为姿势性和动作性震颤。随着病情进展，手臂的其他活动也受影响，当患者行走时，手臂常移向背后，随后，手臂不活动时也会出现肌张力障碍。肌张力障碍加重时，肌肉收缩变成持续性，使得身体保持一个固定的扭曲姿势，影响运动。躯干出现摆动运动，引起脊柱侧凸、前凸及骨盆扭转。颈部受累出现斜颈、颈前倾、颈后倾或头部倾斜等姿势，做鬼脸及言语困难较少见。尽管肌张力、肌力正常，但不自主运动可干扰肌肉的随意活动。智能一般正常，腱反射及感觉无改变。

Oppenheim肌张力障碍属常染色体显性遗传，外显率为30%～40%。DYT1基因定位于染色体

3q34.1,编码 torsin A 蛋白。目前,所有已知的 DYTI 基因突变位点都位于 Torsin A 基因的第 5 外显子和 1 个第 3 外显子的突变。就临床检测而言,检测 302/303 位的 GAG 缺失已足够。就基因检测而言,目前学界也不支持在临床工作中盲目筛查,当碰到下列情况才推荐进行基因检测:①30 岁之前肢体首发的原发性肌张力障碍推荐进行 DYT1 基因检测;②对 30 岁后发病且有早发性肌张力障碍亲戚的患者也推荐进行检测。

六、思考题

(1) 肌张力障碍的定义是什么?

(2) 肌张力障碍的病因学分类是什么?

(3) 肌张力障碍的治疗包括哪些?

七、推荐阅读文献

[1] 贾建平,陈生弟. 神经病学[M]. 7 版. 北京:人民卫生出版社,2013.

[2] 中华医学会神经病学分会帕金森病及运动障碍学组. 肌张力障碍诊断与治疗指南[J]. 中华神经科杂志,2008,41(8):571-573.

[3] Fanh S, Jankovic J, Hallett M. Principles and Practice of Movement Disorders [M]. 2nd Edition. SAUNDERS, 2011.

[4] Skogseid IM. Dystonia—new advances in classification, genetics, pathophysiology and treatment [J]. Acta NeurolScand Suppl. 2014,129(Supplement s198):13-19.

(吴逸雯　陈生弟)

案例 *24*
特发性震颤

一、病历资料

1. 现病史

患者,男性,27岁,因"双上肢及头部震颤6年余"至门诊就诊。患者6年前无明显诱因下出现双上肢震颤,震颤逐渐进展至头部并伴发声音颤抖。患者饮水、持物、写字、画螺旋时均出现明显震颤,情绪紧张时加重,但对日常生活影响尚可接受。否认步态障碍、头部异常姿势、动作迟缓等不适,偶饮酒,震颤在饮酒后稍改善。

2. 既往史

患者无特殊个人史和职业史,偶饮酒,否认吸烟史,否认外伤史,否认甲状腺素、胺碘酮、丙戊酸钠、苯丙胺(安非他明)等致震颤药物毒物服用史。系统回顾无殊。父亲及祖父均有震颤家族史。

3. 体格检查

(1) 内科检查:T 36.7℃,P 78次/min,R 15次/min,BP 132 mmHg/78 mmHg。发育中等,面容正常。双肺呼吸音清,心律齐。腹软,肠鸣音正常,肝脾无肿大。四肢无水肿。

(2) 神经系统检查:神志清,精神可,查体合作。双眼球运动正常,未见眼震,无头部异常姿势,瞳孔对光反应对等存在,双耳粗测听力正常,无面舌瘫;声音颤抖;颈软,克氏征阴性;双上肢及头颅出现明显姿势性震颤,四肢肌张力正常,肌力5级,腱反射正常,未引出病理征;深浅感觉对称;指鼻试验正常,步距正常,手臂摆幅正常,轮替动作完成良好。

4. 实验室及影像学检查

查血常规、尿常规、血糖、电解质、肝功能、肾功能、甲状腺功能及心电图均未见异常。头颅MRI检查平扫未见明显异常。

二、诊治经过

1. 诊断

特发性震颤(essential tremor,ET)。

2. 处理

予阿罗洛尔10 mg qd起始治疗,根据症状控制需要可渐增剂量,一般在10 mg tid,嘱患者密切监测血压心率,防止血压心率过低,必要时及时停药。药物服用后患者震颤较前好转。

三、病例分析

1. 病史特点

青年男性，双上肢震颤起病，后逐渐进展至头部、声音。紧张时加重，饮酒可缓解，无动作迟缓，头颅异常姿势，同时伴有阳性的家族史，否认致震颤药物服用史。

体检示生命体征正常，无明确的颅神经、运动、感觉、反射、步态及共济运动的异常。辅助检查示甲状腺功能正常，余亦无特别发现，头颅 MRI 平扫未见明显异常。

2. 诊断依据

患者青年男性，出现双上肢及头颅震颤，无动作迟缓，头颅异常姿势，同时伴有阳性的家族史，饮酒可缓解。体检示患者无明确的神经系统阳性体征。震颤主要表现为姿势性震颤，伴有动作性震颤，结合患者病程大于 5 年，提示为特发性震颤。

患者的临床表现符合特发性震颤的诊断标准（见表 24-1）。

表 24-1　NIH 标准

震颤严重度评分	0＝无震颤 1＝轻微（很少被注意到） 2＝明显，可被察觉但很可能不致残（＜2 cm 幅度） 3＝中等程度，可能部分致残（2～4 cm 幅度） 4＝严重，粗大，致残
确诊的 ET	双上肢 2 级以上震颤 或者 一侧上肢 2 级以上以及另一侧 1 级震颤 或者 至少一侧上肢 1 级震颤以及颅/颈 2 级震颤 节律性，无优势方向的头部震颤，无颈部肌肉不对称 除外：明显的继发性病因（允许同时存在肌张力障碍，不能同时存在 PD）
很可能的 ET	双侧上肢 1 级震颤 或者 孤立的颅/颈 2 级震颤 或者 可靠的特发性震颤家族史 除外：明显的继发性病因（例如，增强的生理性震颤，药物诱发的震颤或中毒性震颤，同时存在周围神经病如腓骨肌萎缩症等） 允许同时存在及张力障碍 如果有可靠的以前存在的特发性震颤病史，允许同时存在帕金森病
可能的 ET	孤立的颅/颈 1 级震颤 或者 任务或姿势特异性上肢震颤 或者 单侧上肢震颤 或者 直立性震颤
无法评估的 ET	与其他神经系统疾病共存的震颤，使用抗震颤药物或促震颤药物，未经治疗的甲状腺疾病、咖啡因戒断等

3. 鉴别诊断

（1）帕金森病：帕金森病（PD）患者震颤主要为搓丸样静止性震颤，旋前旋后样震颤为多。ET 患者则表现为姿势性或动作性震颤。除震颤外，PD 患者还常伴发运动迟缓、肌肉强直、姿势平衡障碍、面具脸等特征性临床表现，如表 24-2 所示。

表 24-2 帕金森病和特发性震颤的临床鉴别

临床评估	特发性震颤	帕金森病
病史采集		
起病年龄	双峰：青少年、中青年发病或起病年龄≥65 岁	随着年龄增长，发病率逐渐增加，通常起病年龄≥60 岁
家族史	多见	少见
酒精缓解	多见	少见
震颤评估		
震颤类型	姿势性或动作性多见，特别严重时可出现静止性震颤，走动时震颤多消失	静止性震颤多见，步行时震颤仍然可见
分布	上肢、头、声音震颤	口唇、舌和下肢震颤
体格检查		
书写	字迹潦草，笔画较大	字迹越写越小
表情	面容正常	面具脸
声音	声音颤抖	音调低，言语含糊不清
步态	正常	慌张步态，受累侧手臂摆幅减少

（2）肝豆状核变性：青少年起病的震颤患者需要与该病相鉴别。根据典型的锥体外系症状、肝酶异常、角膜 K-F 环和血清铜蓝蛋白、血清铜减低，尿铜增高诊断不难。如有必要，可行相关基因检测。

（3）药物诱发性震颤：多种药物可诱发不同类型的震颤，如酒精、多巴胺、丙戊酸钠、甲状腺素、β-受体阻滞剂、皮质激素等可诱发姿势性震颤，抗精神病药物、甲氧氯普胺（胃复安）可诱发静止性震颤，酒精和锂可诱发意向性震颤。药物诱发的震颤是剂量相关的，减量或停用相关药物后震颤会消失。

（4）心因性震颤：心因性因素可导致震颤出现。心因性震颤的形式各异，幅度、频率的波动由心理因素决定。突然发生，莫名终止，注意力分散时可减轻，过度通气时加重，且安慰剂治疗有效。

四、处理方案与理由

予阿罗洛尔 10 mg qd 间断服用，可使震颤明显缓解。

五、要点与讨论

震颤是指身体的一个部位或者多个部位的不自主的节律性肌肉松弛和收缩所产生的往复动作。特发性震颤是常见的神经系统疾病，遗传因素可能参与发病，约有 60% 的患者拥有阳性家族史。

特发性震颤的典型临床表现是姿势性和（或）动作性震颤。特发性震颤患者震颤的频率通常在

4～12 Hz(见表 24-3)。动作性震颤通常发生在日常活动中,如写字、进食、持物和其他相关的日常活动中。姿势性震颤亦可出现,主要表现为维持身体某一部分不动以抵抗重力时出现震颤。震颤逐渐进展,最终会对患者的日常行为生活造成严重影响。特发性震颤最常累及双上肢,头部以及声音也可累及,但躯干、下肢、舌肌受累少见。其他的运动症状还包括眼球活动异常如眼球平滑追踪异常和病理性抑制前庭-眼反射。特发性震颤患者还可以出现步态和平衡障碍,这也支持小脑功能障碍是震颤病因的机制理论。特发性震颤可在睡眠缓解。目前尚无有效的检查手段确诊本病。

表 24-3　震颤按频率分类

典型病因	震颤频率(Hz)	典型病因	震颤频率(Hz)
增强的生理性震颤	10～14	肌张力障碍性震颤	5～7
特发性震颤	4～12	药物或毒物诱发的震颤	5～10
Holmes 震颤	3～5	心因性震颤	变化多端
帕金森病震颤	3～7	酒精中毒性震颤	3～4
小脑性震颤	3～5		

　　除了运动症状之外,特发性震颤患者的非运动症状正在受到越来越多的关注,部分患者可出现轻度的认知障碍,主要影响患者的工作记忆、近事记忆、言语流畅性等。另外部分患者可出现嗅觉减退,程度较帕金森病患者轻微,听力受损也可以出现。特发性震颤患者还可以出现精神心理异常,包括焦虑、抑郁、反社会人格等。部分 ET 患者还可出现睡眠障碍。

　　轻度震颤若不影响日常工作一般无须治疗,轻度到重度震颤且情绪紧张时加重可在重要场合间断治疗。严重的震颤导致功能障碍需要终身治疗。普萘洛尔仍然是治疗 ET 最优选的药物,如无法获得普萘洛尔,新型 β-受体阻滞剂阿罗洛尔也可应用。若 ET 患者同时合并 COPD、慢性心功能不全,存在β-受体阻滞剂的禁忌证时可首选扑米酮治疗。

　　非药物治疗方法还包括酒精摄入,通常 60% 的 ET 患者在饮酒后 30 min 会出现震颤的改善,但是该疗法疗效维持时间短暂,仅为 60～90 min。药物治疗后仍然存在明显的功能障碍可予其他非药物治疗,主要包括 A 型肉毒毒素注射和立定定向手术等。丘脑腹中央核(Vim)脑深部电刺激术(DBS)安全有效,相比丘脑毁损术副作用更少。近年来,肉毒毒素注射也可用于改善上肢、头部及声音的震颤程度。

六、思考题

　　(1) 特发性震颤的临床特点有哪些?

　　(2) 特发性震颤的治疗原则有哪些?

　　(3) 特发性震颤同帕金森病震颤的异同有哪些?

七、推荐阅读文献

[1] 吕传真,周良辅. 实用神经病学[M]. 4 版. 上海:上海科学技术出版社,2014.

[2] Elias W J, Shah B B. Tremor[J]. JAMA, 2014,311(9):948-954.

[3] Louis E D. Essential tremor[J]. The Lancet Neurology, 2005,4(2):100-110.

[4] Rana A Q, Chou K L. Essential Tremor in Clinical Practice[M]. Springer,2015.

(王　坚)

案例 25
不安腿综合征

一、病历资料

1. 现病史

患者,女性,59岁,因"双下肢不适20年,加重1年"就诊。患者20年来几乎每晚夜间出现双下肢无法描述的不适感,主要集中于小腿及膝部,左侧更严重,这种不适感迫使患者需起床下地行走,经活动或敲打后不适感可轻度缓解,有时夜间睡眠中出现双下肢不自主屈曲动作。2年前曾服用过中药治疗,症状无改善。近1年来患者自觉症状较前加重,严重影响睡眠,每晚睡眠时间5h左右,且情绪表现得较焦虑,遂来就诊。发病过程中无肢体无力,无四肢发麻,无下肢水肿,无头晕头痛等不适。

2. 既往史

患者无特殊个人史和职业史,无烟酒嗜好。否认糖尿病等病史。1年前行子宫肌瘤手术。母亲、姐姐、妹妹均有类似病史。

3. 体格检查

(1) 内科检查:T 36.7℃,P 72次/min,R 18次/min,BP 110 mmHg/70 mmHg。双肺呼吸音清,未闻及干湿啰音。心律齐,无病理性杂音。腹软,无压痛反跳痛,肝脾无肿大。四肢无水肿或皮肤干燥。

(2) 神经系统检查:神志清楚,言语清晰流利,查体合作。双眼球活动可,未及眼震,双侧瞳孔对光反射对等存在,双耳粗测听力正常,无面舌瘫。颈软,克氏征阴性。四肢肌张力正常,肌力Ⅴ级,腱反射正常,未引出病理征。双侧腓肠肌按压试验(+)。双侧深浅感觉对称。指鼻试验正常。

4. 实验室及影像学检查

门诊查血常规、尿常规、生化常规、血清铁未见异常。肌电图:未见异常。

IRLSRS评分:32分。HAMA评分:14分。HAMD评分:13分。PSQI评分:14分。

二、诊治经过

1. 诊断

原发性不安腿综合征(primary restless legs syndrome)。

2. 处理

予以睡前口服森福罗0.125 mg对症,并嘱患者保持健康心态,适当锻炼。1月后随访,患者症状有明显改善,每周中仅2～3天发作,睡眠质量较前明显提高,夜间平均睡眠时间可至6h,情绪方面也较前有所改善。复测IRLSRS评分:18分。HAMA评分:11分。HAMD评分:10分。PSQI评分:8分。

三、病例分析

1. 病史特点

中老年女性,主要临床表现为双下肢无法描述的不适感,集中在小腿及膝部,左侧更严重,这种不适的特点在于活动或按摩敲打后可轻度缓解。患者有时夜间睡眠中伴有双下肢不自主屈曲动作,严重影响了睡眠质量,并带来了消极的情绪。

患者家族中母亲、姐姐、妹妹均有类似症状。

体检特点是无明确的脑神经、运动、感觉、反射及共济运动的异常,没有脑膜刺激征。腓肠肌按压试验(+)。辅助检查亦无特别发现,肌电图检查:未见异常。

量表评分:IRLSRS 评分:32 分。HAMA 评分:14 分。HAMD 评分:13 分。PSQI 评分:14 分。

2. 诊断依据

患者以双下肢不适为主要表现,这种不适感于夜间发作,迫使患者需起床行走,且不适感在活动或按摩后可轻度缓解,无肢体无力、发麻、水肿等其他异常。既往病史及辅助检查排除继发性不安腿综合征(见表 25-1)可能,结合有明确家族史,更倾向于原发性不安腿综合征。

表 25-1 继发性 RLS 因素

1. 妊娠	7. 风湿性关节炎
2. 贫血	8. 脊髓疾病
3. 帕金森病	9. 多发性硬化
4. 糖尿病	10. 卒中
5. 慢性肾功能不全	11. 恶性肿瘤
6. 周围神经病变	12. 其他

患者临床表现符合不安腿综合征诊断标准(见表 25-2),临床分型为慢性持续性 RLS。

表 25-2 RLS 诊断标准及分型

RLS 必要的诊断标准(必须具备以下 5 项)
1. 活动双下肢的强烈愿望,常伴随着双下肢不适感,或不适感导致了活动欲望
2. 强烈的活动愿望,以及任何伴随的不适感,出现在休息或不活动(如患者处于卧位或坐位)时,或于休息或不活动时加重
3. 活动(如走动或伸展腿)过程中,强烈的活动欲望和伴随的不适感可得到部分或完全缓解
4. 强烈的活动欲望和伴随的不适感于傍晚或夜间加重,或仅出现在傍晚或夜间
5. 以上这些临床表现不能单纯由另一个疾病或现象解释,如肌痛,静脉淤滞,下肢水肿,关节炎,下肢痉挛,体位不适,习惯性拍足
RLS 临床病程的分型
慢性持续性 RLS:最近 1 年内,未经治疗的患者出现症状的频率为平均每周 2 次或以上
间歇性 RLS:症状出现的频率为平均每周少于 2 次,且一生中至少有 5 次 RLS

3. 鉴别诊断

该患者除需排除继发性因素外,还需与以下疾病鉴别:

（1）夜间腿肌痉挛：为夜间突然起病的肌肉疼痛痉挛，伸展腿部、站立、走动时可使症状缓解，但有比较严重的肌肉疼痛，而不是感觉异常。单侧肢体和局限性多见，常可触及挛缩的肌肉。虽然该病与不安腿相似之处在于也是夜间起病，在活动后症状可得到缓解，同样会干扰睡眠，但该疾病起病更突然，常累及单侧肢体，呈局灶性，发病时常可触及肌肉的挛缩。该患者症状与之不符，不考虑该诊断。

（2）静坐不能：应用多巴胺受体阻断剂后因内心的不安宁感而出现的坐立不安，常伴轻度锥体外系症状，无家族史，昼夜变化规律，很少影响睡眠。该患者无服用多巴胺受体阻断剂的既往史，且无与之相似的症状，故不考虑。

（3）下肢疼痛足趾运动症：下肢和足部疼痛，伴有不适感，足趾出现特征性的不随意运动，一侧肢体或两侧肢体均可以出现，这种患者下肢可以出现异常性疼痛，常可以持续存在。下肢的不随意运动主要表现为足趾的伸曲和内外旋转、足关节的屈伸，常见于跟痛症、腰痛、坐骨神经痛和神经末梢疾病。该患者的疼痛性质、特点与之不同。

（4）多发性周围神经病：表现为四肢远端对称性或非对称性的运动、感觉及自主神经功能障碍。它与不安腿综合征均可能表现出肢体的感觉异常和疼痛，但该病通常不出现坐立不安，运动后症状不改善，没有明显的昼夜规律，与PLMs无关，睡眠障碍较少见。

（5）其他下肢肌肉及骨骼结构病变：如肌炎、筋膜炎、下肢深部神经纤维瘤等，均可出现下肢疼痛、不适感，疾病早期有时可拟不安腿综合征，但除不安腿的特点外，局部体征明显，常有压痛，病理检查或影像学检查可有阳性发现。该患者无相关局部体征，肌电图等检查未见异常，故排除该诊断。

四、处理方案与理由

原发性不安腿综合征的治疗药物主要包括多巴胺受体激动剂，α_2-δ钙通道激动剂，阿片类药物及其他如镇静剂、抗癫痫药等。其中，多巴胺受体激动剂作为一线用药，可减轻不安腿综合征的主要症状，如运动不宁、不舒服的感觉、不自主腿动，并且可以改善睡眠。对于持续性RLS，临床上最常用的药物为普拉克索，一种多巴胺受体激动剂，以0.125 mg qn的剂量开始，如果效果不佳，可逐渐增加剂量或联合运用其他类药物。如果出现不良反应或症状恶化，还可使用其他类药物如α_2-δ钙通道激动剂加巴喷丁、阿片类或使用第2种多巴胺受体激动剂。对于间歇性RLS可使用多巴丝肼、氯硝西泮或轻中度阿片类药物。

除了药物治疗，还可采用一些非药物治疗协助缓解不安腿的症状。不安腿患者应少饮咖啡及含咖啡的饮料，戒烟戒酒，培养健康的睡眠作息，睡前洗热水澡及肢体按摩，可进行适量的有氧锻炼。

五、要点与讨论

不安腿综合征是一种常见的神经系统感觉运动性疾病，发病率为0.1%～11.5%，女性多见，亚洲人群中的发病率比西方人群低。不安腿综合征可分为原发性不安腿综合征和继发性不安腿综合征。前者病因不明，部分可具有家族遗传性。后者可见于糖尿病、妊娠、贫血、慢性肾功能不全等。虽然不安腿综合征不会对生命带来危害，但严重影响患者的生活质量，带来负面的情绪，一些研究已发现在不安腿患者中焦虑、抑郁的发病率较正常人更高。

对于不安腿综合征的诊断主要依靠临床表现，辅助检查用来排除继发因素。所有不安腿的诊断均需符合国际RLS研究小组提出的RLS诊断标准，并根据症状发作情况，进行临床分型。

继发性不安腿综合征的治疗需去除诱因，对症治疗。原发性不安腿综合征首选多巴胺受体激动剂如普拉克索，如果效果不佳或有不良反应可选择其他类药物，如阿片类等。另外，不安腿患者应养成良好的生活习惯,戒烟戒酒,培养健康的睡眠作息。

六、思考题

(1) 不安腿综合征的临床特点有哪些?

(2) 不安腿综合征的诊断标准有哪些?

(3) 不安腿综合征的治疗如何进行药物选择?

七、推荐阅读文献

[1] 马建芳,辛晓瑜,梁樑,等. 原发性不宁腿综合征的患病率调查——来自于上海社区的流行病学研究[J]. 中华神经科杂志,2012. 45(12):873.

[2] 郭彦杰,朱潇颖,张小瑾,等. 帕金森病与不安腿综合征关联研究进展[J]. 上海医学. 2014,37(3):259 - 262.

[3] 董素艳,张小瑾,吴云成. 不安腿综合征的遗传学研究进展[J]. 中华神经科杂志. 2014,47(2):133 - 135.

[4] Zhu XY, Liu Y, Zhang XJ, Y et al. Clinical characteristics of leg restlessness in Parkinson's disease compared with idiopathic Restless Legs Syndrome[J]. J Neurol Sci. 2015 Oct 15;357(1 - 2):109 - 114.

[5] 吴冬燕,于欢,洪震. 不安腿综合征最新诊断标准共识[J]. 中国临床神经科学. 2016. 24(01).

(吴云成)

案例 26

癫痫

一、病历资料

1. 现病史

患者，男性，57岁，因"发作性右侧面部肌肉抽搐伴头部向右扭转一年余"来院就诊。患者1年前无诱因下出现发作性右侧面部肌肉抽搐，每次发作大约持续十几秒钟至1 min，无口吐白沫及大小便失禁，无意识障碍，无肢体抽搐。起始时劳累后出现，每月数次，未就诊及服药，近半年间面部肌肉抽搐加重，伴头向右侧扭转，双目凝视。每2～3天均有发作，受凉、激动、劳累均有加重，每次发作过程与原先一致。平时无头痛、头晕。患者首次门诊拟诊：面肌痉挛？予以妥钠50 mg bid口服，服用后症状缓解不明显，发作频率由数天一次改为每天均有。现为进一步诊治，于我院就诊。

发病以来饮食正常，精神可，两便正常，体重无明显变化。

2. 既往史

顺产，幼时无高热惊厥史，生长发育正常，学习成绩一般，初中毕业后外出打工。平素体健，无特殊疾病史。发病之前2年有车祸脑外伤史，无发热及感染史。家族中无类似疾病者，无遗传疾病史。

3. 个人史

否认食物、药物过敏史。

4. 体格检查

(1) 内科检查：T 36.5℃，P 72次/min，BP 120 mmHg/75 mmHg，R 18次/min。双肺呼吸音清，心律齐。腹软，肠鸣音正常；肝脾无肿大。

(2) 神经系统检查：

神志清醒，意识清晰，表情自然，定向力正常，GCS15分。

颅神经：瞳孔3 mm，等大等圆，各方向运动正常，光反射存在，余脑神经检查阴性。

运动系统：四肢肌张力正常，反射对称，四肢肌力Ⅴ级，病理征未引出，共济运动正常。

感觉系统：深浅感觉，复合感觉双侧对称、存在。

5. 实验室及影像学检查

EEG（发作间歇期）：两半球电活动为低中幅9～10次/sα节律，顶枕部明显，双侧对称，调幅可，对光抑制反射存在。各导联可见低中幅4～5次/sθ波及低至高2～3次/sδ波发放，左侧占优势，发作间期脑电图如图26-1所示。

EEG（发作期）：过度换气期间，患者出现一次临床发作。右侧面部抽搐同期脑电显示左侧导联异常快节律发放，随即传导至对侧，混杂有大量肌电及动作伪迹。发作期脑电图如图26-2所示。

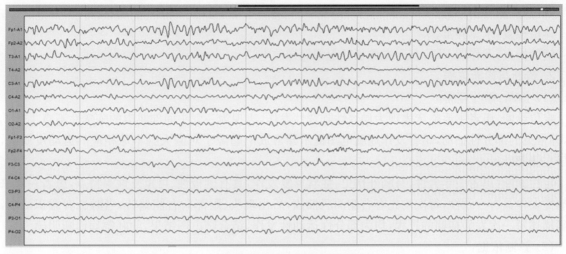

图 26-1　发作间期脑电图

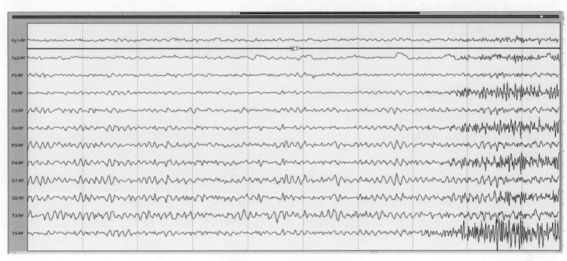

图 26-2　发作期脑电图

二、诊治经过

1. 诊断

额叶癫痫。

2. 处理

患者首次门诊拟诊：面肌痉挛？予以妙钠 50 mg bid 口服，服用后症状缓解不明显，发作频率由数天一次改为每天均有。门诊复诊时拟诊：癫痫，局灶性发作？行脑电图提示发作期痫样放电，予以卡马西平 0.1 g bid，渐加量至 0.2 g bid，上述症状未再有发作，嘱其规律服药，避免情绪激动，缺乏睡眠等诱因；定期随访。

三、病例分析

1. 病史特点

男性，57 岁，反复发作性，右侧面部抽搐，伴头向右扭转。

既往有"脑外伤"史。

体格检查：未见异常。

辅助检查：发作期 EEG 显示左侧额叶起源痫样放电。

2. 诊断与诊断依据

（1）诊断：额叶癫痫。

定位诊断：患者主要临床表现为局灶性阵挛性发作，表现为一侧头面部肌肉的阵挛性不自主运动发作，即常见的部分性抽动，结合发作期脑电图提示异常放电起源于对侧大脑半球相应的运动皮质区，定位于左侧额叶。

定性诊断：患者中年男性，有脑外伤史，症状反复发作，具有刻板性、可重复性等特点，患者一年来出现痫性发作具有一致性，每次均先有右侧面肌抽搐，后出现头、眼部向右侧偏转，当时患者意识清晰，能准确描述每一次发病初期的过程，均为部分性运动性发作，结合脑电图结果，额叶癫痫诊断明确。

（2）诊断依据：

① 男性，生长发育正常，有头部外伤史，无特殊疾病史。

② 以多次痫性发作就诊，每次发作过程具有一致性。

③ 神经系统体检无明显阳性体征。

④ 脑电图异常，显示左额区起源异常放电，且可以解释临床表现，左额叶病损应为责任病灶。

（3）发作分类：

① 癫痫类型：局灶性癫痫（左侧额叶起源）。

② 症状学：部分性运动性发作。

③ 病因学：脑外伤后继发性。

3. 鉴别诊断

（1）心因性非癫痫性发作（PNES）：动作夸张，发作类型多样化，戏剧化，发作前一般有精神刺激史，发作持续时间长，甚至可达数小时，安慰及暗示治疗可以终止方式。脑电图正常。

（2）面肌痉挛：可有反复发作，面部肌肉抽搐，不伴有头部扭转及双眼凝视。面肌抽搐同期脑电图正常可以鉴别。

四、处理方案及理由

部分性发作、有明确的病因、影像学有局灶性的异常、睡眠中发作、脑电图有肯定的癫痫样放电及有神经系统异常体征等因素预示再次发作的风险增加，首选采用抗癫痫药物（AED）治疗。卡马西平或奥卡西平在部分性癫痫和继发全身性发作患者中为首选药物，在其他传统抗癫痫药物中，苯妥英钠亦有疗效。若上述药物无效或为了减少药物不良反应可试用新型抗癫痫药物，如拉莫三嗪、托吡酯（妥泰）或左乙拉西坦等。

定期随访：记录发作日记，避免发作诱因。

五、要点与讨论

1. 癫痫的诊断

传统将癫痫的诊断分为 3 步：首先，明确是否是癫痫；其次，癫痫是原发性还是症状性；最后，明确癫痫的病因。

2001 年，国际抗癫痫联盟提出了正在推广中的癫痫国际诊断新方案，要求将癫痫的诊断分为 5 步：

对发作现象进行标准化的术语描述;按国际抗癫痫联盟制定的发作类型进行分类;根据发作类型和伴随症状在国际抗癫痫联盟统一制定的癫痫综合征中寻求是否是特殊的癫痫综合征;进一步寻找患者可能的病因;按世界卫生组织制定的《国际损伤、失能和残障》分类标准评定患者残损程度。

2. 癫痫的分类

临床工作中对癫痫主要进行发作分类及综合征的分类。癫痫发作国际分类根据发作临床表现及EEG特点将癫痫主要分为如下三大类:

(1)部分性(局灶)性发作:临床及EEG改变提示半球某部神经元首先被激活的发作。

(2)全面(泛化)性发作:双侧半球最初同时受累的发作。

(3)不能分类的发作:资料不充足或不完整,不能分类或无法归类。

癫痫综合征:是指由一组体征和症状组成的特定的癫痫现象,它具有独特的临床特征、病因及预后。临床上在明确为癫痫及其发作类型后,应结合发病年龄、发作类型、发作的时间规律和诱发因素、EEG特征、影像学结果、家族史、既往史、对药物的反应及转归等资料,根据已被接受的癫痫综合征列表,尽可能作出癫痫综合征类型的诊断。其对于治疗选择、判断预后等方面具有重要意义。本例患者癫痫发作症状为部分性运动性发作,分类为局灶性发作,癫痫综合征的分类为额叶癫痫。

3. 额叶癫痫概述

额叶癫痫是一组发作起源于额叶的具有临床特征表现的癫痫综合征,可以发生在任何年龄,男女比例无差异,在普通人群中的发病率不详,在各类部分性癫痫中,占20%～30%,仅次于颞叶癫痫。额叶结构复杂,重要功能区众多,与其他脑叶之间存在广泛联系,其临床表现具有多样性、复杂性。额叶癫痫相对较为普遍的发作特点:夜间发作倾向;丛集性发作;发作时间短;局灶运动发作为多,有快速继发全身性趋势;发作时意识保持或仅有发作后轻度意识混乱。因为大多数的额叶癫痫为症状性和隐源性,少数为特发性,所以在诊断时应考虑其病因。目前常见的症状性额叶癫痫的原因包括肿瘤、外伤、血管性疾病、皮质发育异常、感染和炎症性疾病,代谢和系统性疾病。

4. 额叶癫痫的发作形式

额叶癫痫的发作形式可以是简单部分性、复杂部分性、继发全身性或混合发作,发作表现广泛多样,不同个体之间差异很大,但同一个体症状相对刻板。最常见及特征性的表现是部分运动性发作,主要包括局灶性阵挛性发作、非对称性强直性发作、偏转性发作、Jacksonian癫痫等。额叶不同解剖部位的痫性发作临床表现不同:

(1)运动皮质区发作:伴有或不伴有Jacksonian癫痫的简单部分运动性发作,语言顿挫、发音困难。

(2)辅助运动区发作:局灶性强直或不对称性强直性姿势性发作。

(3)背外侧区发作:局灶强直性发作,语言、发音顿挫。

(4)眶额区发作:复杂部分性发作,幻嗅、错觉,自主神经症状。

(5)前额极区发作:头、眼转向动作,强迫性思维,语言动作顿挫。

(6)岛盖区发作:咀嚼、吞咽、流涎等咽喉部症状,语言顿挫或失语,恐惧,自主神经症状,面肌痉挛,味幻觉。

(7)扣带回发作:恐惧,情绪行为改变,复杂运动自动症,自主神经症状。

5. 额叶癫痫的脑电图

额叶癫痫的脑电图整体特点为睡眠中阳性率高,额区为主的癫痫样放电,向颞部或中央扩散,单侧为主。发作间期的脑电图可表现为棘波、尖波、棘慢波、尖慢波或背景活动不对称。发作期可出现爆发性快活动、尖慢波、棘慢波等,有时可因肌电伪差而无法获得。为了增加脑电图阳性检出率,目前临床上多采用视频脑电图,若患者癫痫病灶过深(如颅底,内侧面等)在术前评估时可以使用颅内电极置入法记录。

6. 额叶癫痫的治疗

额叶癫痫首先采用药物治疗,有明确病灶的病例应同时予病因治疗。部分性发作、有明确的病因、影像学有局灶性的异常、睡眠中发作、脑电图有肯定的癫痫样放电及有神经系统异常体征等。这些因素预示再次发作的风险增加,可以在首次发作后征得患者及家属同意后开始 AEDs 治疗。卡马西平在部分性癫痫和继发全身性发作患者中为首选药物,在其他传统抗癫痫药物中,苯妥英钠亦有疗效。若上述药物无效或为了减少药物不良反应可试用新型抗癫痫药物拉莫三嗪、托吡酯、奥卡西平或左乙拉西坦等。对于药物无效的难治性癫痫可以选择脑外科手术,如皮质切除术、胼胝体切开术等。但由于手术风险较大,对于无明确病灶的手术,临床上仍存有争议。另需要注意的是,AEDs 的不良反应是导致治疗失败的另一个主要原因。主要不良反应包括:剂量相关,特异体质相关,长期的不良反应以及致畸作用。在亚洲人群使用卡马西平时需注意皮疹的不良反应,警惕发生 Stevens-Johnson 综合征的可能,建议筛查 HLA-B1502 基因。

六、思考题

(1) 按照受累部位,额叶癫痫临床表现如何?

(2) 额叶癫痫的脑电图表现有哪些?

(3) 额叶癫痫的治疗方案是什么?

七、推荐阅读文献

[1] 贾建平,陈生弟.神经病学[M].北京:人民卫生出版社,2016.

[2] 中华医学会.临床癫痫诊疗指南·癫痫病分册[M].北京:人民卫生出版社,2015.

[3] Berg AT, Berkovic SF, Brodie MJ, et al. Revised terminology and concepts for organization of seizures and epilepsies:Report of the ILAE Commission on Classification and Terminology,2005 - 2009[J]. Epilepsia,51(4):676 - 685,2010.

(汪　昕)

案例 27

偏头痛

一、病历资料

1. 现病史

患者,女性,39 岁,因"剧烈头痛和眩晕 3 h"来急诊。患者 3 h 前于工作中无诱因出现头痛和眩晕,主要为右侧额、颞和顶部的头痛,似炸裂和搏动样,程度剧烈。视物旋转,伴有明显的恶心、呕吐、虚弱、怕声响、不愿活动。2 h 前曾自服止痛片,但症状无缓解。起病后无意识丧失、惊厥发作、耳聋、耳鸣、视物成双、黑矇、言语含糊或肢体无力。近 2 周内无感冒或发热。

2. 既往史

患者无特殊个人和职业史,无烟酒嗜好。自 14 岁起有发作性头痛,临床表现与本作类似,但较轻,通常自服止痛片可缓解。近 10 年有眩晕发作史,表现为眩晕,伴恶心、呕吐,不愿活动,持续 4~24 h,不伴耳鸣和耳聋,半数发作伴头痛。母亲有头痛史。

3. 体格检查

(1) 内科检查:T 36.8℃, P 68 次/min, R 12 次/min, BP 108 mmHg/68 mmHg。急性痛苦面容,面色苍白,频繁恶心和呕吐。双肺呼吸音清,心律齐。腹软,肠鸣活跃,肝脾无肿大。四肢无水肿或皮肤干燥。

(2) 神经系统检查:

神志清楚,语晰,合作,颈软,克氏征阴性。

脑神经:双眼球运动正常,未见眼震,双瞳光反应对等存在,双耳粗测听力正常,无面舌瘫。

运动系统:四肢肌张力对称,肌力 5 级,腱反射正常,未引出病理征。

感觉系统:深浅感觉对称。

其他:指鼻试验正常,拒绝步态检查。

4. 实验室及影像学检查

急诊查血常规、尿常规、血糖、电解质、肝功能、肾功能、心肌酶谱及心电图均未见异常。急诊头部 CT 检查未见明显异常。

二、诊治经过

1. 诊断

前庭性偏头痛的急性发作。

2. 处理

选择安静避光室留观,头位抬高 30°侧卧。予以肌注甲氧氯普胺(胃复安)10 mg 和地西泮(安定)10 mg,口服利扎曲坦 30 mg。另外,予以静脉滴注 10%GS 1 000 ml,分别加维生素 B$_1$ 和氯化钾。处理 1 h 后,患者安静,头痛症状减半,眩晕、恶心和呕吐症状明显减轻,想睡觉。处理 4 h 后,患者症状完全消失,自行回家。

三、病例分析

1. 病史特点

中年女性,发作性头痛和眩晕。发作前无明显前驱或先兆症状。头痛具有偏侧分布、中-重度程度、搏动样性质、活动后加重的特点,伴随有恶心、呕吐和畏声。眩晕发作多与头痛伴随,且不伴耳鸣和耳聋。

患者有发作性头痛、眩晕及头痛家族史。

体检无明确系统或神经系统异常。辅助检查无特别发现。

2. 诊断依据

患者以发作头痛为主,伴随眩晕、自主神经症状,但无意识丧失、惊厥、耳聋、耳鸣、复视、黑矇、言语含糊、肢体无力或其他感觉异常。虽然患者的发作严重,但体检未见有提示为继发性头痛的警示体征(见表 27-1),加之有类似的病史 25 年,提示为原发性头痛。

表 27-1　提示为继发性头痛的警示体征

出现视神经视盘水肿、认知障碍或神经系统局灶性症状和体征
突然发生的快速达到高峰的剧烈头痛
50 岁后新发的头痛
伴有发热或与体位变化有关的头痛
有高凝风险或肿瘤病史者的头痛
在系统疾病发生后新发或明显恶化的头痛

患者的头痛特征(发作史、性质、部位、程度、伴随症状)符合无先兆的偏头痛的诊断标准(见表 27-2)。

表 27-2　无先兆偏头痛的诊断标准

A. 符合 B~D 项特征的至少 5 次发作
B. 头痛发作(未经治疗或治疗无效)持续 4~72 h
C. 至少有下列中的 2 项头痛特征:单侧性;搏动性;中或重度疼痛;日常活动(如走路或爬楼梯)会加重头痛或头痛时避免此类活动
D. 头痛过程中至少伴随下列 1 项:恶心和(或)呕吐;畏光和畏声
E. 不能归因于其他疾病

患者有发作性眩晕 10 年,多与头痛发作伴随,发作恶心、呕吐和活动后加重,符合前庭性偏头痛的诊断标准(见表 27-3)。

表 27-3　前庭性偏头痛诊断标准

A. 至少 5 次中-重度的前庭症状发作,持续 5 min～72 h

B. 既往或目前存在符合 ICHD 诊断标准的有或无先兆的偏头痛

C. 50% 的前庭发作时伴有至少 1 项偏头痛性症状:①头痛,至少有下列 2 项特点:单侧、波动性、中重度疼痛、日常体力活动加重头痛;②畏光及畏声;③视觉先兆

D. 难以用其他前庭或 ICHD 疾患更好地解释

3. 鉴别诊断

患者的头痛除需排除继发性头痛外,还需要排除其他情况:

(1) 紧张型头痛:头痛特征不同于偏头痛(双侧部位分布,性质为胀痛或钝痛,程度轻至中度,活动后不加重或减轻,不伴随明显的恶心呕吐和畏光畏声,持续时间 30 min～7 天)。

(2) 伴先兆偏头痛:因头痛发作时伴随眩晕,需要排除基底型偏头痛。患者的发作无视觉和感觉先兆,仅有前庭症状,但无其他脑干症状(意识障碍、构音障碍、复视、耳鸣、共济失调、听力下降),且眩晕症状持续超过 1 h(先兆症状持续 5～60 min)。

(3) 无先兆偏头痛发作:患者的发作性头痛符合无先兆偏头痛,但因伴随明显的眩晕及有发作性前庭症状的病史,故本例更符合前庭性偏头痛发作的特点。

患者的眩晕发作需要与其他情况相鉴别:

(1) 梅尼埃病:除发作性眩晕外,发作时应伴随耳鸣、耳聋及耳闷等症状,长期发作者可有不可逆的听力下降。本例有发作性眩晕 10 年,但无其他症状,听力检查正常,而且多数发作伴随头痛,不支持梅尼埃病诊断。

(2) 前庭神经元炎:虽然剧烈的眩晕发作需要考虑前庭神经元炎,但多为单次发作,易伴随眼震、前庭性共济失调和前庭眼反射异常,本例不符合,故不支持。

(3) 其他前庭中枢性病变:小脑或脑干的卒中或占位病变均需鉴别。患者有类似发作史多年,且发作时不伴随其他脑干、小脑的症状和体征,均不支持这些诊断。

四、处理方案与理由

对偏头痛的急性发作,处理的原则是迅速止痛、缓解伴随症状。处理措施包括非药物干预和药物治疗。由于患者发作时,对光、声刺激敏感,故应安置于避光安静的环境。应及时予以神经安定剂(如氯丙嗪)或苯二氮䓬类药物(如地西泮)以控制患者的疼痛、紧张和不安,诱导睡眠亦有助于头痛缓解。可予以甲氧氯普胺(胃复安)、多潘立酮(吗丁啉)等控制恶心呕吐。对呕吐剧烈者,需静脉补充液体、钾和维生素。

对使用非类固醇消炎药无效者,应及时使用偏头痛特异性止痛剂——曲坦类药物。上述处理无效者可用曲马多或阿片类镇痛剂。

五、要点与讨论

偏头痛是常见的神经系统疾患,我国的患病率达 9.3%。约 60% 的偏头痛患者有家族史。虽然偏头痛主要为发作性的疼痛,但发作频繁和持续时间长者的生命质量明显低下,且偏头痛人群的抑郁、焦虑、脑卒中风险均高于普通人群。

对头痛的诊断主要依据临床,首先应通过症状学分析和简单的体检,区分是原发性或继发性头痛。

再根据症状特点,对原发性头痛进一步区分。

偏头痛的诊断完全依据于对头痛症状的分析,包括头痛的部位、性质、程度、伴随症状和持续时间。约 1/3 的偏头痛患者在头痛发作前可以有视觉症状(闪光、亮点、亮线、暗点、视野缺损)、感觉症状(上肢和口面部为主)、运动症状(偏瘫型)或脑干症状(意识障碍、复视、构音障碍、头晕、眩晕、耳鸣、耳聋、共济失调等),称之为伴先兆偏头痛。

近年来,大量临床研究证明偏头痛人群容易有晕动症、发作性头晕和眩晕,这些前庭症状的发作可以与头痛发作伴随,也可以是完全独立,发作的持续时间从数分钟至数天。现在被称之为前庭性偏头痛。

偏头痛的处理包括急性期处理和预防性处理。对急性期发作,要重视综合干预,包括环境、镇静、止吐和防止并发症。止痛处理首选非类固醇消炎药或偏头痛特异性药物曲坦类,曲马多或阿片类药物仅作为次选药物。前庭性偏头痛的发作主要为对症处理,包括抗组胺类药物、镇静、止吐等,可试用曲坦类药物。

六、思考题

(1) 前庭性偏头痛的临床特点有哪些?

(2) 偏头痛的诊断标准有哪些?

(3) 偏头痛急性发作的治疗药物选择原则是什么?

七、推荐阅读文献

[1] 吴江. 神经病学[M]. 2 版. 北京:人民卫生出版社,2012.

[2] 中华医学会疼痛学分会头面痛学组. 中国偏头痛诊断治疗指南[J]. 中国疼痛医学杂志,2011,17:65 - 86.

[3] 贾建平,陈生弟. 神经病学[M]. 7 版. 北京:人民卫生出版社,2013.

[4] Headache Classification Committee of the International Headache Society. The international classification of headache disorders,3rd ed (beta version) [J]. Cephalagia,2013,33:629 - 808.

(李焰生)

阿尔茨海默病

一、病历资料

1. 现病史

患者,男性,70岁,退休,中专文化,因"进行性记忆力减退2年余"来诊。患者2年前从担任企业厂长退休后,家人发现其记忆力减退,不主动出去和同事朋友交流,有时忘记朋友聚会的时间和地点,家属未予重视。近1月因配偶哮喘发作住院,其子女发现给患者交待的事前说后忘,忘记妻子住院的病区和床号,做过的事转身就忘,但以往的事情都能记得,遂来就诊。发病至今日常生活部分需要家人帮助,性格脾气无明显改变,否认幻觉、四肢抽搐、外出迷路等,偶有头晕、头痛,无肢体麻木等不适。发病以来患者胃纳夜眠可,二便无殊,体重无明显变化。

2. 既往史

患者高血压5~6年,平时服用非洛地平;否认糖尿病、冠心病、脑血管病史。

个人和家族史:长期生长于原籍,否认疫水疫区接触史,否认烟酒嗜好,否认家族中有类似疾患者。

3. 体格检查

(1)内科检查:T 37.2℃,P 88次/min,R 17次/min,BP 170 mmHg/97 mmHg。双肺呼吸音清,心律齐,未闻及杂音。腹软,腹壁静脉未见曲张,肠鸣音正常,肝脾无肿大。四肢无水肿。

(2)神经系统检查:神清,精神好,对答合作,言语流利。双侧瞳孔等大等圆,直径0.3 cm,光反应灵敏,无眼震,双侧额纹、鼻唇沟对称,伸舌居中,咽反射存在,腭垂居中,软腭无下垂,无舌肌萎缩、纤颤。四肢肌力肌张力正常,四肢腱反射(++),病理征阴性;脑膜刺激征阴性。共济检查正常。深、浅感觉及复合感觉正常。

4. 实验室及影像学检查

三大常规、血液生化检查均正常,人类免疫缺陷病毒(HIV)、快速血浆反应素环状卡片试验(RPR)、梅毒螺旋体颗粒凝集试验(TPPA)、叶酸/维生素 B_{12}、甲状腺功能正常,APOE 基因型E3/E4。

头颅 MR 平扫:右颞叶、双侧侧脑室旁及额顶叶散在腔隙灶,老年脑改变,双侧侧脑室扩张;双侧海马萎缩(MTA-scale 3分),如图28-1所示。

头颅 PET-CT 检查:双侧额叶、顶叶及颞叶、后扣带回 β-淀粉样蛋白(PIB)异常沉积,符合 AD 表现,如图28-2所示。

痴呆评定量表(CDR):1分。

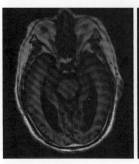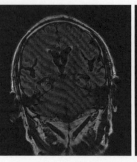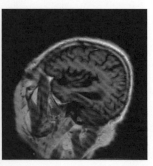

图 28-1　头颅 MRI 平扫

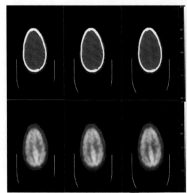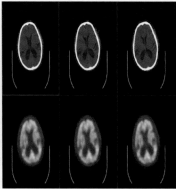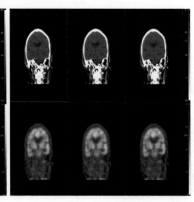

图 28-2　头颅 PET-CT 检查

MMSE 评分：14 分(定向 1 分，计算 2 分，记忆 1 分，回忆 2 分，语言 8 分)。

MOCA 评分：8 分(执行 0 分，命名 1 分，注意力 4 分，语言 0 分，抽象 2 分，延迟回忆 0 分，定向 1 分)。

汉密尔顿焦虑量表(17 项)6 分。

汉密尔顿抑郁量表(16 项)10 分。

Hachinski 缺血评分量表(HIS)：2 分。

日常生活能力量表(ADL)：23 分。

二、诊治经过

1. 诊断

轻中度阿尔茨海默病(Alzheimer Disease)。

2. 处理

多奈哌齐 5 mg/d 对症治疗；降压，改善循环治疗。6 月后复查 MMSE，分值 12 分，家属亦反映记忆力减退较前明显，并伴主动言语减少，反应迟钝加重。遂给予多奈哌齐 10 mg/d 口服。

三、病例分析

1. 病史特点

老年男性，文化程度中专，患者主要以近事遗忘为主，远事记忆尚可，定向力和计算能力受损，日常生活部分需要帮助。无心境低落或情绪高涨，未出现幻觉。

体检:生命体征、神经系统体检正常。

神经心理量表:CDR 1 分;MMSE 14 分;MOCA 8 分;HIS 2 分;ADL 23 分。

头颅 MRI 检查示右颞叶、双侧侧脑室旁及额顶叶散在腔隙灶,老年脑改变,双侧侧脑室扩张;双侧海马萎缩 MTA-scale 3 分。

头颅 PET-CT 检查示双侧额叶、顶叶及颞叶、后扣带回 PIB 异常沉积。

2. 诊断和诊断依据

定位诊断:以近期记忆受损为主。定向力及计算力明显受损,语言及执行能力未累及,定位于双侧皮质,尤其是颞叶海马。

定性诊断:患者老年男性,隐匿起病,症状进行性加重,具有多个认知域受损,结合头颅 PET-CT 检查示双侧额叶、顶叶及颞叶、后扣带回 PIB 异常沉积及头颅 MRI 平扫见双侧海马萎缩 MTA-scale 3 分。很可能阿尔茨海默病诊断成立。

诊断依据:患者老年男性,隐匿起病,以近期记忆受损为主,定向力及计算力也明显受损,有多个认知域受损,且影响日常生活,符合痴呆诊断标准。患者既往无明确的卒中病史,记忆减退的整个病程呈进行性加重,临床无明显阶梯病程,头颅 MRI 检查未见明显腔隙灶和梗死灶,且 HIS 评分 2 分,血管性痴呆临床依据不足。此外,患者甲状腺功能、叶酸/维生素 B_{12}、梅毒螺旋体抗体测定、抗 HIV 抗体测定等检查均阴性。缺乏内分泌,代谢性,感染性疾患导致痴呆的依据。

根据美国国立神经病语言障碍卒中研究所 AD 及相关疾病协会(NINCDS-ADRDA)规定的诊断标准符合很可能的阿尔茨海默病诊断标准。

3. 鉴别诊断

(1) 额颞叶痴呆:该病隐匿起病,缓慢进展,早期出现人格和情感改变;如易激惹、暴怒、固执、淡漠和抑郁等情况。认知障碍早期以言语障碍受损为主,记忆受累较轻。

(2) 路易体痴呆(DLB):认知功能的波动性,明显的视幻觉和锥体外系症状是 DLB 的主要核心症状。此外,可伴有睡眠障碍、猝倒、对神经安定剂敏感等。

(3) 血管性痴呆:多伴有多发性脑缺血性病变或卒中史,认知损害与血管病变关系密切。

(4) 正常颅压性脑积水:步态不稳、认知障碍和尿失禁是本病的三主征,早期脑脊液引流后,可明显改善症状。头颅影像(CT/MRI)检查可见脑室扩大的同时出现脑沟加深,但两者不成比例,脑室扩大更为明显。

四、处理方案与理由

对于轻中度 AD 首选胆碱酯酶抑制剂(AChE-I)对症治疗,认知训练作为辅助治疗,并随访。

五、要点与讨论

1. 阿尔茨海默病概述

阿尔茨海默病(Alzheimer disease,AD)是以记忆力减退和认知功能障碍为特征的、病情呈进行性加重的中枢神经系统变性疾病,约占老年期痴呆中的 50%。

AD 发病的常见危险因素有 AD 家族史、低教育程度、高血糖、高胆固醇、雌激素减少、血管因素、不良生活事件等。

2. AD 的临床症状

AD 的主要临床症状为慢性进行性认知功能损害,以记忆力减退为核心,早期以情景记忆受累为主,并有其他认知领域功能受损,如语言、运用能力、视空间、时间和空间定向能力、计算力等受损。精神行为改变,即痴呆的行为和精神症状(behavioral and psychiatric symptoms of dementia,BPSD),也是AD 常见的临床表症状,早期不易察觉,晚期较常见有妄想、幻觉、情感障碍、饮食障碍、生物节律障碍等。目前使用的 AD 诊断标准如 NINCDS - ADRDA、DSM - Ⅳ 和 ICD - 10 等都以临床表现为基础,参考病史、认知和心理学检查结果,并除外其他可能导致痴呆的疾病。2011 年以来 AD 诊断标准也包括此病的临床前阶段即临床前可测量的生物标准阶段和 MCI 阶段。

3. AD 的诊断

常规生化检查,甲状腺功能、叶酸、维生素 B_{12}、梅毒螺旋体、艾滋病抗体等检测是 AD 排他性诊断主要实验室检查。AD 患者早在神经影像学发现形态学改变之前就存在局部脑葡萄糖代谢障碍,有利于AD 的早期诊断、鉴别诊断以及病情预测和治疗药物疗效评价等。神经心理学检查有助于 AD 的筛查、鉴别诊断、疗效以及对患者日常生活能力的评估。需要注意的是,任何量表都不能全面满足痴呆诊断、鉴别诊断的要求,也不能替代病史所描述的认知损害程度,仅作为诊断的参考,不能代替临床医师的思维和诊断,更不能取代临床诊断。

4. AD 的病程

AD 的整个病程约为 4～12 年。一般认为,老年前期起病者,病程进展较快,恶化程度高,其生存期一般为 4～6 年。老年期起病者较老年前期起病者发展慢,痴呆程度轻,预后相对好。该病最终因合并感染或其他躯体疾病而死亡。

5. AD 的治疗

AD 的病因未明,至今尚无有效的治疗方法,目前仍以对症治疗为主。包括药物治疗改善认知功能,对症治疗精神行为症状,良好的护理减缓疾病的进展,从而提高患者的生活质量。药物治疗主要包括:

(1) 胆碱酯酶抑制剂(AChE - I):常用的有多奈哌齐、卡巴拉汀、加兰他敏、石杉碱甲等,该类药物为轻-中度 AD 治疗的首选药物。AChE - I 使用中存在明确的量效关系,剂量增高疗效增加,但较高的剂量容易发生不良反应。常见的不良反应除胃肠道症状外,可能出现失眠、窦缓、窦房或房室传导阻滞,对于有心脏疾患的老年人应谨慎使用。应用某一 AChE - I 治疗无效或因不良反应不能耐受时,可根据患者病情及出现不良反应程度,选择停药或调换其他 AChE - I 进行治疗。

(2) NMDA(N -甲基- D -天冬氨酸)受体拮抗剂:盐酸美金刚是一具有非选择性、非竞争性、电压依从性、中亲和力的 NMDA 受体拮抗剂,为 FDA 批准的第一个用于治疗中、重度痴呆治疗药物,对轻-中度 AD 患者亦有效,可显著改善 AD 患者的总体病情进展和认知功能。

美金刚与 AChE - I 两种类型药物作用机制的差别,支持两者在治疗中可联合应用,能有效改善患者认知功能及日常生活能力,且与单独使用 AChE - I 相比,并不增加不良反应发生率。

对于 AD 精神行为症状,AChE - I 和 NMDA 受体拮抗剂有一定改善作用,症状严重者可加用新型抗精神病药和/或选择性五羟色胺再摄取抑制剂(SSRI)药物,但应高度关注药物的安全性以及用药的风险、效益比。

此外,脑细胞代谢增强剂、脑血循环促进剂及钙离子拮抗剂可能对治疗 AD 有效,尚待进一步验证。根据专家共识,轻-中度 AD 患者可以选用尼麦角林、尼莫地平、吡拉西坦或奥拉西坦、维生素 E 等作为AChE - I、NMDA 受体阻断剂的协同治疗药物。

六、思考题

(1) 阿尔茨海默病的临床特点有哪些?

(2) 阿尔茨海默病常用的神经心理学检测有哪些?

（3）常用阿尔茨海默病的诊断标准及鉴别诊断有哪些？

（4）不同程度阿尔茨海默病的治疗如何进行药物选择？

七、推荐阅读文献

［1］吴江.神经病学［M］.2 版.北京：人民卫生出版社，2012.

［2］贾建平，陈生弟.神经病学［M］.7 版.北京：人民卫生出版社，2013.

［3］贾建平.中国痴呆与认知障碍诊治指南［M］.人民卫生出版社，2011.

［4］Jackson GA：Drug treatments for Alzheimer's disease［J］. Neurosing times，2014，110（9）：24 - 26.

［5］Dubois B，Feldman HH，Jacova C et al：Advancing research diagnostic criteria for Alzheimer's disease：the IWG - 2 criteria［J］. The Lancet Neurology，2014，13（6）：614 - 629.

（汤荟冬）

案例 29

血管性痴呆

一、病历资料

1. 现病史

患者,女性,72 岁,因"反应迟钝伴记忆力下降 1 年,加重 3 月"门诊就诊。患者于 1 年前晨起时突发反应迟钝伴右侧肢体无力,当时在我院住院确诊为"左颞叶急性脑梗死",给予抗血小板聚集、他汀类药物以及康复治疗,而后反应迟钝及肢体无力均有所恢复,遗留记忆力及计算力轻度减退,6 月前门诊随访时 NIHSS 评分 2 分,MMSE 评分 22 分(小学文化)。3 月前无明显诱因出现嗜睡及记忆力下降加重,当时无头晕头痛,无肢体乏力加重,至我院就诊,头颅 MRI 检查示"左丘脑急性梗死",给予相关治疗 2 周后病情稳定出院,但出院后记忆力下降改善不明显,现为梗死后 3 月,患者仍无法说出家人名字,无法回忆当天发生事件及完成简单计算,无法独立完成买菜购物等日常生活,为进一步诊治门诊就诊。

2. 既往史

既往有高血压史 10 年,服用络活喜 1 粒/天,血压控制在 140 mmHg/90 mmHg;有 2 型糖尿病 8 年,现胰岛素治疗中,血糖控制不佳,空腹血糖波动于 8~10 mmol/L。

3. 体格检查

(1) 内科检查:T 36.8℃,P 80 次/min,R 20 次/min,BP 140 mmHg/90 mmHg。双肺呼吸音清,未及干、湿啰音。心律齐,未及异常杂音。腹软,肝脾无肿大。四肢无水肿。

(2) 神经系统检查:神清,表情淡漠,反应迟钝,MMSE12 分(小学文化),无法说出家人姓名,无法回忆早餐内容,100−7＝?;脑膜刺激征阴性;脑神经检查基本正常;右上肢肌力Ⅳ,右下肢肌力Ⅳ,左侧肢体肌力基本正常;腱反射双侧对称(＋＋);病理征右侧阳性;右侧指鼻试验和跟膝胫试验完成略差。

4. 实验室及影像学检查

血常规、肝肾功能、电解质、血糖、叶酸、维生素 B_{12}、甲状腺功能、梅毒、HIV 等检查结果均正常。复查头颅 MRI 未见新发脑梗死病灶。

二、诊治经过

1. 诊断

血管性痴呆;脑梗死(恢复期);高血压 3 级(极高危);2 型糖尿病。

2. 处理

胆碱酯酶抑制剂多奈哌齐每天 5 mg 晚上睡前口服,改善认知功能症状;抗血小板聚集药物氯吡格雷每天 75 mg 口服，抑制血小板聚集；他汀类药物阿托伐他汀钙片每天 20 mg 口服，调脂固斑；氨氯地平（络活喜）每天 5 mg 口服，控制血压；诺和灵 30 R 每天早 15 IU，晚 12 IU 皮下注射，控制血糖。

三、病例分析

1. 病史特点

（1）临床特点：老年女性，有血管高危因素高血压及糖尿病；有临床确诊的脑梗死病史 2 次；有明确的严重认知功能障碍存在，表现为定向力、记忆力、计算力三大方面，且已影响患者的日常生活能力；认知功能障碍与脑梗死疾病发生明确相关，无论是时间上还是体征影像学上均提示两者相关性；且认知功能随两次脑梗死发生呈阶梯样加重。

（2）查体：神清，表情淡漠，反应迟钝，MMSE 12 分（小学文化），无法说出家人姓名，无法回忆早餐内容，100－7＝?，左侧中枢性轻偏瘫，左侧指鼻、跟膝胫试验完成略差，左侧病理征阳性。

（3）头颅 MRI 检查：未见新发脑梗死病灶，原丘脑及颞叶梗死软化灶。

2. 诊断依据

患者有明确的严重认知功能障碍，已干扰日常生活的独立性；有明确的脑血管病史（两次脑梗死），临床及影像学均支持；认知功能障碍与脑梗死明确相关，并随脑血管病的发生而突然加重呈阶梯样逐渐发展，考虑血管性痴呆，即重度血管性认知障碍（见表 29 - 1）。

3. 鉴别诊断

（1）Alzheimer 病：患者可表现为认知功能障碍，但多为隐匿起病、进行性加重病程，多无脑血管病史或认知功能障碍发展与血管病无关联，而本例患者有明确的脑梗死病史及与之相关的认知功能障碍发生和加重，不支持 Alzheimer 病诊断可排除。

（2）额颞叶痴呆：患者有早期人格改变、情感变化和行为异常等特征，表现为易激惹、暴怒、固执，逐步出现行为异常、性格改变，随着病情发展可出现认知障碍，逐步不能思考，注意力和记忆力减退，后期可出现缄默症。影像学检查可见额颞叶萎缩。本患者的认知障碍非早期人格改变，且与脑血管病发生明显相关，呈阶梯样加重，与之不符可排除。

表 29 - 1　血管性认知障碍 DSM - V 诊断标准

一、血管性认知障碍的诊断需满足以下所有的标准
（一）满足重度或轻度血管性认知障碍的诊断标准
1. 重度血管性认知障碍（以前称为血管性痴呆）
（1）基于以下证据显示的一个或多个认知领域（注意、执行功能、学习和记忆、语言、知觉—运动或社会认知）的水平较以前明显下降：个人觉察、知情者报告或临床医生发现认知功能明显下降；并且经标准的神经心理学测验或其他量化的临床测验证实认知功能严重受损
（2）认知功能障碍干扰日常活动的独立性（例如，至少像付账单或药物治疗管理这样复杂的工具性日常生活的活动需要帮助）
（3）认知障碍并非由谵妄所致
（4）认知障碍不能由其他精神疾病（如重症抑郁、精神分裂症）解释
2. 轻度血管性认知障碍（以前称为血管性 MCI）
（1）基于以下证据显示的一个或多个认知领域（注意、执行功能、学习和记忆、语言、知觉—运动或社会认知）的水平较以前轻度下降：个人觉察、知情者报告或临床医生发现认知功能轻度下降；并且经标准的神经心理学测验或其他量化的临床测验证实认知功能轻度受损
（2）认知功能障碍不干扰日常活动的独立性（例如，像付账单或药物治疗管理这样复杂的工具性日常生活的活动保留，但可能需要更多的努力）
（3）认知障碍并非由谵妄所致
（4）认知障碍不能由其他精神疾病（如重症抑郁、精神分裂症）解释
（二）以下任何方面提示临床特点符合血管性原因

（续表）

（1）认知障碍的发生与一次或多次脑血管病事件相关

（2）认知功能下降主要表现为注意力（包括信息处理速度）和额叶执行功能

（三）存在能解释认知功能下降的脑血管病的病史、体征和（或）神经影像学证据

（四）认知障碍不能由其他脑部疾病或系统性疾病解释

二、很可能的血管性认知障碍

出现以下任何一条即诊断为很可能的血管性认知障碍：

（1）神经影像学显示明显的脑血管病灶支持临床诊断标准

（2）认知障碍与一次或多次脑血管病事件相关

（3）同时存在脑血管病的临床和遗传方面的证据（例如，常染色体显性遗传性脑动脉病伴皮质下梗死和白质脑病）

三、可能的血管性认知障碍

符合临床诊断标准、但缺乏神经影像学证据，或认知障碍与一次或多次脑血管病事件之间缺乏时间联系

四、处理方案与理由

（1）防治脑卒中：包括脑卒中的一级预防和二级预防，一级预防即控制脑卒中的危险因素包括高血压、糖尿病、高脂血症、吸烟及心脏病等，二级预防是在控制高危因素同时，对缺血性脑卒中还需采取抗血小板聚集、抗凝、他汀类调脂固斑、颈动脉内膜剥脱术等预防卒中再发的治疗手段。

（2）改善认知功能症状的治疗：可应用胆碱酯酶抑制剂（多奈哌齐、卡巴拉汀、加兰他敏、石杉碱甲）、N-甲基-D-天冬氨酸（NMDA）受体拮抗剂（美金刚）、钙离子拮抗剂（尼莫地平）、银杏叶制剂等，对血管性痴呆治疗有一定效果和治疗前景。

（3）控制精神行为症状：血管性痴呆患者精神行为症状多见，程度较重，表现多样，包括抑郁、焦虑、淡漠、幻觉、妄想、激越、睡眠倒错、冲动及攻击行为等，可根据症状给予相应的抗精神药物。症状轻者可先使用抗痴呆药物如胆碱酯酶抑制剂和 NMDA 受体拮抗剂，其在改善血管性痴呆患者认知功能障碍的同时，还改善精神行为症状。但当上述药物无法控制精神行为症状时，可短期使用非典型抗精神病药物，需注意其可增加患者脑血管病和死亡的风险。治疗抑郁可酌情选择 5-羟色胺再摄取抑制剂。

五、要点与讨论

1. 血管性认知障碍概述

近年来，血管性认知障碍（vascular cognitive impairment，VCI）的概念逐步提出，指由脑血管病的危险因素（高血压病、糖尿病和高脂血症等）、显性脑血管病（脑梗死和脑出血等）及非显性脑血管病（白质疏松和慢性脑缺血等）引起的一组从轻度认知损害到痴呆的综合征。包括非痴呆性 VCI（VCI not dementia，VCIND）和血管性痴呆（vascular dementia，VaD）。

血管性痴呆是脑血管病变导致的痴呆，临床上表现为认知功能障碍和脑血管病的神经功能障碍两个方面。特点是痴呆突然发生、阶梯式进展、波动性或慢性病程、有卒中病史并与痴呆症状密切相关。2011 年，中华医学会神经病学分会痴呆与认知障碍学组在病因分类基础上提出了诊断标准。血管性痴呆诊断的三大核心要素，包括存在认知功能（程度已达明显损害患者生活能力、职业和社交能力，符合痴呆的诊断标准）、有血管因素、认知功能障碍与血管因素存在因果关系。根据病因分类分为危险因素相关性、缺血性（大血管性、小血管性、低灌注性）、出血性、其他脑血管病性、脑血管病合并 AD（脑血管病伴 AD、AD 伴脑血管病），本病例病因诊断归类为缺血性。

2. 认知障碍的诊断

认知障碍的问诊需注意起病时间、起病形式、各认知域的损害、病程进展、治疗转归，以及是否对患

者日常生活能力和社会功能产生影响;还需注意血管性认知障碍常导致的步态障碍、泌尿系统症状及人格和情绪的改变。既往史和个人史重点问诊脑血管病的危险因素及治疗,脑卒中的病史及其与认知障碍的关系;家族史需顾及脑血管病和认知障碍双面。体格检查要着重有无神经系统局灶体征,除常见的神经功能缺损外,注意步态、椎外系统、假性球麻痹等和认知功能检查。神经心理评定对 VaD 诊断提供客观评价,包括 MMSE、MOCA 等筛查量表;各认知领域如记忆、注意力、执行力、视空间结构功能、语言的评估;精神行为症状量表(抑郁焦虑量表);日常生活能力和社会功能量表及 Hachinski 评分量表与AD 鉴别。实验室检查需排除其他代谢、感染等因素导致的认知功能障碍,同时寻找血管危险因素。神经影像学检查能确定脑血管病变的位置、程度及性质,并同时排除肿瘤、感染、脑积水等其他原因。综合上述病史、体检以及辅助检查而做出最后诊断。

目前国际上有 4 个广泛使用的 VaD 诊断标准,但尚不完全统一。包括《国际疾病分类第 10 修订版》(*International Classification of Diseases,10th revision,ICD-10*)、《美国精神障碍诊断与统计手册》第 V 版(*Diagnostic and Statistical Manual of Mental Disorders,4th edition,DSM V*)的诊断标准、美国加利福尼亚州 AD 诊断和治疗中心(Alzheimer Disease Diagnostic and Treatment Centers,ADDTC)、美国国立神经系统疾病和脑卒中研究所与瑞士神经科学研究国际协会(National Institute of Neurological Disorders and Stroke-Association Internationale pour la Recherché et l'Enseignementen Neurosciences,NINDS-AIREN)。以上各诊断标准的共同点是对血管性痴呆的诊断都包括 3 个步骤:①先确定有无痴呆;②再确定有无脑血管病存在;③最后确定痴呆是否与脑血管病相关。但值得注意的是,新近诊断标准对痴呆的定义有所变化,过去要求需有记忆力下降再加上一个或多个认知功能损害,现认识到此标准过于偏重记忆障碍,而忽略了 VaD 往往以执行功能损害为主,造成 VaD 的漏诊和误诊,故改为只要有一个认知领域受损即可,且未强调必须有记忆减退。此外,过去重视时间的概念,认为脑卒中后 3 个月内发生的痴呆与脑卒中相关,现更强调影像学依据来判定两者关系。在防治方面,《指南》推荐改变生活方式,控制血管危险因素,特别是降压治疗在防治 VaD 作用为 I 级证据,益智类药物ChEI 类、美金刚等治疗 VaD 的循证证据为 II 级,可在一定程度上改善 VaD 患者功能。

六、思考题

(1) 血管性痴呆的诊断标准是什么?

(2) 血管性痴呆的鉴别诊断有哪些?

(3) 血管性痴呆的治疗原则及药物选择原则是什么?

七、推荐阅读文献

[1] 吴江.神经病学[M].3 版.北京:人民卫生出版社,2015.

[2] 国家卫技委脑卒中防治工程委员会.中国血管性认知障碍诊疗指导规范[J].2016.5.

[3] 中华医学会神经病学分会痴呆与认知障碍学组写作组.血管性认知障碍诊治指南[J].中华神经科杂志,2011,2:142-147.

(曾丽莉　傅　毅)

案例 *30*
额颞叶痴呆

一、病历资料

1. 现病史

患者,女性,30岁,2年前开始出现"情绪低落,做事丢三落四、注意力不集中,反应迟钝",并逐渐无法胜任日常工作(营业员),1年前外出旅游中无故把钱丢在垃圾桶里,家人遂带其就诊于当地医院,行头颅CT检查未见明显异常;考虑"抑郁症"可能,予怡诺思1片qd,氯硝西泮1片qn,服药一个半月后情绪有所改善,动作、行为无明显改善,并出现躯干不自主前倾,后调整药物为百忧解1片qd,拉莫三嗪1/2片qn,氯硝西泮1/4片qn,症状持续3个月无改善,遂就诊于我科,收住入院。

2. 既往史

长期生活于原籍,无疫水异地接触史,无特殊不良嗜好。否认家族遗传病史。因"卵巢囊肿、输卵管积液"行腹腔镜手术。

3. 体格检查

(1) 内科检查:T 36.5℃, P 75次/min, R 18次/min, BP 120 mmHg/75 mmHg,心肺腹(一)。双肺呼吸音清,心律齐。腹软,肠鸣活跃,肝脾无肿大。四肢无水肿或皮肤干燥。

(2) 神经系统检查:神清,查体不合作,表情淡漠,自发语言少,词汇少,仅以短语对答,仅能理解简单对话,无法完成认知测验。双侧瞳孔等大等圆,对光反射灵敏,眼球活动不配合,双侧额纹对称,双侧鼻唇沟对称。眉心征(+),掌颌反射(+)。肌力检查不配合,颈项肌及四肢肌张力增高,上肢较下肢明显,右上肢较左上肢明显。双侧肱二头肌、肱三头肌、桡骨膜、膝、踝反射(++),双侧巴氏征(+)。感觉检查不合作。共济运动检查不配合。痉挛步态。

4. 实验室及影像学检查

急诊查血常规、尿常规、血糖、电解质、肝功能、肾功能、心肌酶谱及心电图均未见异常。叶酸17.0 ng/ml(参考值3.50~9.00 ng/ml);维生素 B_{12} 415.0 pg/ml, C反应蛋白(CRP)0.6 mg/L,红细胞沉降率6 mm/h。性激素全套、自身免疫、肿瘤标志物均正常;梅毒螺旋体RPR(一);艾滋病毒抗体(HIV)(一)。脑电图检查:中度弥漫性异常。头颅MRI平扫:见图30-1。

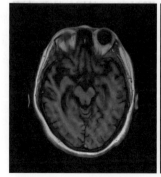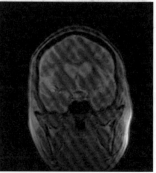

图30-1 头颅MRI检查

水平位(T_1)、冠状位(T_2)示双侧颞叶、海马不对称萎缩,以右侧为著。

二、诊治经过

1. 诊断

行为变异型额颞叶痴呆伴帕金森叠加综合征。

2. 处理

患者入院后予以奥拉西坦改善认知功能,氯氮平改善精神症状,力奥来素减低肌张力。经治疗后,患者可以和家人进行简单的交流,肌强直较前改善,后自行出院回家。

三、病例分析

1. 病史特点

中年女性,起病隐匿,进行性加重。起病无诱因。患者有痴呆、精神行为异常、帕金森病样表现。

体检特点是生命体征正常,现为认知功能减退、人格改变,存在面部表情减少、动作缓慢、不对称性肌张力增高、可疑肌张力障碍。头颅 MRI 检查:脑萎缩,以双侧颞叶、海马萎缩明显,未见颅内占位或出血性病变。

2. 诊断依据

定位诊断:①患者表现为认知功能减退、人格改变,定位在大脑皮质;②患者存在面部表情减少、动作迟缓、不对称性肌张力增高、可疑肌张力障碍,定位在锥体外系;③查体示双侧病理征阳性,定位在双侧锥体束。

定性诊断:患者起病隐匿,进行性加重,有痴呆、精神行为异常、帕金森病样表现,结合头颅 MRI 检查(脑萎缩,以双侧颞叶、海马萎缩明显),脑电图(中度弥漫性异常),考虑临床诊断为行为变异型额颞叶痴呆(情感淡漠型)伴帕金森叠加综合征(CBD 可能)。

3. 鉴别诊断

患者的痴呆症状及锥体外系症状除需排除其他神经变性/感染性疾病:

(1) 阿尔茨海默病(AD):早发型 AD 多为基因突变(APP、PS1/2)导致的遗传性 AD,通常有家族史,早期出现遗忘、视空间定向力和计算力受损等认知障碍,社交能力和个人礼节相对保留;CT、MRI 检查可见颞叶、海马萎缩外应有广泛脑萎缩。该患者发病年龄轻,缺乏明确的家族史,除记忆力下降外,行为异常和情感异常明显,头颅 MRI 检查示双侧颞叶、海马萎缩,而非全脑广泛性萎缩,故不支持 AD 诊断。

(2) 克-雅病(CJD):表现为快速进行性痴呆,脑电图可出现 1~2 次/s 的典型三相波。临床症状:肌阵挛、小脑性共济失调、锥体束征或锥体外系征、无动性缄默、特征性神经病理改变、免疫学 PrP 阳性等,预后差,通常病程为 3~12 个月。该患者发病已 2 年,缺乏典型的肌阵挛、共济失调表现,EEG 及 MRI 检查均不支持 CJD 的诊断。

(3) 多系统萎缩(MSA):常有三大临床主征,即小脑症状、锥体外系症状和自主神经症状,头颅 MRI 检查可有特异性表现,可有小脑、壳核、脑干等萎缩,一般不会出现双侧颞叶、海马萎缩。该患者认知功能障碍改变较运动症状重,缺乏明显的自主神经症状,MRI 检查及临床表现均不支持 MSA 诊断。

(4) 皮质基底节变性(CBD):作为一种帕金森叠加综合征,除了典型的大脑皮质和基底节受损的症状与体征,如运动减少、动作迟缓、肌强直、肌阵挛、失用、皮质性复合感觉障碍等之外,还可以表现为与额颞叶变性(FTLD)相似的进行性非流利性失语(progressive nonfluent aphasia,PNFA)、额颞叶痴呆(FTD)症状,典型的 CBD 在临床上通常表现为帕金森病样症状＋异己手综合征＋不对称顶叶皮质萎缩。该患者缺乏典型的异己手综合征和神经影像上不对称顶叶皮质萎缩,由于检查无法配合,还不能明确是否存在皮质感觉障碍和肢体失用。因此,目前还无法明确诊断为 CBD,但不排除其继续发展演变为 CBD 的可能。

四、处理方案与理由

目前尚无有效疗法，主要是对症治疗，额颞叶痴呆(FTD)的病程自确诊起大约为 3～10 年，预后差，多死于肺部感染、泌尿道感染和压疮等。该患者入院后予以奥拉西坦改善认知功能，氯氮平改善精神症状，力奥来素减低肌张力。经治疗后，患者可以和家人进行简单的交流，肌强直较前改善，但至今尚无有效疗法延缓疾病进展。

五、要点与讨论

1. 额颞叶痴呆概述

额颞叶痴呆(FTD)为一组以额颞叶萎缩为特征性变化，影响认知、语言、人格和社会能力的临床综合征，是第二大类导致早发型痴呆的神经退行性病因。在发病年龄小于 65 岁的个体当中，FTD 患者约占所有病理性确诊痴呆病例的 10%；而其在群体中的发病率约为(4～15)/10 万人。FTD 是一种遗传学病因十分复杂的疾病，多种遗传因素均可促使该病的发生。目前已知的涉及 FTD 的基因突变主要有 MAPT 基因、PGRN 基因和 C90rf72 基因等。

2. 额颞叶痴呆的诊断

临床上，FTD 具有很强的异质性，临床表现和病理改变多种多样，根据核心症状及影像学表现，临床上根据 1998 年 Neary 诊断标准 FTD 分为 bvFTD、PNFA 和 SD 这 3 种临床亚型：

(1) 额叶变异或行为变异型 FTD(fvFTD or bvFTD)：占总 FTD 病例的一半，核心临床表现为社会功能障碍及人格改变，脑影像学表现为右侧额叶及前部颞叶萎缩。

(2) 进行性非流利性失语(progressive nonfluent aphasia，PNFA)。

(3) 语义性痴呆(semantic dementia，SD)：往往表现为流利型失语。

SD 与 PNFA 临床上皆表现为失语，前者以理解障碍为主，后者则表现为复述、表达等障碍。两者的影像学表现亦存在差异，SD 主要累及颞叶前部并且多为右侧，而 PNFA 则呈现左侧颞叶联合病变。近年来，对 FTD 的临床、病理及遗传等许多方面都有了更深入的认识，并发现它与肌萎缩侧索硬化(amyotrophic lateral sclerosis，ALS)、进行性核上性麻痹(progressive supranuclear palsy，PSP)、皮质基底节变性(corticobasal degeneration，CBD)等许多神经变性疾病在临床或病理等多方面有一定的交叉重叠。

3. 额颞叶痴呆的治疗

FTD 目前临床上尚不可治愈，目前可用的治疗方法十分有限。在药物的选择上，选择性 5 - HT 再摄取抑制剂(SSRIs)是使用最为广泛地用于缓解 FTD 症状的药物制剂，即舍曲林、帕罗西汀或氟西汀。研究表明 SSRIs 对于减少行为症状部分有效，包括脱抑制、抑郁、重复性刻板行为、嗜碳水化合物和强迫症。使用 SSRI 缓解 FTD 症状的患者应仔细监控药物不良反应(如易怒和自杀倾向)及其他不良事件。安慰剂对照试验得出的结果提出曲唑酮在缓解 FTD 行为症状方面有效。诸如阿利哌酮等非典型抗精神病药物已被用来改善行为性改变并能针对性格特质障碍。其他相关研究也报道了利伐斯的明在减少 FTD 患者行为障碍方面的作用。另有催产素和血管加压素在 FTD 患者中应用的研究，其作用有待更多的临床研究试验进行评估。

六、思考题

(1) 额颞叶痴呆的临床亚型有哪些？
(2) 额颞叶痴呆的治疗方法有哪些？

七、推荐阅读文献

[1] Cairns NJ，Bigio EH，Mackenzie IR，et al．Neuropathologic diagnostic and nosologic criteria for frontotemporal lobar degeneration：Consensus of the Consortium for Frontotemporal Lobar Degeneration [J]．Acta Neuropathologica，2007，114(1)：5 - 22．

[2] O'Brien JT，Burns A；BAP Dementia Consensus Group. Clinical practice with anti-dementia drugs：a revised (second) consensus statement from the British Association for Psychopharmacology [J]．J Psychopharmacol．2011，25(8)：997 - 1019．

[3] Marc EA(原著).阿尔茨海默病及其他类型痴呆：临床实践指南[M].3 版.王刚，任汝静(主译).上海：上海交通大学出版社，2015：171 - 181．

（王　刚）

案例 31

路易体痴呆

一、病历资料

1. 现病史

患者,男性,76岁,因"行走不稳1年余,精神异常5月余"入院。患者近1年多来逐渐出现行走不稳,主要表现为起步困难,行走时慌张步态,双上肢联带运动少,行走时转身困难,夜间卧位翻身困难,无明显吞咽困难,有时持物时上肢抖动,无静止性震颤。症状未见明显加重,未诊治。5个月前(2013年1月)患者开始出现精神异常,表现为周围有其他人经过时患者会认为这个人与自己有关,他人讲话时患者会认为讲话内容与自己有关,有时认为有人要害他。当时患者可认识家人,日常生活可自理。3月初家属觉患者上述精神症状较前加重,就诊于当地医院,给予奥氮平口服,从1.25 mg、每晚一次逐渐加量至5 mg、每晚一次口服治疗。患者上述症状改善不佳,2周后就诊于精神卫生中心,改为富马酸喹硫平片(思瑞康)50 mg、每晚一次口服治疗,后患者上述的症状逐渐减轻。至5月初患者再次出现上述症状,就诊当地医院,予思瑞康及其他药物(具体不详)治疗。但患者病情继续加重,表现为患者睡眠时间明显减少,在家里不停走动,言语增多,言语逻辑性尚可,但主要是讲述过去发生的事情。家属发现其言语含糊、左侧口角流涎,行走同前,可认识家属,日常生活可自理。5月底患者开始出现对答不切题、生活不能自理、二便失禁,有时不认识家属,有时脑子又"很清楚",于2013-5-25家属带患者到某精神卫生中心就诊,给予奥氮平5 mg每晚一次、佐匹克隆7.5 mg每晚一次、多奈哌齐5 mg每晚一次口服治疗。服药后家属觉患者睡眠较前有改善。现为进一步诊治收入我院。

病程中,患者无攻击行为,家属自觉患者无明显卫生习惯改变、性格改变。3月份出现精神症状后家属未让患者独自一人外出,2013年6月1日出现便血后家属未让患者独自一人行走。患者自发病以来,神志清,饮食可,体重无明显减轻。平时有长期便秘史。

2. 既往史

退休前为中学校长。否认高血压病、糖尿病。否认烟酒等不良嗜好。20多年前有"胃窦炎"病史,否认消化性溃疡病史。2009年丧偶后出现言语减少、兴趣减低。2013年6月1日出现便血,色鲜红,2块尿布湿透,直肠指检未见明显异常,给予止血等治疗后好转,第2天无便血。

3. 体格检查

(1) 内科查体:T 37℃, P 78次/min, R 20次/min, BP 130 mmHg/80 mmHg,神志清晰,精神尚可,呼吸平稳,营养中等,表情自如,发育正常,自主体位,对答不切题,查体不合作。双肺呼吸音清,心律齐。腹软,肝脾无肿大。四肢无水肿或皮肤干燥。

神经系统查体:粗测皮质功能减退,定时定向力差,记忆力、计算力检查不合作,言语含糊,难以理解,对答不切题。双侧瞳孔等大等圆,直径3.0 mm,对光反射灵敏。双侧眼球可见自主活动。额纹基本对称,右侧鼻唇沟略浅,伸舌尚居中。四肢可见自主活动,四肢肌张力增高。双上肢腱反射(＋＋＋),双侧膝反射(＋＋＋),双侧踝反射不合作。双侧病理征(－)。双侧痛觉存在。余神经系统查体不合作。MMSE不能完成。

4. 实验室及影像学检查

(1) 2013-3-14,头颅CT检查:脑内散在腔隙性缺血梗死灶,老年脑。

(2) 2013-5-28,胸部X线片检查:两肺纹理增深。

(3) 2013-5-28,心电图检查:正常窦性心律,逆钟向转位,QRS波群正常范围。

(4) 2013-6-7,头颅MRI检查:脑内多发腔隙性梗死,脑白质变性,老年脑。

(5) 2013-6-5,腹盆腔CT检查:未见明显异常。

(6) 2013-6-6,脑电图检查:中度异常。

(7) 血常规、尿常规、血糖、电解质、肝功能、肾功能、心肌酶谱、HIV、RPR、甲状腺功能、维生素B_{12}、叶酸水平均未见异常。

二、诊治经过

1. 诊断

路易体痴呆(Dementia with Lewy body, DLB)。

2. 处理

无特效治疗,以对症支持治疗为主。针对患者精神症状,给予奥氮平5 mg每晚一次,佐匹克隆7.5 mg每晚一次口服控制精神症状及改善睡眠;针对认知功能减退,给予多奈哌齐5 mg每晚一次,尼麦角林10 mg每日三次口服改善认知功能;针对锥体外系症状,给予美多芭0.125 g—0.062 5 g—0.062 5 g口服。患者贫血,入院前有便血史,入院后多次查粪隐血阴性,腹盆腔CT检查未见明显异常,血清铁、促红素等指标正常,请普外科、血液会诊,暂未予特殊处理。患者出院时一般情况可,小便有时可知道叫家属。嘱家属加强陪护,做好基础护理,病情好转,给予出院。

三、病例分析

1. 病史特点

(1) 老年男性,渐进起病,逐渐加重。病初主要表现为运动障碍,行动迟缓、起步、转身困难,行走时联带动作减少。半年后出现精神异常、认知功能下降,家属诉患者有记忆力下降多年,无明显近期加重。认知症状具有波动性特点,有时不认识家属,有时脑子又"很清楚"。否认高血压病、糖尿病、脑血管病史。

(2) 查体:神清,言语含糊,难以理解,对答不切题,粗测皮质功能减退,MMSE不能完成。四肢可见自主活动,四肢肌张力增高。四肢腱反射(＋＋＋),双侧病理征(－)。

(3) 辅助检查:头颅MRI检查见脑内多发腔隙性梗死,老年脑;脑电图示中度异常;血尿常规、血糖、电解质、肝肾功能、HIV、RPR、甲状腺功能及抗体、维生素B_{12}、叶酸水平等均未见异常。

2. 诊断依据

1) 定位诊断

(1) 广泛大脑皮质:患者主要表现为记忆力下降、定时定向力下降,皮质功能明显减退,故定位广泛大脑皮质;同时有精神症状,可虑额颞叶受损为主。

(2) 锥体外系:主要表现为起步困难,慌张步态,联带运动少,转身困难,夜间翻身困难,查体示四肢肌张力增高,双侧病理征阴性,故考虑锥体外系受累。

2) 定性诊断

痴呆:患者记忆等认知功能减退症候突出,显著影响日常生活自理能力,首先考虑痴呆。患者以运动迟缓等锥体外系症状起病,1年内出现认知功能下降且具有波动性特点、精神症状,首先考虑DLB,符合该病的波动性认知功能减退、帕金森综合征、反复发作性的视幻觉为突出表现的精神症状三大主要临床表现特点(诊断标准见表31-1、表31-2)。

表31-1 2005年Mckeith等制定的DLB诊断标准

项目	内容
必要特征[a]	痴呆,渐进性的认知功能下降,影响正常的社交和工作能力,认知障碍以注意力、执行功能和视空间缺陷最为突出,在疾病的早期显著的或持续的记忆下降并非必需的,但通常出现在疾病的进展过程中
核心特征[b]	波动性的认知功能障碍,主要表现为注意力和警觉性随着时间显著变化;反复发作的形象生动的视幻觉,自发的帕金森综合征
提示特征[c]	快速动眼睡眠行为障碍,镇静药物高度敏感,PET检查显示基底节区多巴胺转运体摄取减少
支持特征[d]	反复的摔倒或晕厥;短暂的无法解释的意识丧失;严重的自主神经功能障碍,如直立性低血压、尿失禁;其他形式的幻觉;系统性妄想;抑郁;头颅CT检查或MRI检查提示内侧颞叶结构相对正常;PET检查提示枕叶代谢普遍减低;心肌造影提示碘苄胍摄取减低;脑电图提示慢波,颞叶出现短暂尖波
不支持特征	出现脑血管病的局灶性神经系统体征或脑影像学证据,检查提示出现其他科导致类似临床症状的躯体疾病或脑部疾病,痴呆严重时才出现帕金森综合征样表现
症状发生的时间顺序	DLB的痴呆症状长发生在类似PD的运动症状之前或同时发行,帕金森病痴呆应该是在PD基础上发生痴呆。在临床实践中,应选择最合适的术语,有时可以使用总称如路易小体疾病,研究中区别DLB和PDD通常采用"一年原则",即帕金森综合征1年内出现痴呆为DLB,1年后为PDD,也有一些研究采用其他时间间隔,但这会使研究间的比较困难,在一些临床病例的研究或临床试验中,通常会纳入临床亚型,成为路易体病或α突触核蛋白病

注:a.诊断可能或很可能DLB所必需的;b.诊断很可能的DLB需要2个核心特征,可能的DLB需要一个核心特征;c.至少1个核心特征加上至少1个提示特征可诊断很可能的DLB,缺乏核心特征,仅1个或以上的提示特征可考虑诊断可能的DLB,无核心特征不能诊断很可能的DLB;d.通常存在,但并不提高诊断的特异性。

表31-2 DSM-5的路易体认知功能障碍诊断标准

项目	内容
核心特征	波动性认知功能障碍,以注意力和警觉性改变为主要特征;反复发作的内容形象生动的视幻觉;自发性帕金森综合征,继认知功能下降后出现
提示性特征	符合快速眼动期睡眠行为障碍标准;对神经安定剂异常敏感;上述损害不能用其他情况更好地解释,比如脑血管病,其他神经变性病,药物作用,或者其他精神、神经、系统性疾病

注:该标准适用于重度或者轻度神经认知障碍;该类型神经认知障碍以隐匿性起病,渐进性发展为特点;该类型神经认知障碍满足一个核心和提示性特征即可诊断为很可能或者可能的路易体神经认知障碍;很可能的重度或者轻度路易体神经认知障碍,具备两个核心特征,或一个提示性特征同时一个或多个核心特征;可能的重度或者轻度路易体神经认知障碍,具备一个核心特征,或者一个或多个提示性特征。

3. 鉴别诊断

(1)帕金森病痴呆(PDD):PDD与DLB的症状有较多重叠,两者发病机制也有共同点,均基于α-突触核蛋白异常折叠与聚集,但两者也存在差异。DLB患者脑脊液氧化型Aβ40水平明显增加,而PDD中未见增加,病理上PDD黑质多巴胺能神经元丢失更为严重,DLB较轻微,但边缘系统受损更早更严重。影像学检查发现DLB较PDD存在更为严重的Aβ沉积。两者临床表现都可以有痴呆、帕金森综合征、精神症状自主神经异常、快动眼期睡眠行为异常(RBD)、对抗精神病药物敏感,但PDD先出现明显体外系症状,而 DLB 早期认知损害突出。另外,DLB 锥外系症状相对较轻,不对称性不明显,静止性震颤少见,对左旋多巴反应较差。认知障碍方面,DLB 有更为严重的概念及注意障碍,有明显的波动性,精神症状以视幻觉更为明显,对抗精神病药物更敏感。临床诊断上的主要区别在于痴呆和运动症状的严重程度和发病时间的关联,常采用"一年原则",即在锥体外系症状出现 1 年之内出现的痴呆,诊断为 DLB,1 年之后出现痴呆诊断为 PDD。

(2) 阿尔茨海默症(AD):是最常见的痴呆类型,随着年龄增加,发病率呈指数级增加。隐匿起病,临床上以进行性认知功能障碍和行为改变为主要表现。常以近事记忆减退为首发表现,随着疾病进展,出现远期记忆障碍,部分患者出现视空间障碍、逻辑思维、综合分析能力下降,还可以出现失语、失用、失认等,终末期患者各项神经功能衰退、长期卧床。AD 患者脑脊液 Aβ42 水平降低,总 tau 蛋白和磷酸化 tau 蛋白水平升高。头颅 MRI 检查可见双侧颞叶、海马萎缩,FDG-PET 检查见顶叶、颞叶及额叶葡萄糖代谢率下降,PIB-PET 检查可见脑内 Aβ 沉积增加。

(3) 额颞叶痴呆(FTD):是一组以进行性精神行为异常、执行功能障碍和语言损害为主要特征的痴呆症候群,其病理特征为额叶和(或)颞叶进行性萎缩,是早发型痴呆的主要原因之一。目前,国际上将 FTD 分为 3 种主要临床亚型:行为变异型额颞叶痴呆(bvFTD)、进行性非流利性失语(PNFA)和语义性痴呆(SD)。其中 bvFTD 是最常见的亚型,发病年龄早,进展快,遗传倾向高,以进行性加重的行为异常、人际沟通能力和(或)执行能力下降、伴情感反应缺失、自主神经功能减退等为主要的临床表现,15% 合并 ALS,锥体外系症状亦多见。PNFA 约占 FTD 的 25%,主要表现为进行性非流畅性自发语言障碍,包括以语法、词使用不正确或省略为特征的语法障碍,以发音异常为基础的语言障碍和命名性失语。语义性痴呆以语义记忆损害出现最早,且最严重,患者语言流利、语法正确,但是不能理解单词含义、找词困难,语言不能被他人理解,伴不同程度的面孔失认。

(4) 血管性痴呆:是因脑血管疾病导致认知功能障碍,常常有明确的脑血管病病史,呈波动性进程,阶梯样发展,在反复发生的皮质和皮质下损害的患者中更常见。

(5) 代谢相关性疾病引起的痴呆:如甲状腺功能减退、维生素 B₁ 缺乏、维生素 B₁₂ 缺乏等代谢性疾病可引起认知功能减退,但这些疾病多伴有相关疾病的表现及神经系统其他部位受累,患者有长期酗酒或甲状腺激素水平、血叶酸浓度、血维生素 B₁₂ 浓度低下等。

(6) 感染、炎性病变:痴呆还可由中枢神经系统感染或炎性疾病如 CJD、HIV 感染、梅毒感染或自身免疫相关性脑炎等引起,出现皮质受累而导致认知功能的减退。该患者入院后 HIV、RPR 等指标均为阴性。

(7) 正常压力性脑积水(NPH):NPH 主要表现为进行性痴呆、起步困难和小便失禁,本例患者缺乏小便失禁,认知损害症状呈波动性、神经影像学缺乏脑积水证据等可资鉴别。

四、处理方案与理由

DLB 作为神经变性疾病之一,目前尚无治愈方法,仅以改善症状、提高患者生活质量等对症治疗,包括药物治疗和非药物治疗。

1. 药物治疗

(1) 抗帕金森症状治疗:首选左旋多巴制剂,约有 50% 的患者会有改善,从小剂量开始,缓慢加量至最适合剂量维持。但须注意左旋多巴可能加重视幻觉。

(2) 抗精神症状治疗:DLB 视幻觉最常见,也常伴有谵妄、焦虑、抑郁和行为异常。轻度患者无须治疗,如需治疗可选用非典型抗精神病药物,如氯氮平、喹硫平、奥氮平等。

(3) 抗痴呆药物:胆碱酯酶抑制剂应用会使 DLB 患者认知波动减少、警觉性提高、记忆也会改善。

美金刚治疗 DLB 的临床资料较少。

（4）情绪异常及睡眠障碍治疗：抑郁患者可使用 5-羟色胺再摄取抑制剂，三环类抗抑郁药和伴抗胆碱能作用的药物应尽量避免。睡眠障碍如 RBD 可以睡前服用氯硝西泮 0.25 mg 和喹硫平 12.5 mg，逐渐加量，并监测疗效及相关不良反应。

2. 非药物治疗

包括有氧功能锻炼、营养管理、患者及照料者教育等方面。

五、要点与讨论

1. 路易体痴呆概述

路易体痴呆是最常见的神经变性病之一，其主要的临床特点为波动性认知功能障碍，视幻觉和帕金森病样的运动症状。主要病理特征为路易氏小体，广泛分布于大脑皮质及皮质下核团。

近年来研究发现，在出现 DLB 典型临床症状之前，会存在非遗忘性的认知功能损害、快动眼睡眠行为障碍、视幻觉、抑郁、谵妄、帕金森综合征样表现、嗅觉减退、便秘和体位性低血压等前区症状，随着疾病进展，出现典型的临床症状，包括思维和推理能力下降，一天至数天之内有多次的意识模糊和清醒状态的交替。DLB 的认知功能障碍区别于 AD 主要表现在，认知功能波动，伴有觉醒和注意的变化，波动的证据为白天过度昏睡，或者白天睡眠时间在 2 h 以上。顺行性遗忘是 AD 突出的症状体征，疾病早期即可出现，而在 DLB 并不突出，其在命名、短时回忆、再认等认知测试中要好于 AD，而 AD 在语言流利性、视功能、执行功能方面优于 DLB。

2. 路易体痴呆和帕金森病痴呆的区别

DLB 与 PDD 的区别目前国际上争议较大，有学者认为 DLB 和 PDD 病理一致，均与 α-突触核蛋白有关，是同一疾病谱的不同类型。而为了临床操作方便，有专家推荐此两种类型作为不同疾病进行诊断，常以一年时间为期，认为帕金森病样的症状出现 1 年后再有认知功能减退者诊断为 PDD 可能性较大。

3. 路易体痴呆的诊断

DLB 的诊断主要依据《2005 年制定的 DLB 专家共识》和《2013 年 DSM-5 发布的诊断标准》进行（见表 31-1、表 31-2）。以渐进性认知功能障碍为必须，以波动性认知功能障碍、视幻觉、和类似 PD 样运动障碍为三大核心症状。DLB 的认知功能障碍主要表现为复杂的注意力和执行力的早期改变，幻觉、抑郁和妄想以一种精神错乱式的模式发生波动，类似 PD 的运动障碍症状常出现在认知功能障碍之前或之后的一年之内。

4. 路易体痴呆的治疗

目前关于 DLB 没有特效治疗药物，主要是对症治疗。胆碱酯酶抑制剂是疗效比较肯定的改善认知功能的药物。DLB 对抗精神病类药物极度敏感，因此当患者出现显著的精神症状时首先考虑减少帕金森病药物的用量，如需选用抗精神类药物，可选用非典型抗精神病药物如氯氮平、喹硫平、奥氮平等。对于帕金森综合征症状，从小剂量左旋多巴开始，缓慢加量至最适维持量。

六、思考题

（1）路易体痴呆的三大核心症状是什么？

（2）路易体痴呆的诊断标准、鉴别诊断有哪些？

（3）路易体痴呆如何治疗？

七、推荐阅读文献

［1］吴江.神经病学［M］.3 版.北京：人民卫生出版社，2015.

［2］Bonanni L，Thomas A，Onofrj M，Diagnosis and management of dementia with Lewy bodies：third report of the DLB Consortium ［J］.Neurology.2006；66（9）：1455.

［3］Association AP.Diagnosis and Statistical Manual of Mental Disorders ［M］.5th ed.American Psychiatric Association，2013.

［4］中国微循环学会神经变性病专业委员会.路易体痴呆诊治中国专家共识［M］.中华老年医学杂志 2015，34（4）：339－344.

［5］贾建平，陈生弟.神经病学［M］.7 版.北京：人民卫生出版社，2013.

（潘晓黎　钟春玖）

案例 32

运动神经元病

一、病历资料

1. 现病史

患者，女性，47岁，因"进行性四肢无力3年余"入院。患者于入院前3年起在无明显诱因下出现四肢远端对称性无力，以双手持物或久站时明显。入院前1年起出现双手精细活动时笨拙，行走不稳，同时出现以双手的骨间肌为主的手部小肌肉萎缩。入院前半年起出现发音不清楚，吐字含糊，吞咽异常，偶见饮水呛咳，四肢的肌肉出现跳动感，以肱二头肌、肱三头肌、股四头肌及腓肠肌明显，开始偶有跳动，近期感肌肉跳动持续时间延长，且肌肉跳频率明显增加，并出现双手大、小鱼际肌萎缩及舌肌萎缩、舌肌震颤。

2. 既往史

5年前曾有左上肢外伤致左肘关节脱臼史，具体不详。否认高血压、糖尿病、心脏病史，否认中毒及特殊异物接触史，否认手术史，否认药物及食物过敏史，否认冶游史，否认烟、酒等不良嗜好。否认家族中有类似表现者，否认任何家族性、遗传性疾病。

3. 体格检查

(1) 内科检查：T 36.9℃，P 82次/min，BP 135 mmHg/75 mmHg，R 19次/min。气平，自主体位，步入病房；全身皮肤未见黄染和瘀点、瘀斑，浅表淋巴结未及肿大；二肺呼吸音清，心律齐，各瓣膜未闻及杂音；全腹软，未及包块，肝、脾肋下未及；四肢及关节无异常。

(2) 神经系统检查：神清，查体合作，对答切题，语言略含糊，构音不良。双瞳等大，对光反应正常，眼动正常，无眼震，鼻唇沟对称，伸舌居中，舌肌可见细小纤颤及萎缩，软腭上抬略限，腭垂居中，咽反射减弱。双手大、小鱼际肌、骨间肌轻度萎缩；四肢肌束震颤；四肢肌力4级，肌张力正常。浅深感觉及符合感觉均正常。腱反射(＋＋＋)，双霍夫曼征(＋)，双侧罗索利莫征(＋)，右侧巴宾斯基征(＋)，左侧巴宾斯基征(±)。共济正常，脑膜刺激征(－)。

4. 实验室和影像学检查

血常规、尿常规、血糖、电解质、肝功能、肾功能、心肌酶谱均未见异常。

心电图检查示窦性心律，T波低平。胸片检查示双肺纹理增生。头颅MRI＋MRA检查未见异常，颈椎MRI平扫示轻度退行性改变。

肌电图示左股四头肌、右股四头肌、右大鱼际肌、左第1骨间肌、左小鱼际肌、舌肌的插入点位纤颤电位、正相电位、束颤电位均异常插入电位(＋＋)，正相电位(＋＋)，束颤电位(＋＋)，纤颤电位(＋＋)均时限延长，波幅增高，波型均为单纯相。提示：脊髓前角细胞病变。神经传导速度示运动和感觉神经传导速度正常。

二、诊治经过

1. 诊断

肌萎缩侧索硬化。

2. 处理

入院后给予半流质饮食，建议避免卧位时进食或饮水；在明确各项实验室检查的同时，给予静脉输液支持疗法，同时给予维生素 E 10 mg 口服，一日三次；辅酶 Q10 20 mg 口服，一日三次；并鼓励肢体主动和被动活动，辅以康复按摩治疗；在与患者及家属沟通病情后，给予利鲁唑 50 mg 口服，一日二次。一周后患者出院，建议长期门诊随访。

三、病例分析

1. 病史特点

中年女性，47 岁，慢性起病，进行性加重。表现为吐字含糊，吞咽异常，饮水呛咳，四肢对称性无力，伴手部小肌肉萎缩和肢体肌肉跳动感。

体格检查提示语言略含糊，构音不良，舌肌有细小纤颤及萎缩，软腭上抬略受限，咽反射减弱；双手大、小鱼际肌，骨间肌轻度萎缩；四肢肌束震颤；四肢肌力 4 级；感觉无殊；所有腱反射（＋＋＋），双侧霍夫曼征（＋），以及病理征（＋）。

辅助检查肌电图提示脊髓前角细胞病变，神经传导速度正常。

2. 诊断与诊断依据

（1）诊断：肌萎缩侧索硬化。

（2）诊断依据：

定位诊断：构音不良，舌肌细小震颤及萎缩，软腭上抬略限，咽反射减弱，四肢肌力减弱，四肢肌束震颤，双侧大、小鱼际肌、骨间肌萎缩，腱反射亢进，病理征（＋），提示上、下运动神经元均有受累，故病变定位在上、下运动神经元；结合神经电生理检查，诊断"肌萎缩侧索硬化"。

定性诊断：患者，中年女性，慢性起病，进行性加重，提示：神经变性疾病。

3. 鉴别诊断

（1）脊肌萎缩症：是一种遗传性疾病，选择性下运动神经元的常染色体隐性遗传病；主要表现为肌肉无力和肌肉萎缩，多从四肢近端开始。基因检测有诊断价值。本病例患者肌肉萎缩，以肢体远端明显，且存在明显舌肌萎缩和构音障碍，故不支持脊肌萎缩症诊断。

（2）脊髓型颈椎病：由颈椎骨质增生和椎间盘退行性变导致脊髓受压迫损伤所致。也可表现为慢性进行性病程，但颈椎病肌肉萎缩以上肢为主，常伴有感觉减退，肌束震颤相对少见，舌肌无受累，故与本病例欠符合；另外若行胸锁乳突肌肌电图检查，ALS 阳性率高达 90％以上，而颈椎病则正常。

（3）脊髓空洞症：患者可有双手小肌肉萎缩、肌束震颤、病理征阳性和延髓麻痹，病程也为慢性，但患者可同时存在分离性感觉障碍，且颈椎 MRI 检查可发现颈髓部位空洞。本例不符合。

（4）多灶性运动神经病：慢性进行性病程，表现为下运动神经元损害，感觉障碍少见，症状以上肢为主，无阳性病理征；肌电图多为神经源性损害，运动神经传导速度阻滞。本病例不符合。

四、处理方案及理由

目前，本病尚无特效治疗方法。治疗方法主要包括：病因治疗、对症治疗和支持治疗。病因治疗，如兴奋性氨基酸毒性、神经营养因子、抗氧化和自由基清除、新型钙通道阻滞剂、抗细胞凋亡、基因治疗及神经干细胞移植等。利鲁唑可能通过减少中枢神经系统内谷氨酸释放,减少兴奋毒性作用,适用于轻中度患者,但价格较贵。其他可用维生素 E 及对症支持治疗,心理治疗与物理治疗也有一定辅助作用。

五、要点与讨论

1. 运动神经元病概述

运动神经元病(MND)是一组原因未明,无法治愈,以选择性侵犯上、下运运动神经元的进行性神经变性疾病;临床主要根据肌无力、肌萎缩、肌肉纤颤和锥体束损害等症状的不同组合分 4 种类型:肌萎缩侧束硬化(ALS)、进行性脊肌萎缩(PSWA)、进行性延髓麻痹(PBP)和原发性侧索硬化(PLS)。

MND 的病因及发病机制尚不明确,可能与线粒体的病理和氧化损伤、蛋白质与神经元的变性、基因突变、谷氨酸转运异常有关,相关假说包括:兴奋性氨基酸假说(谷氨酸的激活毒性在神经退化疾病发生机制中所起到作用)、遗传基因假说(尤其涉及 SOD1 基因)、自身免疫假说(ALS 不仅与自身体液免疫有关还与细胞免疫有关)、神经营养因子假说和神经丝假说(与神经丝堆积有关而引起的损伤)。还有认为可能与结核、疟疾、脑炎、流感等发病史有关,但尚缺乏证据。本例患者存在腱反射亢进、病理征阳性、假性延髓性麻痹等上运动神经元损害和肌电图证实下运动神经元累及延髓、颈髓等各个部位,病情呈慢性起病、进行性发展,符合运动神经元病的 ALS 的国际诊断标准。

2. 运动神经元病的相关鉴别诊断

由于 MND 多表现为肌萎缩,无力,无明显的感觉障碍,本疾病应与脊肌萎缩症、脊髓型颈椎病、多灶性运动神经病、脊髓空洞症、皮肌炎、强直性肌营养不良及铅中毒等鉴别。

3. 运动神经元病的治疗

MND 的治疗包括:抗兴奋性氨基酸毒性、神经营养因子、抗氧化和自由基清除、新型钙通道阻滞剂、抗细胞凋亡、基因治疗及神经干细胞移植等,还有的学者提出免疫治疗如应用免疫抑制剂治疗,但尚无定论。

六、思考题

(1) 运动神经元病的临床表现哪些?
(2) 肌萎缩侧索硬化的临床诊断标准是什么?
(3) 利鲁唑的治疗作用机制是什么?

七、推荐阅读文献

[1] 吴江.神经病学[M].3 版.北京:人民卫生出版社,2015.
[2] 陈生弟.神经病学[M].2 版.北京:科学出版社,2011.
[3] 贾建平,陈生弟.神经病学[M].北京:人民卫生出版社,2016.

(刘振国)

脊髓性肌萎缩症

一、病历资料

1. 现病史

患者,男性,28 岁,1 岁开始反复发热,间断"青霉素"治疗后好转,但是家人发现其行走能力滞后直到 3 岁方能行走。行走时双下肢乏力,步态缓慢,腰腹部前凸,跐脚,两侧摇摆,不能跨越障碍物,易向前跌倒。长时间活动后肌肉不适,但无疼痛。症状呈进行性加重。18 岁起双上肢开始乏力,20 岁后不能站立,独自行走困难,需轮椅助行,伴有四肢不自主抖动。病程中无肢体麻木、抽搐、肌肉跳动,无心悸、胸闷,无尿频、尿急、尿痛。便秘,3～7 天解大便一次,干结,时有解便困难。为明确诊断而来我院神经科求诊。

2. 既往史

患者右足背外侧烫伤史 22 年,遗留有瘢痕。否认高血压、糖尿病、心脏病病史,否认特殊药物过敏史,否认有产伤史。

3. 个人史和职业史

患者生于贵州,彝族,大学毕业,现为小学语文教师。长期生活于原籍,否认疫水疫区接触史,否认冶游史。近 3 年偶有饮酒,每次约 1 杯啤酒。

4. 家族史

患者的母亲和姐姐双手小指远端外翻,双足第 1 跖趾短小。其父亲身高 156 cm。否认家族性遗传疾病。

5. 体格检查

(1) 内科检查:T 36.7℃,P 90 次/min,R 24 次/min,BP 130 mmHg/81 mmHg。心、肺、腹(一),身高 152 cm,双手小指远端外翻,双肘外翻,双膝关节以下萎缩(见图 33 - 1),双侧马蹄内翻足,第 1 跖趾短小,足趾端粗大(见图 33 - 2A)。右足背外侧有一长约 3 cm×3 cm 的陈旧性瘢痕。

(2) 神经系统专科检查:神志清楚,对答切题,计算力、定向力正常。

颅神经:双侧瞳孔等大等圆,直径 3 mm,眼球活动好,无眼震,鼻唇沟对称,伸舌居中,咽反射正常,颈屈肌 4 级。

运动系统:四肢肌张力偏低。肌肉萎缩,近端为主。双上肢近端肌力 3 级,远端肌力 4 级,双下肢近端肌力 2 级,远端肌力 4⁻级。

反射:双侧肱二头肌、肱三头肌、桡骨膜、膝、踝反射均未引出。病理征:阴性。

感觉系统:四肢针刺觉正常,关节运动觉正常。

共济运动:双侧指鼻试验稳准,双侧跟膝胫试验、闭目难立征不能完成。

步态:轮椅助行。

脑膜刺激征:阴性。

6. 实验室及影像学检查

血、尿、便常规、肝、肾功能以及心肌酶谱正常。

甲状腺功能、甲状旁腺激素、性激素、25-羟基维生素 D 未见明显异常。

肌电图检查:周围神经 MCV、SCV、CMAP、SNAP 未见明显异常,三角肌、肱二头肌、外展拇短肌、腓肠肌、胫前肌 MUP 时限增宽波幅增高,数量减少,呈慢性神经源性肌电改变。左侧小指展肌及右侧三角肌低、高频刺激 RNS,波幅衰减阳性(25.8%~46.1%)。

心脏超声检查:先天性心脏病;房间隔缺损(继发孔型,20 mm),肺动脉高压(45 mmHg)伴轻度三尖瓣关闭不全。

胸部正位片:两肺纹理增多、增粗,以左下为重;两膈位置抬高;心脏增大。

肺功能检查:肺通气功能、肺弥散功能正常。

左足正侧位 X 线摄片:左足骨质疏松,第 1 跖骨短小、粗大(见图 33-2B)。

头颅 MRI 检查、脑电图未见明显异常。

基因检测:SMN1 基因 7 号外显子和 8 号外显子纯合缺失突变。

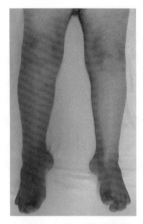 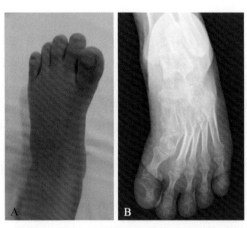

图 33-1　双下肢萎缩　　　　图 33-2　足趾短粗(A)伴骨质疏松(B)

二、诊治经过

1. 诊断

脊髓性肌萎缩症(spinal muscular atrophy,SMA)。

2. 处理

本病尚无特异的有效治疗,入院后予以补充叶酸、甲钴胺,病情没有变化。此外,心脏超声检查显示先天性心脏病,房间隔缺损(继发孔型,20 mm),建议心脏科科行封堵术,患者暂不考虑。

三、病例分析

1. 病史特点

(1)患者男性,28 岁。自幼儿期起进行性四肢无力,由下肢往上肢发展,肌无力以近端为主。

(2)查体发现四肢关节不同程度畸形。肌张力偏低。肌肉萎缩,近端为主。无感觉障碍。

(3)肌电图显示三角肌、肱二头肌、外展蹑短肌、腓肠肌、胫前肌 MUP 时限增宽波幅增高,数量减少,呈慢性神经源性肌电改变。左侧小指展肌及右侧三角肌低、高频刺激RNS,波幅衰减阳性(25.8%～46.1%)。

(4) 心脏超声显示有房间隔缺损(继发孔型,20 mm),肺动脉高压(45 mmHg)伴轻度三尖瓣关闭不全等先天性心脏病。

(5) 三大常规、肝、肾功能以及肌酶正常。

(6) 基因检测显示SMN1基因7号外显子和8号外显子纯合缺失突变。

2. 诊断依据

定位诊断:患者临床表现为四肢无力进行性加重,下肢重于上肢,近端重于远端。四肢肌张力偏低。肌肉萎缩,近端为主。腱反射减弱或消失,行走困难,类似"鸭步",无病理征,无感觉障碍,无共济失调。提示病灶累及脊髓广泛的下运动神经元病变。

定性诊断:患者自幼儿期起病。电生理显示神经传导速度及波幅正常,而针刺肌电图出现MUP时限增宽波幅增高,肌酸激酶未见异常,结合电生理特点,考虑脊髓性肌萎缩症可能。

3. 鉴别诊断

(1) 肢带型肌营养不良症:本患者仅出现下运动神经元受累症征,即进行性肌无力而未见上运动神经元体征,类似于肢带型肌营养不良的临床改变。肢带型肌营养不良应该有明确的遗传家族史,由于提髋运动困难,因此会出现"鸭步",肌营养不良症应有肌酶学检查的异常。本患者肌酸激酶等检查正常,EMG检查也未见明显肌源性损害可以排除。

(2) 脊髓灰质炎:本患者自幼起病,病前有反复发热和应用"青霉素"治疗的先驱病史。临床主要表现为下运动神经元受累的肌无力、肌萎缩,以前角细胞损害为主,需与脊髓灰质炎鉴别。但是该患者发病隐匿,呈缓慢进展,至今已28年,不符合脊髓灰质炎。

(3) 黏多糖贮积症:该病属于溶酶体病,黏多糖因分解代谢障碍而大量沉积于各种组织内,出现多系统病变。在骨组织沉积可导致成骨发育障碍和变形,关节沉积可引起关节硬化。临床表现分7种类型,其中I型最为常见,特点为身材矮小、面容丑陋、表情迟钝、智力低下;V型智力发育正常,骨骼改变轻微,可有腰骶部椎体向前滑脱。X线片可见椎体变扁、唇样突出、舟样头畸形等。脊柱和手关节的X摄片有助于该病的鉴别。身高低于正常人群平均身高2个标准差(160.5 cm),考虑为身材矮小症;其虽无明显心血管系统症状,心超检查提示房间隔缺损,可能存在先天性心脏病。本患者虽然身材矮小、骨骼畸形,但是主要的症状和体征是肢体无力和肌肉萎缩,逐渐加重。

四、处理方案与理由

本病暂无特殊处理。

五、要点与讨论

脊髓性肌萎缩症又称脊肌萎缩症,是一种遗传性运动神经元病。以脊髓前角运动神经元变性导致进行性四肢近端无力和肌萎缩。属常染色体隐性遗传病,临床并不少见。20世纪90年代,欧洲神经肌肉疾病中心分别就SMA制定了诊断标准:①进行性对称的肢体无力,近端重于远端,舌肌、躯干肌可见肌束震颤,双手有细微震颤;②EMG可见因运动单位消失而引起的肌肉失神经表现,MUAP时限延长,波幅增高;③肌肉活检见肌纤维成组萎缩,同型肌群化,I型患者可见肌纤维肥大;④血清肌酸激酶正常或轻度增高;⑤大多数患者SMN基因7、8号外显子纯合缺失;⑥有面肌、眼外肌麻痹,膈肌、心肌无力,其他部位的神经系统损伤,关节畸形,血清CK大于正常上限10倍以上,营养不良蛋白(dystrophin)、氨基己糖苷酶(hexosaminidase)缺失,MCV下降70%,感觉神经电位波幅异常等情况出现,应排除诊断本病。1999年,脊髓性肌萎缩国际协作会议根据脊髓性肌萎缩症的临床表型共将其分为SMA-Ⅰ型、SMA-Ⅱ型、SMA-Ⅲ型,即婴儿型、中间型及少年型。共同特点是脊髓前角细胞变性,临床表现为进行性、对称性,肢体近端为主的广泛性弛缓性麻痹与肌萎缩。智力发育及感觉均正常。各型区别根据起病年龄、病情进展速度、肌无力程度及存活时间长短而定。

(1)脊髓性肌萎缩症Ⅰ型(Werdnig-Hoffman病),亦称严重型,出生后6个月内发病,患儿无法坐立,通常在2岁前死亡,是所有临床分型中最严重的一型。

(2)脊髓性肌萎缩症Ⅱ型,又称中间型,于出生后6~18个月发病,患儿能坐但无法站立和行走,生存期超过2岁,主要视呼吸系统并发症发生情况而定。

(3)脊髓性肌萎缩症Ⅲ型(Kugelburg-Welander病),一般于出生18个月后发病,患儿能够独立行走,病情进展缓慢,可生存至成年。

(4)脊髓性肌萎缩症Ⅳ型,亦称为成年型,发病年龄15~60岁,以35岁左右为高发年龄,发病和进展隐匿,生存时间与正常人无异,患者可出现行走困难。

本例患者发病始于1周岁左右,病情迁延28年,符合脊髓性肌萎缩症Ⅲ型。

本病至今尚无特异的有效治疗方法,以预防或治疗严重肌无力产生的各种并发症,如肺炎、营养不良、骨骼畸形行动障碍和精神社会性问题等。

六、思考题

(1)脊髓性肌萎缩症的发病原因是什么?

(2)脊髓性肌萎缩症临床表现的特点有哪些?

(3)脊髓性肌萎缩症确诊的依据是什么?

(4)脊髓性肌萎缩症需要和哪些常见疾病做鉴别?

七、推荐阅读文献

[1]吴江,贾建平.神经病学[M].3版.北京:人民卫生出版社,2015:359-364.

[2]蒋雨平,王坚,蒋雯巍.新编神经病学[M].上海科学普及出版社,2014:308-324.

[3]李焰生,张瑛,徐群,等.神经系统疾病诊断标准[M].北京:人民军医出版社,2010:364-370.

[4]Christopher G. Goetz. Textbook of Clinical Neurology [M]. 3rd ed, Saunders Elsevier 2006:785-788.

[5]郭斌,满国彤,宋路线.亚当斯-维克托神经病学[M].于凤萍主译.7版.北京:人民卫生出版社,2007:1115,1159-1171.

(李　威)

案例 34
脊髓小脑性共济失调

一、病历资料

1. 现病史

患者,男性,46 岁,因"进行性双下肢无力 2 年,加重 1 年"于 2013 年 10 月 23 日收入院。患者于 2011 年无明显诱因下首发双侧下肢无力,自感活动不灵活,无麻木、疼痛,无语言不流利等,在多家医院诊断为"腰椎病、自主神经功能紊乱",给予针灸、营养神经等治疗,未见明显改善。1 年前患者双下肢无力较前加重,上下楼困难伴走路不稳,并累及双上肢,表现为协调性差,有时有尿失禁,遂就诊我院,门诊头颅 MRI 检查示小脑及脑干萎缩;肌电图检查示神经、肌肉未见异常。以"多系统萎缩"收入院。

2. 既往史

既往无高血压、冠心病及糖尿病等慢性疾病史;否认手术、外伤、传染性疾病史;否认类似家族遗传病史。

3. 体格检查

(1) 内科检查:生命体征平稳,心、肺、腹阴性。

(2) 神经系统检查:神志清楚,查体合作,语言流利,有饮水呛咳,脑神经查体正常。四肢肌力Ⅳ级,肌张力正常,无不自主运动。左侧指鼻试验及跟膝胫试验欠稳准,右侧共济检查正常。左侧快速轮替动作欠灵活。闭目难立征阳性,行走时呈共济失调步态,直线行走困难,深、浅感觉均正常。双上肢桡骨膜反射活跃、对称(+++),余腱反射及浅反射均正常。脑膜刺激征、病理反射均阴性。

4. 实验室及影像学检查

血常规、肝肾功能及电解质:未见异常。

肌电图:神经、肌肉未见异常。

头颅 MRI 检查:小脑脑沟增宽,第四脑室扩大,脑实质未见异常信号影,中线结构居中。结论:小脑及脑干萎缩。

颈椎 MRI 检查:生理曲度略直,$C_{4/5}$、$C_{5/6}$、$C_{6/7}$椎间盘突出,椎管无明显狭窄,椎体退行性改变。

腰椎 CT 检查:L_5/S_1 椎间盘突出,椎管轻度狭窄,腰椎退行性变。

基因学检查:两条链等位基因"CAG"三核苷酸重复序列扩增次数分别为 19 次和 65 次。其中一条链正常,另一条链的重复次数超过正常范围,为杂合突变。

MUSE 评分:27 分(满分 30 分)。

MoCA 评分:24 分(满分 30 分)。

二、诊治经过

1. 诊断

脊髓小脑性共济失调(SCA 2 型)。

2. 处理

入院后给予口服 187.5 mg 苄丝肼/左旋多巴(美多巴),行美多巴试验,患者 1 h 后自觉症状改善不明显,之后继续口服美多巴 62.5 mg tid 诊断性治疗,服用美多巴第 2 日上午,自觉乏力症状较前稍有改善,口服美多巴 7 天,觉症状改善不如之前明显,予停用美多巴治疗。入院后同时静滴"神经节苷脂、胞磷胆碱"治疗,10 天后患者出院,期间患者仍有四肢无力、走路不稳症状,但自觉较入院时有所减轻。

患者出院后继续口服维生素 E 100 mg bid、丁苯酞 0.29 bid、金刚烷胺 100 mg bid 治疗 3 个月,延缓病情进展。患者门诊随诊,自觉症状较前略改善,MMSE 评分 28 分;MoCA 评分 25 分。

三、病例分析

1. 病史特点

(1) 中年男性,起病隐匿、缓慢进展。

(2) 首发症状为双下肢无力、活动不灵活,进行性加重,并继而出现行走不稳,双上肢协调性差,时有小便失禁。

(3) 体征:饮水呛咳,四肢肌力Ⅳ级,肌张力正常。左侧共济运动异常。右侧共济检查正常。闭目难立征阳性,行走时呈共济失调步态。双侧桡骨膜反射活跃(+++),脑膜刺激征、病理反射均阴性。

(4) 辅助检查:头颅 MRI 检查提示小脑、脑干萎缩;颈椎 MRI 检查提示椎间盘突出,颈椎退行性变。腰椎 CT 检查提示 L_5/S_1 椎间盘突出,椎管轻度狭窄,腰椎退行性变。基因学检查示杂合突变(两条链等位基因"CAG"三核苷酸重复序列扩增次数分别为 19 次和 65 次;其中一条链正常,另一条链的重复次数超过正常范围),如表 34-1 所示。

表 34-1 一条等位基因 CAG 重复序列扩增次数为 19 次;另一条链为 65 次。患者为杂合突变的 SCA2 型。其余 SCAs 亚型的 CAG 重复次数均在正常范围

基因类型	重复次数	片段大小	正常等位基因范围	异常等位基因范围	提示
SCA1	29, 30	206/208	6～44	39～82	正常
SCA2	19, 65	117/255	14～31	36～63	SCA2 型
SCA3	10	240	12～41	62～84	正常
SCA6	8, 9	127/130	4～18	21～33	正常
SCA7	23	292	9～18	44～85	正常
SCA12	9, 14	149/164	7～30	66～78	正常

2. 诊断依据

根据以上典型症状,结合 MRI 检查发现小脑及脑干萎缩,可临床诊断为 SCA,结合血液基因学检查可确诊为 SCA2 型。

3. 鉴别诊断

患者双下肢无力、行走不稳、共济失调需与以下疾病鉴别:

（1）脊髓亚急性联合变性（SCD）：本病可有双下肢无力、僵硬、步态不稳和踩棉花感，也可出现蹒跚步态、步基增宽，Romberg 征阳性等小脑性共济失调的相关表现。可行外周血维生素 B_{12} 及叶酸、周围血象、骨髓涂片及影像学可见典型的脊髓病变表现（如"兔耳征"）等检查进一步鉴别。

（2）多发性硬化（MS）：可累及脑室周围白质、视神经、脊髓、脑干和小脑，可出现以上症状，需行 CSF 及血清 IgG 寡克隆区带、诱发电位、MRI 等检查鉴别。

（3）多系统萎缩（MSA）：可有自主神经功能障碍、小脑共济失调症状和锥体束等症状。头颅 MRI 检查可见壳核、脑桥、小脑等有明显萎缩，第四脑室、脑桥小脑脚池扩大，高场强（1.5 T 以上）MRI 检查 T2 相可见壳核背外侧缘条带状弧形高信号、脑桥基底部"十字征"和小脑中脚高信号。18F -脱氧葡萄糖 PET 显示纹状体或脑干低代谢。故可根据以上影像学特点及本病例的基因学结果排除 MSA。

（4）颈椎病及腰椎病：根据临床上的颈腰椎退行性变的诊断标准：①临床上患者存在一定脊髓损害的表现；②影像学显示椎管狭窄、脊椎退行性改变等，并有与临床表现符合的相对应的脊髓节段压迫确切存在的证据；③排除其他相关的可能导致脊髓受累的疾病如脊髓肿瘤、肌萎缩侧索硬化、继发的粘连性蛛网膜炎、多发性末梢神经炎等。本病例头颅 MRI 检查提示小脑脑干萎缩，结合基因检查结果，考虑 SCA。

四、处理方案与理由

迄今尚无特效治疗，对症治疗可缓解症状。

（1）药物对症治疗：胞磷胆碱促进乙酰胆碱合成，可用神经营养药（如 ATP、辅酶 A、肌苷、B 族维生素等）。

（2）理疗、康复及功能锻炼等。

（3）一些前沿治疗方式如基因治疗（如：RNA 干扰）、脐带间充质干细胞治疗等暂处于试验阶段，需大量的临床试验进一步研究其有效性。

五、要点与讨论

1. 脊髓小脑性共济失调概述

脊髓小脑性共济失调（SCA）是遗传性共济失调的主要类型，患病率约为（8～12）/10 万。成年期发病、常染色体显性遗传及共济失调等是本病的共同特征，并表现在连续数代中发病，年龄提前和病情加重（遗传早现）。病理改变以小脑、脊髓和脑干变性为主，其机制与多聚谷氨酰胺选择性损害小脑、脊髓和脑干的神经细胞和神经胶质细胞有关。目前发现 SCA 有 40 余种基因型。

Harding 根据是否伴眼肌麻痹、锥体外系症状及视网膜色素变性分为 3 型：ADCA Ⅰ 型、Ⅱ 型和Ⅲ型，为患者及家系的临床和基因诊断提供了线索。SCA 发病与种族有关，SCA1 - 2 在意大利、英国多见，SCA3 常见于中国、德国和葡萄牙。

2. 脊髓小脑性共济失调的诊断

SCA 患者的诊断包括临床诊断和基因诊断两部分。根据典型的共性症状，结合 MRI 检查发现小脑、脑干萎缩，排除其他累及小脑和脑干的变性病即可确诊；但是基因诊断才是 SCA 的确切诊断，可用 PCR 法准确判断其亚型及 CAG 扩增次数。从本病例中，我们应注意对于"双下肢无力"起病的患者，在科学地评估颈腰椎退行性疾病的同时，应排除其他变性疾病的可能性。特别是影像学检查提示小脑萎缩时，应早期进行临床鉴别，想到 SCA 的可能性，它不仅可以预示患者的预后，帮助患者做更长远的生活决定和生育计划，而且准确的诊断所指导的治疗对于症状会有更好的控制。这对于 SCA 这一类的遗传性疾病尤为重要。

3. 脊髓小脑性共济失调的治疗

由于 SCA 发病机制还不太清楚,病因治疗非常困难。目前主要是针对不同亚型给予对症治疗,可帮助树立患者的自信,改善症状,延缓病情进展。基础治疗包括扩张血管、改善血液循环;使用神经细胞活化剂促进神经细胞活性,保护神经细胞;使用维生素类药物,保持神经细胞正常代谢和功能和其他一些改善患者症状和体征的药物。随着对 SCA 机制和基因位点的研究及分子生物学技术的不断发展,如 RNA 干扰、脐带间充质干细胞等新型治疗手段有望将来应用于临床。

六、思考题

（1）脊髓小脑性共济失调的共有症状有哪些?
（2）脊髓小脑性共济失调的鉴别诊断有哪些?

七、推荐阅读文献

[1] 吴江.神经病学[M].3 版.北京:人民卫生出版社,2015:388-394.

[2] Jacobi H，du Montcel ST，Bauer P，et al. Long-term disease progression in spinocerebellar ataxia types 1，2，3 and 6：a longitudinal cohort study [J]. Lancet Neurol，2015,14(11):1101-1108.

[3] Mondal B，Paul P，Paul M，et al. An update on spino-cerebellar ataxias [J]. Ann Indian Acad Neurol，2013,16(3):295-303.

[4] 利婧,张成,詹益鑫,等.脊髓小脑性共济失调 3 型家系 CAG 动态突变分析和产前诊断[J].中国现代神经疾病杂志,2012,12(3):282-287.

（赵迎春）

案例 35

痉挛性截瘫

一、病历资料

1. 现病史

先证,男性,35岁,因"进行性行走困难"就诊。4岁时出现双足背屈困难,行走时脚尖着地。起初不明显,后逐渐加重,并且长时间行走后出现双膝关节疼痛。5岁出现行走困难,伴左足不自主内翻,进行性加重。6岁时握笔姿势出现异常,表现为内旋,尚为工整。一年级时,学习成绩尚可,成绩在90分左右,但说话声音低,写字慢。二年级下半学期(曾留级),学习开始跟不上,行走姿势异常进一步加重。至小学五年级时,出现右足不自主内翻,不能独立行走。小学毕业后不能继续学业。16岁不能行走并出现发音困难,饮水呛咳。20岁双手常呈握拳姿势,说话速度明显减慢,困于轮椅。25岁时,患者在午休后出现一侧肢体及口角不自主抽搐,眼球向同侧凝视伴意识丧失,持续约5 min后好转。后反复出现类似发作,时间多超过30 min,予以"丙戊酸钠"口服,症状控制不佳。患者症状明显加重,言语逐渐困难,只能讲单字,保持坐位亦有困难,出现二便失禁。28岁完全不能言语,仅能以点头示意,后逐渐出现头颈肌无力,头后仰或偏向左侧,只能以眨眼示意。30岁左右时,反应迟钝,呼之反应差。32岁后,抽搐症状逐渐减少,自行停用丙戊酸钠,家属诉患者四肢的僵硬感较前略有好转。目前患者瘫痪在床。

2. 既往史

患者无特殊个人史和职业史,无烟酒嗜好。足月顺产,出生时无窒息史,无病理性黄疸史,8月会讲话,13个月会走路。4岁前生长发育与同龄人相似。小学五年级因行走时足内翻行矫正术治疗,当时神经系统查体提示双下肢肌张力增高,腱反射亢进,巴氏征阳性,行走时呈剪刀样步态。

3. 家族史

患者有一妹妹有类似症状,4岁开始出现进行性行走不稳,后出现学习成绩差,癫痫发作等情况。目前瘫痪在床,二便失禁。父母体健,否认两系三代近亲结婚史。

4. 体格检查

(1)内科检查:T 37.1℃,P 68次/min,R 20次/min,BP 116 mmHg/69 mmHg。体型消瘦,瘫痪在床。双肺呼吸音清,心律齐。腹软,肠鸣音正常,肝脾无肿大。右足内翻畸形,四肢无水肿。

(2)神经系统检查:反应迟钝,言语不能,计算力定向力差。双瞳等大圆形,直径4 mm,直接和间接对光反应灵敏,双眼各向活动自如,无眼震,双侧额纹、鼻唇沟对称,伸舌居中,双侧咽反射灵敏,腭弓上抬可,洼田饮水试验5级。四肢肌肉极度萎缩,肌力0级。双上肢关节屈曲挛缩,张力增高,下肢张力不高。四肢腱反射未引出,双侧病理征阴性。深浅感觉正常。脑膜刺激征阴性。共济检查与步态检查无法配合。

5. 实验室及影像学检查

头颅 MRI 平扫:可见大脑皮质、胼胝体、小脑萎缩,伴脑白质营养不良及基底节区低信号。

先证者、先证者妹妹及其父母 FA2H 基因检测:先证者 FA2H 基因存在突变 c.688G>A, c.968C>A, c.976G>A。其父母分别为突变 c.688G>A 及突变 c.968C>A, c.976G>A 携带者。先证者妹妹存在与先证者相同突变。

二、诊治经过

1. 诊断

痉挛性截瘫 35 型。

2. 处理

目前以康复护理为主,避免误吸呛咳、压疮形成,预防呼吸道、泌尿道感染。气压治疗预防深静脉血栓形成。巴氯芬口服改善肌张力增高,剂量为每日三次,每次 5 mg。目前患者病情稳定。

三、病例分析

1. 病史特点

先证者为中年男性,主要症状为进行性行走困难。患者幼年起病,发病前无诱因,病情发展缓慢,症状逐渐加重。行走困难主要表现为双足内收,僵直。同时合并有认知功能下降、癫痫发作、肌张力障碍等多个神经系统表现。病程早期无二便失禁。

先证者妹妹有类似病史,父母无类似病史,父母否认近亲结婚史。先证者出生史无异常。

体检特点是表现为双下肢锥体束受损,行走时呈剪刀步态(12 岁时)。同时合并高级皮质功能受累。目前下肢张力不高,巴氏征未引出。病程中先证者始终不存在感觉平面。头颅磁共振成像检查发现大脑皮质、白质、胼胝体、小脑等多个部位退行性变,基因测序发现先证者 FA2H 存在复合杂合突变,其妹妹携带相同突变,对先证者突变进行家系共分离发现符合常染色体隐性遗传模式。

2. 诊断依据

先证者为中年男性,幼年时起病,表现为进行性行走困难,病程中患者出现双下肢肌张力高,行走时呈剪刀步态。病程中患者未出现感觉平面,早期无二便失禁。患者妹妹有类似症状,初步考虑遗传性痉挛性截瘫。

先证者除了有痉挛性截瘫表现外,还存在肌张力障碍、癫痫、认知功能障碍等症状。头颅 MRI 提示大脑皮质、白质、胼胝体、小脑等多个部位退行性变。除先证者妹妹有类似症状外,先证者父母均体健。提示隐性遗传的复杂型遗传性痉挛性截瘫。

先证者基因测序发现 FA2H 存在复合杂合突变,其妹妹携带相同突变,对先证者突变进行家系共分离发现父母各自携带有先证者的突变。FA2H 是遗传性痉挛性截瘫 35 型的致病基因,结合先证者临床表现及辅助检查结果,诊断考虑遗传性痉挛性截瘫 35 型。

3. 鉴别诊断

(1) 脑性瘫痪:因遗传性痉挛性截瘫和脑性瘫痪均有双下肢痉挛性瘫痪而需鉴别,但脑性瘫痪常有早产、宫内窘迫、难产、窒息的病史,在出生时就有症状,随年龄增大症状逐渐稳定或略有好转。

(2) 原发性侧索硬化症:因有双下肢肌张力增高、腱反射亢进和病理反射阳性而需与遗传性痉挛性截瘫相鉴别,但原发性侧索硬化症多在中年发病,不伴有运动协调障碍。

(3) 脊髓压迫症:特别缓慢生长的脊髓或枕骨大孔区的肿瘤需与遗传性痉挛性截瘫鉴别,CT 检查和 MRI 检查易与之区别。

四、处理方案与理由

目前尚无特殊的治疗方法,主要为对症处理。左旋多巴、巴氯芬、乙哌立松可减轻肌张力高的症状。病程早期可在床上进行适当运动延缓疾病进展,但切记不要采取剧烈运动,以避免加重腰椎负担造成继发性腰椎间盘突出。病程后期良好的护理是关键,防止呛咳误吸、压疮、下肢深静脉血栓形成等并发症。

五、要点与讨论

1. 遗传性痉挛性截瘫概述

遗传性痉挛性截瘫(herediatary spastic paraplegia,HSP)是一组以皮质脊髓束轴索末端变性和脱髓鞘,临床表现和遗传学具有高度异质性的神经系统遗传退行性疾病。作为一类罕见病,HSP 全球发病率为$(0.1 \sim 9.6)/10^5$。其临床特点为进行性双下肢肌张力增高伴肌无力。HSP 的遗传方式包括常染色体显性遗传、常染色体隐性遗传及 X 连锁隐性遗传。根据临床表现,HSP 可分为单纯型和复杂型,前者以双下肢对称性痉挛性截瘫为主要表现,可伴有轻度深感觉障碍。后者除双下肢痉挛性截瘫外,还可伴有其他神经系统表现和神经系统外表现。

2. 遗传性痉挛性截瘫 35 型概述

遗传性痉挛性截瘫 35 型(Spastic Paraplegia 35,SPG35)是一种罕见的复杂型遗传性痉挛性截瘫,其遗传方式为常染色体隐性遗传。SPG35 在儿童期起病,临床表现以痉挛性截瘫为特点,伴有构音障碍、与脑白质营养不良相关的中等程度的智能减退,部分患者也可伴有肌张力障碍、视神经萎缩、共济失调和癫痫发作。SPG35 患者的头颅 MRI 检查典型特征主要表现为苍白球低信号,白质高信号,胼胝体、脑干及小脑萎缩。虽然作为一种罕见病,SPG35 被认为是国内发病率第二高的常染色体隐性遗传痉挛性截瘫,仅次于 SPG11。SPG35 的致病基因为 FA2H 基因,其产物 FA2H 酶催化含 2-羟基脂肪酸的鞘脂合成,这些化合物参与多个生物过程。FA2H 基因突变参与了其他两种神经变性疾病:一是脑白质营养不良伴痉挛性截瘫及肌张力障碍,二是脑铁沉积病(NBIA)。目前认为该两种疾病为同一基因导致的不同表型,称为脂肪酸羟化酶相关的神经变性病。

3. 遗传性痉挛性截瘫的诊断

对于存在进行性双下肢肌张力增高伴肌无力的患者,需要考虑 HSP。在诊断 HSP 之前,首先需要排除其他因素造成双下肢痉挛性截瘫的表现,如脑白质营养不良,脊髓亚急性联合变性,多发性硬化,肌萎缩性侧索硬化症,胸髓压迫性病变,HTLV-1 相关脊髓病,Friedreich 共济失调,等等。准确的病史和查体及相关辅助检查可帮助鉴别诊断。其次,在作出 HSP 的诊断后,需要明确该病在患者家系中的遗传方式以及临床表现分型以进一步缩小可能的亚型范围。随着分子遗传学的发展,高通量测序以及全外显子测序已经广泛用于 HSP 的诊断。但在某些特殊情况下,一代测序进行基因筛查仍旧作为首选检查。可根据遗传方式及发病率设计基因筛查策略,对于常染色体显性遗传的 HSP,SPG4、SPG3A 较常见;对于常染色体隐性遗传的 HSP,SPG11、SPG5A 可首先筛查;SPG2 是最常见的 X 连锁隐性遗传 HSP 的亚型。此外一些特殊的表型可帮助明确 HSP 的亚型。常见的几种 HSP 亚型及致病基因如表 35-1 所示。

4. 遗传性痉挛性截瘫的治疗

目前,对于遗传性痉挛性截瘫的治疗主要为对症治疗和康复训练。巴氯芬或替扎尼丁等肌松药物可缓解下肢的张力增高。肉毒毒素注射也可帮助缓解肌强直但需注意避免造成延髓麻痹。一些抗氧化剂,如辅酶 Q10、艾地苯醌等,可以改善神经细胞氧化应激现象,阻止自由基对神经轴索的进一步损

表 35-1 常见的几种 HSP 亚型、致病基因以及主要临床表现

常染色体显性遗传			
SPG 亚型	致病基因	临床分型	复杂型的主要临床表现
SPG4	*SPAST*	单纯型	/
SPG3A	*ATL1*	单纯型	/
SPG31	*REEP1*	单纯型	/
SPG6	*NIPA1*	单纯型	/
SPG8	*KIAA0196*	单纯型	/
SPG10	*KIF5A*	单纯型/复杂型	周围神经病、肌萎缩、帕金森样表现、智力障碍
常染色体硬性遗传			
SPG 亚型	致病基因	临床分型	复杂型的主要临床表现
SPG11	*SPG11*	复杂型	胼胝体萎缩、周围神经病、认知功能障碍、假性球麻痹、肌张力障碍、共济失调、帕金森样表现
SPG5A	*CYP7B1*	单纯型	/
SPG7	*SPG7*	单纯型/复杂型	小脑性共济失调、视神经萎缩、耳聋、肌萎缩
SPG30	*KIF1A*	复杂型	小脑性共济失调、周围神经病
SPG62	*ERLIN1*	单纯型	/
SPG35	*FA2H*	复杂型	构音障碍、认知功能减退、白质病变、胼胝体萎缩、肌张力障碍、视神经萎缩、癫痫、共济失调
X 连锁隐性遗传			
SPG 亚型	致病基因	临床分型	复杂型的主要临床表现
SPG2	*PLP1*	单纯型/复杂型	Pelizaeus-Merzbacher 病
SPG1	*L1CAM*	复杂型	MASA 综合征、脑积水
SPG22	*SLC16A2*	复杂型	Allan-Herndon-Dudley 综合征

伤。康复训练在 HSP 的治疗方案中是必不可少的,可在康复师的指导下在床上进行牵拉训练,缓解肌强直的症状。电刺激治疗在疾病的疾病早期阶段有一定功效。足踝矫形器可用于出现跟腱挛缩的患者。

六、思考题

(1) 遗传性痉挛性截瘫的遗传方式、临床分型、临床表现、主要病变部位是什么?

(2) 遗传性痉挛性截瘫的诊断思路是什么?

(3) 遗传性痉挛性截瘫的治疗原则是什么?

七、推荐阅读文献

[1] 吴江. 神经病学[M]. 3 版. 北京:人民卫生出版社,2015.

[2] 刘焯霖,梁秀龄,张成. 神经遗传病学[M]. 3 版. 北京:人民卫生出版社,2011.

[3] Lo Giudice，T.，Lombardi，F.，Santorelli，F. M.，et al. Hereditary spastic paraplegia：clinical-genetic characteristics and evolving molecular mechanisms [J]. Experimental neurology，2014，261：518－539.

[4] Hensiek，A.，Kirker，S. & Reid，E. Diagnosis，investigation and management of hereditary spastic paraplegias in the era of next-generation sequencing [J]. Journal of neurology，2015，262：1601－1612.

（曹　立）

案例 36

腓骨肌萎缩症

一、病历资料

1. 现病史

先证者男性,29岁,因"进行性双下肢乏力,双足畸形20余年"就诊。患者自幼双足呈"马蹄足畸形",同时双脚并拢时无法蹲下,须双脚分开至同肩宽才能蹲下,弹跳力差。近几年自觉右下肢足跟沉重感,自去年开始走不平的路时出现行走稍困难,下楼梯需要扶把手。病程中无跨阈步态,无跌倒,无明显四肢乏力、肌肉萎缩、感觉障碍等。自觉视力略有减退,否认视物成双、进食呛咳、听力下降。近1个月患者因头晕至外院就诊,查头颅MRI平扫提示胼胝体压部小片状异常信号,DWI高信号,考虑脱髓鞘病灶。患者自述13年前头颅MRI平扫可见胼胝体压部异常信号,2013年8月复查见信号缩小,本次复查信号又有增大,患者近期记忆力轻度下降,否认性格行为异常。

2. 既往史

患者无特殊个人史和职业史,无烟酒嗜好,无特殊药物服用史。足月顺产,出生时无窒息史,5岁时因从楼梯上跳下致脚扭伤,此后走路一直和其他同龄人不同,小学时体育成绩差。

3. 家族史

先证者母亲、舅舅、妹妹、表弟均有"马蹄足畸形",且行走时抬脚无力,易摔跤,但症状均不重。

4. 体格检查

(1)内科检查:T 36.7℃,P 75次/min,R 18次/min,BP 122 mmHg/73 mmHg。体型中等,查体合作,对答切题。双肺呼吸音清,心律齐。腹软,肠鸣音正常,肝脾无肿大。双足内翻,高弓足,右侧为著。

(2)神经系统检查:神清,精神可,查体合作,对答切题。$100-7=93-7=86$(略迟缓)$-7=79-7=74-7=87$。双瞳等大等圆,直径3 mm,直接和间接对光反应灵敏,双眼各向活动自如,无眼震,双侧额纹、鼻唇沟对称,伸舌居中。四肢肌肉无明显萎缩,双上肢肌力V级,双下肢近端肌力Ⅳ$^+$级,足背屈肌力Ⅳ级。四肢肌张力正常。双上肢腱反射(+),双下肢腱反射(+/−),双侧病理征阴性。深浅感觉正常。双侧指鼻及跟膝胫试验稳准,步态未见明显异常。双上肢可见轻微姿势性震颤,双足内翻,高弓足,右侧为著。鹤腿不明显。

5. 实验室及影像学检查

头颅MRI平扫:未见明显异常,原先胼胝体压部异常信号消失。

肌电图+神经传导:四肢神经DML偏长或延长,MCV、SCV明显延迟,CMAP、SNAP波幅普遍下降,下肢为著;多数神经近端刺激CMAP波形离散,存在传导阻滞;双侧尺神经F波潜伏期正常,其余神经 F 波未引出。下肢肌肉可见纤颤、正向波等自发电位;四肢远端肌肉轻收缩 MUP 波幅明显增高,时限延长,可见巨大动作电位,重收缩为混合相或单纯相。电生理诊断:重度周围神经变性,下肢为著(脱髓鞘、轴索损害并存)。四肢 NCV 具体数值如表 36-1 所示。

表 36-1　患者肌电图 NCV 结果

运动传导速度	
左侧尺神经	36.4 m/s
右侧尺神经	38.5 m/s
左正中神经	34.6 m/s
右正中神经	31.0 m/s
左胫神经	32.3 m/s
右胫神经	34.3 m/s
左腓总神经	29.2 m/s
右腓总神经	29.6 m/s
感觉传导速度	
左尺神经	未做
右尺神经	34.6 m/s
左正中神经	未做
右正中神经	33.7 m/s

基因检测:先证者 *GJB1* 基因存在突变 c.425G>A,纯合,致病。其妹妹 *GJB1* 基因存在相同位点杂合突变。

二、诊治经过

1. 诊断

腓骨肌萎缩症 X1 型。

2. 处理

目前,主要治疗手段以对症及支持治疗为主。肌肉及跟腱适度锻炼、按摩,穿着矫形鞋,防止跟腱进一步挛缩和足畸形加重。口服呋喃硫胺和弥可保营养神经。患者目前病情平稳。

三、病例分析

1. 病史特点

先证者为青年男性,主要症状为双下肢乏力,双足畸形。症状出现在幼年时期,进展十分缓慢。行走困难出现较晚,主要表现为下楼梯困难,需要扶把手。自觉有轻度视力下降。无明显跨阈步态,无四肢感觉障碍。头颅 MRI 平扫表现为可逆性胼胝体异常信号。肌电图检查提示周围神经轴索变性和脱髓鞘损害并存。

先证者的母亲、舅舅、妹妹、表弟均有类似病史,先证者出生时无异常。

体检特点主要表现为下运动神经元受累,下肢明显。同时合并高级皮质功能及锥体外系轻度可疑受累。无深浅感觉障碍，无上运动神经元受累证据，无自主神经功能障碍。基因测序发现先证者 GJB1 存在纯合突变，其妹妹携带相同位点杂合突变，先证者及妹妹基因检测结果符合 X 连锁显性遗传模式。

2. 诊断依据

先证者为青年男性，幼年时起病，进展缓慢，表现为进行性双下肢肌无力伴马蹄足畸形。查体提示双下肢下运动神经元障碍，且双下肢肌无力远端重于近端。无深浅感觉障碍。肌电图检查提示周围神经重度变性。患者母亲、舅舅、妹妹、表弟有类似症状，初步考虑腓骨肌萎缩症。

先证者肌电图结果提示 NCV 有不同程度下降，但相较于典型的脱髓鞘型腓骨肌萎缩症其 NCV 下降程度相对较轻。先证者母亲、舅舅、妹妹、表弟均有类似病史，高度怀疑 X 连锁显性遗传。综合考虑，考虑 X 连锁显性遗传的中间型腓骨肌萎缩症。

先证者基因测序发现 GJB1 存在纯合突变，其妹妹在相同位点携带杂合突变。GJB1 是腓骨肌萎缩症 X1 型的致病基因，结合先证者临床表现及辅助检查结果，诊断考虑腓骨肌萎缩症 X1 型。

3. 鉴别诊断

（1）远端型肌营养不良症：四肢肌无力、肌萎缩、逐渐向上发展，但该病成年起病，肌电图显示肌源性损害，运动传导速度正常可资鉴别。

（2）家族性淀粉样多神经病：通常在 20～45 岁起病，以下肢感觉障碍和自主神经功能障碍为早期特征，多需借助神经活检或 DNA 分析加以区别。

（3）慢性进行性远端型脊肌萎缩症：该病的肌萎缩分布和病程类似 CMT 病，但伴有肌肉跳动、EMG 显示为前角损害，无感觉传导障碍可与 CMT 鉴别。

四、处理方案与理由

目前，尚无特殊的治疗方法，主要为对症治疗和支持疗法。垂足或足畸形可穿着矫形鞋。药物治疗可用维生素类促进病变神经纤维再生，神经肌肉营养药物有一定帮助。针灸理疗及肌肉跟腱锻炼、按摩可增强其伸缩功能。纠正垂足可穿高跟鞋、长筒靴或矫正鞋，踝关节挛缩严重者可手术松懈或肌腱移植。

五、要点与讨论

1. 腓骨肌萎缩症概述

腓骨肌萎缩症，又称为 Charcot-Marie-Tooth 病（CMT）或遗传性运动感觉神经病，是一组具有高度遗传异质性的遗传性周围神经病。目前已经发现的 CMT 致病基因已经超过 40 多种，这些基因编码的蛋白表达于施万细胞和神经元。长度依赖的轴索退行性病变是腓骨肌萎缩症的经典表型，表现为四肢远端感觉减退和肌无力、肌萎缩、腱反射减退及骨骼畸形（高弓足、锤状趾）。CMT 又被分为常染色体显性遗传脱髓鞘型（CMT1）和轴索型（CMT2）、X 连锁型（CMTX1）和常染色体隐性遗传周围神经病，CMT 的分型和相关致病基因如表 36 - 2 所示。神经传导速度（NCV）对于 CMT 的分类十分重要。上肢前臂的 NCV 低于 38 m/s 常见于以脱髓鞘损害为主的 CMT1 型，而超过 38 m/s 常见于以轴索损害为主的 CMT2 型，中间传导速度（25～45 m/s）常见于 CMTX1 型的男性患者和其他一些中间型 CMT 的患者。

表 36 - 2　CMT 的分型和致病基因

遗传方式	病理生理	类型	致病基因
常染色体显性遗传	脱髓鞘型	CMT1	*PMP22*、*MPZ*、*LITAF/SIMPLE*、*EGR2*、*NEFL*、*FBLN5*
	轴索型	CMT2	*KIF1B*、*MFN2*、*RAB7*、*TRPV4*、*GARS*、*NEFL*、*HSPB1*、*MPZ*、*GDAP1*、*HSPB8*、*DNM2*、*AARS*、*DYNC1H1*、*LRSAM1*、*DHTKD1*、*DHAJB2*、*HARS*、*MARS*、*MT-ATP6*、*TFG*
	中间型	CMTDI	*DNM2*、*YARS*、*MPZ*、*IFN2*、*GNB4*
常染色体隐性遗传	脱髓鞘型	CMT4	*GDAP1*、*MTMR2*、*MTMR13（SBF2）*、*SBF1*、*SH3TC2*、*NDRG1*、*EGR2*、*PRX*、*HK1*、*FGD4*、*FIG4*、*SURF1*
	轴索型	CMT2	*LMNA*、*MED25*、*GDAP1*、*MFN2*、*NEFL*、*HINT1*、*TRIM2*、*IGHMBP2*、*GAN*
	中间型	CMTRI	*GDAP1*、*KARS*、*PLEKHG5*、*COX6A1*
X 连锁	中间型或轴索型	CMTX1	*GJB1*、*AIFM1*、*PRPS1*、*PDK3*

2. 腓骨肌萎缩症 X 连锁型概述

腓骨肌萎缩症 X 连锁型（CMTX1）是除 CMT1A 外最常见的 CMT 亚型，由于呈 X 连锁显性遗传，因而男性患者临床表现较女性患者重。男性患者临床表型和基因完全缺失所致的表型相近，而女性患者临床表型变异度相对较大，这与 X 染色体随机失活有关。CMT1X 一般在儿童期起病，但有部分女性患者可在成年期发病。不论是男性还是女性，NCV 均在中间范围（25～40 m/s），本病例先证者 NCV 也在此范围内。白质病变伴一过性神经系统局灶体征或脑卒中样发作是 CMTX1 的特异性体征，但并不是每个 CMTX1 患者均会发生。

本病例中，先证者胼胝体压部的病灶具有时间的多发性，应考虑是 CMTX1 所致。此外，少数患者可出现一过性的轻度耳聋、视力减退、复视、共济失调、构音障碍、过度通气或异常脑干听觉诱发电位，类似于 MS 样发作。CMTX1 进展缓慢，患者可出现很长一段时间病情平台期而不出现明显恶化，预期寿命不受影响。CMTX1 致病基因为缝隙连接蛋白 β-1（*GJB1*），位于 X 染色体上，编码连接蛋白 32（Cx32）。该基因上所有的错意突变均可导致疾病表型的发生。Cx32 表达于施万细胞和少突胶质细胞，但在神经元中不表达。突变蛋白可能导致缝隙连接无法形成或形成异常的离子通道，造成施万细胞活性下降，影响其与内在神经细胞间的通讯而致病。

3. 腓骨肌萎缩症的诊断

对于主要表现为对称性周围神经病且双下肢受累明显的患者，排除继发性原因后，CMT 是必须要考虑的。鉴别诊断包括远端型肌营养不良症、家族性淀粉样多神经病、CIDP、慢性进行性远端型脊肌萎缩症、Roussy-Lévy 综合征、Refsum 病、Fabry 病、Tangier 病、HNPP 及一些线粒体病相鉴别。肌电图在诊断 CMT 的过程中不可或缺，不仅有助于与其他一些疾病相鉴别，还能通过四肢 NCV 大小初步判断 CMT 类型。而 CMT 亚型的精确定位仍需要依赖基因检测，以二代测序为主要检测手段的 CMT 基因 panel 已被公认为一线临床检测方法，但无法涵盖重复突变和缺失突变，包括 *PMP22*，这需要通过 MLPA 方法进行进一步检测。*PMP22*、*GJB1*、*MFN2*、*MPZ* 被认为是最常见的 CMT 致病基因，超过 98% CMT 患者由这 4 种基因突变所致。

4. 腓骨肌萎缩症的治疗

目前，CMT 的治疗手段仍以支持治疗和对症治疗为主。踝足矫形器可改善足背屈无力患者的行走困难情况,拇指对掌夹板可改善手部肌肉萎缩患者的手部功能。康复训练也可以延缓疾病进展。手术干预治疗骨骼畸形也在部分地区开始开展,但存在一定的风险。一些药物如巴氯芬、纳洛酮和山梨醇被认为能够改善 CMT 患者的临床症状。疾病修饰治疗和干细胞移植目前还处于探索阶段,最近有不少研究致力于探究 CMT 的分子病理机制,并首次提出了一些潜在的治疗靶点。需要注意的是,由于基因缺陷和相关的病理生理基础使得 CMT 患者对神经毒性药物(如长春新碱)的易感性增强,从而加速疾病的进展,因而需要避免使用。

六、思考题

(1) 腓骨肌萎缩症的遗传方式、临床分型及相对应的神经电生理表现有哪些?

(2) 腓骨肌萎缩症的诊断思路是什么?

(3) 腓骨肌萎缩症的治疗原则有哪些?

七、推荐阅读文献

[1] 吴江. 神经病学[M]. 2 版. 北京:人民卫生出版社,2012.

[2] 刘焯霖,梁秀龄,张成. 神经遗传病学[M]. 3 版. 北京:人民卫生出版社,2011.

[3] Gutmann L, Shy M: Update on charcot-marie-tooth disease [J]. Current opinion in neurology, 2015,28:462-467.

[4] Hoyle JC, Isfort MC, Roggenbuck J, et al. The genetics of charcot-marie-tooth disease: Current trends and future implications for diagnosis and management [J]. The application of clinical genetics, 2015,8:235-243.

(邓钰蕾)

案例 37

急性脊髓炎

一、病历资料

1. 现病史

患者,女性,25岁,因"进行性四肢无力,伴大小便困难3天"入院。患者于入院前10天淋雨后感全身疲乏、咽喉疼痛,无发热,2天后恢复。入院前3天6:00左右起床时发现右侧上肢远端无力伴麻木,以腕部及以下为主,7:00左右感左侧上肢远端无力伴麻木,8:00左右出现双下肢远端无力、麻木,以踝部以下为主,同时出现小便困难、费力、排不尽感。即入当地医院就诊,查电解质正常,肝肾功能正常,头部CT检查无明显异常,脑脊液示细胞数5个/μl,蛋白、氯化物、糖正常。按照"脊髓病变,炎症可能大",予以甲泼尼龙冲击治疗2天,因自觉无明显改善而自动出院。今来我院就诊,门诊以"急性脊髓炎"收入院。患者自患病以来,精神状态一般,体重无明显变化,饮食可,便秘,小便困难,无胸闷、心慌与呼吸困难,睡眠无异常。

2. 既往史

患者平素体健,否认高血压、糖尿病史,否认结核、肝炎等传染病史,否认外伤、手术史。个人史和家族史:无吸烟、饮酒史,月经周期规则、无血块、痛经;其父母及爱人、儿子体健。

3. 体格检查

(1) 内科检查:T 36.5℃, P 72次/min, BP 120 mmHg/80 mmHg, R 16次/min。一般情况良好。双肺呼吸音清,心律齐。腹软,肠鸣音正常,肝脾无肿大。

(2) 神经系统检查:

神志清楚,精神可,能对答,语言流利,定向力、计算力正常。

颅神经:瞳孔3 mm,双侧等大等圆,光反射灵敏。眼球各方向运动正常、额纹对称,眼裂等大,鼻唇沟对称、鼓腮吹气正常、口角无偏、伸舌居中。咽反射存在双侧对称。

感觉系统:C_3以下痛温觉、触觉明显减退,四肢深感觉与复合感觉消失。

运动系统:双上肢近端肌力正常、腕部肌力2级,指端肌力0级。肌张力减低。双下肢近端肌力2级,远端肌力0级,双下肢肌张力正常,双侧肱二、三头肌腱反射正常,双侧膝、跟腱反射亢进,双侧Hoffmann阴性,Babinski征阳性,右侧Chaddock征阳性,右侧踝阵挛,Kernig征阴性。

4. 实验室及影像学检查

血常规:WBC $8.7×10^9$/L, N 90.5%, LY 9.2%, MO 0.3%;

肝功能:TB 29 μmol/L, DB 7 μmol/L, IB 22 μmol/L;

肾功能:UA 186 μmol/L;

脑脊液生化:糖 4.8 mmol/L;氯化物 90 mmol/L;蛋白 350 mg/L;

血清 IgG:7.50 g/L;

腹部 B 超检查:左肾囊肿;

脊髓磁共振:$C_5 \sim T_1$ 脊髓增粗,信号增高,如图 37-1 所示。

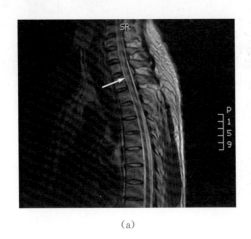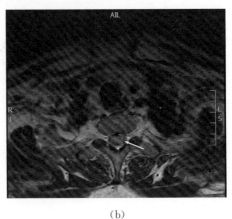

(a)   (b)

图 37-1   急性脊髓炎的 MRI 检查表现

(a) 矢状位,T2 加显示权像 $C_5 \sim T_1$ 节段脊髓局限性增粗,呈较高信号;(b) 水平位,T2 加显示权像显示髓内高信号灶

二、诊治经过

1. 诊断

定位诊断:$C_4 \sim T_1$ 脊髓。

定性诊断:急性脊髓炎。

2. 处理

(1) 给予"甲泼尼龙"500 mg/天冲击治疗,同时给予 B 族维生素、三磷酸腺苷等神经营养剂,活血化瘀药物以改善微循环;

(2) 补充电解质、钙片及质子泵抑制剂预防大剂量激素冲击治疗引起的物质代谢紊乱、骨质疏松和消化系统黏膜损伤。

(3) 定期复查血、尿常规,监测肝、肾功能、电解质,尤其需注意低钾血症。

(4) 加强护理,勤翻身,防止压疮,保持呼吸道通畅,完善三大常规、肝肾功能、电解质、颈部磁共振等检查,并复查脑脊液以进一步明确诊断。

(5) 留置导尿,每 4～6 h 开放引流管 1 次,庆大霉素膀胱冲洗。

(6) 康复治疗:将双下肢置于功能位,防止挛缩,并进行被动、主动锻炼和局部肢体按摩。

密切关注患者呼吸功能变化,以及四肢肌力、腱反射与病理征的变化,即时调整甲泼尼龙的使用剂量,以减轻激素冲击治疗的不良反应,同时注意逐渐减量,以免引起停药反应。

病情演变:该患者于甲泼尼龙 500 mg/d 治疗一周后,下肢肌力明显改善(3～4 级),甲泼尼龙的泼尼减量为 250 mg/d,5 天后腕部肌力好转,大小便功能部分恢复,拔除导尿管。遂改甲泼尼龙为泼尼松片口服 50 mg/d,随临床肌力好转而逐渐减量,于 3 周后患者出院时体征:颈软,双上肢深浅感觉正常,肌张力正常,双上肢近端肌力 5 级,腕部肌力 5 级,手指肌力 4 级,腱反射正常。双下肢深浅感觉正常,肌张力稍增高,肌力 5 级,腱反射亢进,巴征阳性,右侧 Chaddock 征阳性。大小便功能基本恢复正常。

出院医嘱:泼尼松片口服 15 mg/d,每周减少 5 mg,直至停用。注意休息,加强营养,适当锻炼,定期复查,门诊随诊。

三、病例分析

1. 病史特点

患者,女性,25 岁,"感冒症状"1 周后,早晨起床时发现右上肢、左上肢远端先后出现无力、麻木,继而扩展到双下肢无力麻木,同时出现大小便功能障碍。

体格检查:一般情况良好。C_3 以下痛温觉、触觉明显减退,四肢深感觉与复合感觉消失。双上肢近端肌力正常、腕部肌力 2 级,指端肌力 0 级。肌张力减低。双下肢近端肌力 2 级,远端肌力 0 级,双下肢肌张力正常,双侧肱二、三头肌腱反射正常,双侧膝、跟腱反射亢进,双侧 Hoffmann 阴性,Babinski 征阳性,右侧 chaddock 征阳性,右侧踝阵挛,Kernig 征阴性。

辅助检查:血液检查提示中性粒细胞比例增高。

脑脊液糖增高。外院脑脊液示白细胞数 5 个/μl。

脊髓磁共振提示 $C_5 \sim T_1$ 脊髓增粗,信号增高。

2. 诊断与诊断依据

(1) 诊断:急性脊髓炎。

(2) 诊断依据:

定位诊断:患者四肢远端肌力明显减退,下肢腱反射亢进,病理征阳性,C_3 以下深浅感觉障碍,无脑膜刺激征,无呼吸困难,考虑病变位于脊髓颈膨大范围($C_5 \sim T_2$)。

定性诊断:患者为年轻女性,起病急、病程短,病前有感冒样病史,无高血压、糖尿病等既往病史,结合脑脊液及颈、胸脊髓磁共振成像检查结果,首先考虑炎症性病变。

3. 鉴别诊断

(1) 急性横贯性脊髓炎:前驱多有感染病史,常在数小时内发展至完全性截瘫。多为双下肢麻木、无力,病变节段束带感或根痛,进而发展为完全横贯性损害。同时有运动、感觉及自主神经功能障碍。MRI 检查呈现炎症样表现,本病例临床特点与以上特征基本符合,病变脊髓位置比较高(颈脊髓累及上胸段脊髓),故首先考虑本病。

(2) 格林巴利综合征:发病前多有感冒或接种病史,急性或亚急性起病,症状多表现为四肢迟缓性瘫痪,查体可见腱反射减退,可有主观感觉异常,但无客观感觉障碍,脑神经及自主神经均可累及。肌电图可见神经传导速度减慢。病情多于 1~2 周达高峰,到第 4 周停止发展。脑脊液检查有蛋白-细胞分离现象,于第 3 周时明显。

(3) 脊髓血管病:好发于脊髓的背面或后面,多于 45 岁以前发病,突然起病,可反复出现。血管畸形出血时,可在该脊髓神经支配区突发剧烈疼痛,出血部位以下的神经功能缺失,血液流入蛛网膜下腔可引起颈项强直及 Kernig 征。

(4) 脊髓空洞症:可有双手小肌肉萎缩、肌束震颤、锥体束征和延髓麻痹,但临床进展极慢,常合并其他畸形,有节段分离性痛温觉缺失,MRI 检查可见空洞形成。

(5) 脊髓灰质炎:起病急,多于 2~3 日达到高峰,开始时多有发热,热退后出现下运动神经元性瘫痪,以下肢瘫多见,肌萎缩早且严重,病变在单侧,呈节段性分布,无感觉障碍。患者无长期发热,进展较脊髓灰质炎慢,可排除。

(6) 急性硬脊膜外脓肿:病前常有身体其他部位化脓性感染,病原菌经过血行或临近组织蔓延至硬膜外形成脓肿。在原发感染数日或数周后突然起病,可出现急性脊髓横贯性损害体征,可有根痛、脊柱叩击痛。常伴随头痛、发热、全身无力等感染中毒症状。外周血白细胞数量增高,椎管梗阻。CT 检查、MRI 检查有助于诊断。

四、处理方案及理由

　　患者入院后处于四肢瘫痪状态,加强护理,预防并发症是十分重要的措施。护理方面应该勤翻身,防止压疮。保持呼吸道通畅,防止肺部感染。留置导尿,每3～5 h开放引流管1次,使用抗菌素膀胱冲洗,预防感染。当膀胱功能逐步恢复,残余尿量小于100 ml时不再导尿,以防发生膀胱挛缩。

　　甲基强的松龙冲击治疗,抑制炎症免疫反应,减轻受累节段脊髓肿胀,减少炎性渗出物,改善血液循环以及增加局部血流量,促进神经功能的恢复。

　　因为颈段脊髓炎症可能发生呼吸肌麻痹,危及生命,所以应该密切观察呼吸功能变化,必要时人工辅助呼吸。

　　营养神经、改善循环、补充电解质等对症支持治疗。

　　定期复查血、尿常规,监测肝、肾功能、电解质以防治并发症及药物不良反应。

　　尽早进行康复治疗,将双足置于功能位,防止挛缩,并进行被动、主动锻炼和局部肢体按摩以减轻后遗症,提升患者生活质量。

五、要点与讨论

　　急性脊髓炎是一种可发于任何年龄段且无性别、家族性差异的自身免疫性疾病,多见于20～40岁的中青年人群,发病率约为(1～4)人/万人,虽然发病率较低,但一般发病较急且病情较为严重。

　　急性脊髓炎的病因至今仍不明确,大剂量皮质类固醇激素冲击治疗仍然是主要的内科治疗手段。临床上还可以采取皮质类固醇激素＋免疫球蛋白联合用药,不仅能够提高疗效,减轻脊髓损害并促进脊髓功能恢复,而且还有助于减少疾病复发。

　　急性期合理的使用大剂量皮质类固醇激素冲击疗法是缓解病情、改善预后的关键。一般采用泼尼龙(500～1 000)mg/天,连用3～5天,也可用地塞米松10～20 mg静脉滴注,每日一次,7～14天为一疗程。使用上述药物后改用泼尼松口服,按每公斤体重1 mg或成人每日剂量40～60 mg,维持4～6周后或者随病情好转逐渐减量至停药。

　　急性脊髓炎会引起患者肢体瘫痪、感觉缺失、膀胱、直肠和自主神经功能障碍。故综合护理干预尤为重要,主要在以下两方面:

　　(1) 尿便功能障碍护理:训练患者定时排便的习惯,每天给予腹部按摩,若出现便秘者可使用开塞露;尿潴留患者应放置导尿管,3～5 h放尿一次,以利训练膀胱自主排尿功能。

　　(2) 康复护理:主要采取肌力和关节活动度的被动训练。急性期注意保持功能体位摆放,避免痉挛的发生,定期翻身,每2 h更换体位1次,翻身后注意保持各关节功能位摆放。可穿弹力袜,预防深静脉血栓形成及并发肺栓塞。同时可按摩瘫痪肢体,促进血液淋巴循环,可有效预防废用性萎缩、患肢水肿、关节畸形及失用性综合征。

　　患者的预后通常与病情严重程度有关。大约有10％的急性脊髓炎患者可能会演变为多发性硬化或者视神经脊髓炎。

六、思考题

　　(1) 急性脊髓炎临床常用的辅助检查有哪些?

　　(2) 临床上急性脊髓炎需与哪些疾病鉴别?

　　(3) 急性脊髓炎的治疗方案是什么?

七、推荐阅读文献

[1] 贾建平,陈生弟.神经病学[M].北京:人民卫生出版社,2016.

[2] 贾建平,陈生弟.神经病学[M].7版.北京:人民卫生出版社,2013.

[3] 郝沛.大剂量甲基强的松龙联合丙种球蛋白冲击治疗急性脊髓炎的临床效果观察[J].中国现代药物应用,2014,8(16):107-108.

（吴惠涓　赵忠新）

案例 38
脊髓亚急性联合变性

一、病历资料

1. 现病史

患者,男性,64岁,因"双下肢麻木2年余,加重伴行走不稳2月"就诊。患者于2年前无明显诱因下出现双下肢麻木感,当时无其他不适,未曾就诊。近2月双下肢麻木感加重,且向上延伸至腰部,伴行走不稳,有"踩棉花"感,夜间行走时容易撞到物体,曾摔倒2次。病程中无双上肢麻木无力、笨拙,无大小便障碍,无皮疹、关节痛、口眼干燥等。起病以来体重无明显变化。病前无上呼吸道感染、腹泻等病史。

2. 既往史

既往有慢性浅表性胃窦炎病史2年余,平素自服药物治疗(具体不详)。否认糖尿病史。否认贫血史。否认特殊感染史。否认手术外伤史。否认嗜酒史。

3. 体格检查

(1) 内科检查:T 37℃,P 70次/min,R 18次/min,BP 120 mmHg/80 mmHg。发育正常,营养良好。皮肤黏膜无苍白、水肿、皮疹,浅表淋巴结未触及肿大。心肺无异常。腹软,肝脾无肿大。无关节红肿压痛,无关节畸形。

(2) 神经系统检查:神志清楚,语利,对答切题,查体配合。脑神经检查阴性。双上肢肌力、肌张力正常,腱反射对称引出(++)。双手指鼻稳准。双下肢肌力5$^-$级,肌张力正常,双侧膝反射未引出。双侧跟膝胫试验睁眼时稳准,闭眼时欠稳准。双下肢远端袜套样针刺觉减退。T_{12}以下音叉振动觉减退,双足关节位置觉减退。双下肢病理征(-)。步基宽,直线行走无法完成。Romberg征(+)。

4. 实验室及影像学检查

血常规:RBC 3.2×10^9/L,Hb 93 g/L,MCV 113 fL,MCH 37 pg,MCHC 321 g/L。网织红细胞1.6%。

血清维生素 B_{12} 128 pmol/L,叶酸10.36 ng/ml,同型半胱氨酸25.5 μmol/L。

肝肾功能、血糖、甲状腺功能正常。梅毒血清学试验阴性。血清肿瘤指标筛查正常。风湿免疫及血管炎的指标筛查正常。

运动神经传导速度测定(MCV):左尺神经MCV轻度减慢,余所查神经(正中神经、胫神经、腓总神经)MCV各参数基本正常对称。感觉神经传导速度测定(SCV):双侧腓浅神经SNAP消失,双侧尺神经、右侧正中神经SNAP波幅降低。肌电图:所查肌未见异常。

体感诱发电位:双侧上肢、下肢深感觉通路受累。

胸髓MRI检查:$T_{1\sim10}$段背侧脊髓斑片变性改变,如图38-1、图38-2所示。

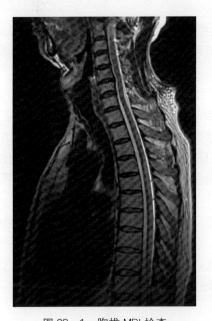 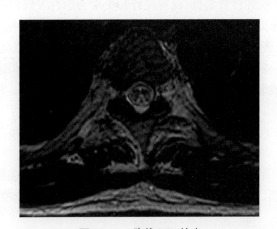

图 38-1　胸椎 MRI 检查

T2 加权矢状面成像显示胸段脊髓后侧区分布不均的高信号病灶。

图 38-2　胸椎 MRI 检查

T2 加权轴切面成像显示脊髓后索区对称性高信号病灶，呈"倒 V 字"征。

二、诊治经过

1. 诊断

脊髓亚急性联合变性（subacute combined degeneration，SCD）。

2. 处理

予以维生素 B_{12} 1 mg、维生素 B_1 0.1 mg，肌内注射，每日一次；同时口服叶酸 5 mg 每日 3 次。双下肢功能锻炼。10 天后，患者双下肢麻木及行走不稳均有改善，予以带药出院。

三、病例分析

1. 病史特点

患者为中老年男性，慢性起病，逐渐进展，主要表现为双下肢麻木伴行走不稳，有踩棉花感，夜间行走时容易撞到物体。

患者有慢性浅表性胃窦炎病史。

体检特点是无明确的高级神经功能及脑神经异常，没有脑膜刺激征。神经系统体征主要以双下肢深感觉障碍及感觉性共济失调为主，伴有双下肢乏力及袜套样分布的浅感觉障碍，提示脊髓后索、侧索及周围神经损害。辅助检查血常规发现大细胞性贫血，血清维生素 B_{12} 低于正常，体感诱发电位异常，神经传导速度检查有周围神经损害表现，脊髓 MRI 检查可见典型的倒 V 字征。

2. 诊断依据

患者为中老年男性，有慢性胃病，慢性起病逐渐进展，临床症状与体征符合脊髓后索、侧索及周围神经损害的表现，大细胞性贫血，血清维生素 B_{12} 低下，体感诱发电位异常，脊髓 MRI 检查可见典型的倒"V"字征，故明确诊断脊髓亚急性联合变性。

3. 鉴别诊断

（1）脊髓压迫症：病灶常自脊髓一侧开始，早期多有神经根刺激症状，逐渐出现脊髓半切至横贯性损害症状，表现为截瘫或四肢瘫，传导束性感觉障碍，尿便障碍，以及相应节段的肌萎缩。腰椎穿刺可见椎管梗阻，脑脊液蛋白增高，脊髓 MRI 检查可供鉴别。

（2）视神经脊髓炎：视神经脊髓炎常为急性发病的横贯性或播散性脊髓损伤，病灶以下感觉、运动、括约肌障碍，且视神经一般受累；常有反复发作，没有维生素缺乏等诱因；影像学病变不局限在后索、侧索，而呈斑片状较长节段受累，且病灶可以被造影剂强化；脑脊液的相关特征性变化也可资鉴别。

（3）多发性周围神经病：各种原因如糖尿病、结体组织病等，引起的周围神经病。表现为四肢远端对称性或非对称性的运动、感觉及自主神经功能障碍。检测发现血糖或风湿免疫等相关指标异常，可资鉴别。

（4）梅毒性脊髓炎：也表现为感觉性共济失调和截瘫。血及脑脊液梅毒血清学试验阳性，可资鉴别。

（5）副肿瘤性感觉神经元病：该病多由小细胞肺癌所致，临床表现可类似 SCD，对不明原因的四肢末端疼痛、感觉性共济失调，B 族维生素治疗无效时应考虑该病可能。

四、处理方案与理由

治疗导致维生素 B_{12} 缺乏的原发病因，改善膳食结构，给予含维生素 B 族的食物，并应戒酒；治疗肠炎、胃炎等导致吸收障碍的疾病。

1. 药物治疗

（1）维生素 B_{12} 治疗：维生素 B_{12} 500～1 000 μg/d，连续 2 周肌注，然后每周 1 次，连续 4 周，最后每月 1 次维生素 B_{12} 肌注，有些患者需终身用药。

（2）叶酸治疗：恶性贫血患者同时予以叶酸，每次 5～10 mg，每日 3 次，但不宜单独使用，以免病情加重。

2. 加强瘫痪肢体的功能锻炼，针灸、理疗及康复治疗

3. 疗效判定

患者症状及体征的改善往往感觉在前、运动在后，复查血清维生素 B_{12} 浓度、体感诱发电位及脊髓 MRI 检查进行疗效判断。

五、要点与讨论

1. 脊髓亚急性联合变性概述

脊髓亚急性联合变性是由于维生素 B_{12} 缺乏导致的神经系统变性疾病。维生素 B_{12} 是核蛋白合成及髓鞘形成必须的辅酶，其缺乏引起髓鞘合成障碍，病变主要累及脊髓后索、侧索及周围神经，严重时亦可累及视神经及大脑白质。维生素 B_{12} 摄取、吸收、结合及转运的任何一个环节出现障碍均可引起本病，多见于胃大部切除、回肠切除、大量酗酒伴萎缩性胃炎的患者，亦可见于营养不良、先天性内因子分泌缺陷、叶酸缺乏、血液运铁蛋白缺乏等。

该病多在中年以后隐袭起病，无性别差异，呈亚急性或慢性病程，逐渐进展。部分患者有贫血、倦怠、腹泻和舌炎等病史。逐渐出现肢体动作笨拙、步行不稳、走路踩棉花感、易跌倒、闭目或在黑暗中行走困难；手指及足趾对称的持续性感觉异常，如刺痛、麻木及灼烧感，下肢较重，可向上延伸至躯干。

查体可见双下肢音叉振动觉及关节位置觉减退或消失、步态不稳、步基增宽、Romberg 征阳性等。

少数患者屈颈时可出现由背部向下肢放射的触电感(Lhermitte 征)。肢端感觉客观查体多正常,少数患者有对称手套、袜套样感觉减退。运动障碍通常较感觉障碍出现晚,双下肢可呈不完全性痉挛性截瘫,查体可见双下肢无力、肌张力增高、腱反射亢进及病理征阳性。如合并周围神经病变时,则可表现为肌张力减低、腱反射减弱。括约肌功能障碍出现较晚。约 5% 的患者出现视神经萎缩及双侧中心暗点,视野缩小,视力减退或失明,视神经病变导致视力减退偶为恶性贫血最早或唯一临床表现,但很少波及其他脑神经。少数患者可见淡漠、嗜睡、激惹、猜疑、抑郁及情绪不稳等精神症状,严重时出现幻觉、妄想、认知功能减退等。

2. 脊髓亚急性联合变性的诊断

该病的诊断主要根据中年以后缓慢隐匿起病,亚急性或慢性病程,脊髓侧索、后索及周围神经合并受损,可伴有贫血或消化道症状等。血清维生素 B_{12} 减少,维生素 B_{12} 治疗后症状改善可确诊。需注意:分析血清维生素 B_{12} 浓度测定结果时,需考虑维生素 B_{12} 等药物的影响,此时血清 B_{12} 浓度检查可能正常甚至升高。

近年来,研究发现脊髓 MRI 检查、神经电生理检查能显示病变部位及治疗前后的变化,有助于明确诊断及观察病情变化。脊髓 MRI 检查主要表现为脊髓后索与侧索(主要是后索)长条状或斑点状等 T_1 长 T_2 信号,以下段颈髓和胸髓常见,增强扫描病灶一般无强化,少有后索轻度斑点状增强。MRI 检查对 SCD 的诊断具有较高的特异性;但其影像学改变常滞后于临床症状的出现;经治疗后病灶可缩小或消失,与临床症状及体征的好转呈正相关,可有力地支持 SCD 的诊断,这对于血清维生素 B_{12} 水平正常的 SCD 患者行 MRI 检查具有重要意义。神经电生理检查可发现神经传导速度减慢,波幅降低;体感诱发电位中 N_{20} 潜伏期及 $N_{20} \sim N_{13}$ 中枢传导速度明显延长;运动诱发电位中皮层潜伏期及上下肢中枢运动传导时间明显延长;视觉诱发电位可有视神经受损。电生理检查能较早地发现 SCD 患者神经组织的功能改变,可在临床症状出现前或在早期出现,对 SCD 诊断具有极高的敏感性。

六、思考题

(1) 脊髓亚急性联合变性的临床特点有哪些?
(2) 脊髓亚急性联合变性需与哪些疾病相鉴别诊断?
(3) 脊髓亚急性联合变性的治疗原则是什么?

七、推荐阅读文献

[1] 吴江. 神经病学[M]. 3 版. 北京:人民卫生出版社,2015.

[2] 贾建平,陈生弟. 神经病学[M]. 北京:人民卫生出版社,2016.

[3] 贾建平,陈生弟. 神经病学[M]. 7 版. 北京:人民卫生出版社,2013.

[4] Allan Ropper. Adams and Victor's Principles of Neurology 10th Edition [M]. New York: McGraw-Hill Education,2014.

(靳令经　张天宇)

案例 39

三叉神经痛

一、病历资料

1. 现病史

患者,女性,51 岁,因"反复阵发性左侧头面部抽痛 3 年余"就诊。患者 3 年前在无明确诱因情况下出现左侧面部、颞部抽痛,抽痛主要分布于左侧额、颞部及左眼眶周围,呈闪击样和鞭抽样,疼痛剧烈。疼痛发作时常伴有尖叫、紧张、出汗、心慌、乏力及情绪低落,主要发作于白天,自述大笑和大声说话易发作,约 1 h 发作 2～3 次,发作间歇如常,不伴有恶心、呕吐,无畏光、流泪,发病前无先兆症状。发病起始阶段疼痛发作时自服散利痛 1 粒,后于外院给醋酸泼尼松龙局部封闭注射治疗 3 个疗程.但症状无缓解。发病过程中无意识丧失、惊厥发作、耳聋、耳鸣、视物不清、黑矇、言语含糊或肢体无力。发病近期无外伤史,亦无感冒或发热、咳嗽等。饮食、睡眠尚可。

2. 既往史

患者无特殊个人史和职业史,无烟酒嗜好。自 3 年前起有阵发性头痛,自觉症状进行性加重,通常自服散利痛,疼痛缓解不明显。每次发作和本次就诊发作症状及演变过程相似,骤起骤落,发作间歇如同正常,疼痛程度有渐进加重。家族无类似疾病史。

3. 体格检查

(1) 内科检查:T 36.4℃, P 74 次/min, R 18 次/min, BP 120 mmHg/68 mmHg。急性痛苦面容,面色灰暗,频繁恶心和呕吐。双肺呼吸音清,心律齐。腹软,无压痛和包块,肝脾无肿大。四肢无水肿。

(2) 神经系统检查:神志清楚,语利,查体合作,痛苦貌。双眼球运动正常,未见眼震,双瞳光反应对等存在,双耳粗测听力正常,双侧颞部无压痛及扳机点,颞动脉无增粗,搏动对称,无面舌瘫;颈软,克氏征阴性;四肢肌张力对称,肌力 5 级,腱反射正常,未引出病理征;深浅感觉对称;共济运动试验正常,二便括约肌功能正常。

4. 实验室及影像学检查

门诊查血常规、尿常规、血沉、血糖、电解质、肝功能、肾功能、血脂、血同型半胱氨酸及心电图均未见异常。门诊头 CT 检查、颈动脉超声及头颅 TCD 检查未见明显异常。

二、诊治经过

1. 诊断

三叉神经痛(原发性)。

2. 处理

卡马西平 100 mg 口服，每日 2 次，两周以后可每日 3 次，每次 200 mg。嘱其洗漱动作轻柔，生活规律，言语轻声，避免情绪波动，注意面部保暖。处理 6 周后，患者症状完全消失。

三、病例分析

1. 病史特点

患者为中老年女性，反复发作性头痛。起病无诱因，发作前无明显前驱或先兆症状。依据疼痛发作部位、特点、性质、程度、缓解情况，且位于一侧三叉神经分布区域，以及发作诱因。缓解期如常。

患者发作头痛剧烈，镇痛药物口服及局部注射等治疗无效，亦无类似家族史。

体检特点是生命体征正常，无明确的脑神经、运动、感觉、反射及共济运动的异常，局部触诊无异常，没有脑膜刺激征。辅助检查头部 CT 以及 TCD 检查未见异常。

2. 诊断依据

根据患者头痛发病分布范围和部位、疼痛发作性质、有触发扳机点以及缓解期表现，结合体格检查以及辅助检查结果正常，镇痛药物等治疗无效，以及卡马西平治疗有效情况，同时无明显伴随症状，发病亦无明确病因，考虑为原发性三叉神经痛（见表 39 - 1）。

表 39 - 1　三叉神经痛诊断标准

A. 三叉神经分布区出现的阵发性疼痛；
B. 疼痛为阵发性，每次发作持续数秒至数分钟不等，间歇期完全正常；
C. 疼痛为闪电样、电击样、触电感剧烈难忍，当洗脸、刷牙、饮水、说话、甚至风吹时可诱发；
D. 在感觉末梢集中分布的区域（如上下唇、口角、牙龈、舌、鼻翼等）存在扳机点现象；
E. 在疾病初期，卡马西平治疗有效；
F. 神经系统检查多没有阳性体征。

患者的头痛部位、范围，符合三叉神经分布区域（主要为眼支）（见图 39 - 1）。

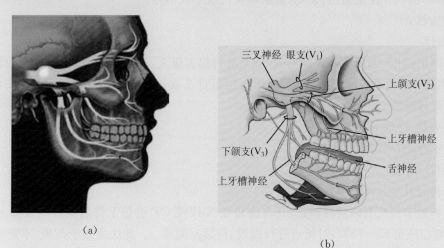

（a）　　　　　　　　（b）

图 39 - 1　三叉神经解剖

3. 鉴别诊断

（1）牙痛：三叉神经痛常误诊为牙痛，往往将健康牙齿拔除，甚至拔除全部牙齿仍无效，方引起注意。牙病引起的疼痛为持续性疼痛，多局限于齿龈部，局部有龋齿或其他病变，X 线片及牙科检查可以确诊。

（2）鼻旁窦炎：如额窦炎，上颌窦炎等，为局限性持续性痛，可有发热，鼻塞，浓涕及局部压痛等。

（3）青光眼：单侧青光眼急性发作误诊为三叉神经第 1 支痛，青光眼为持续性痛，不放射，可有呕吐，伴有球结合膜充血，前房变浅及眼压增高等。

（4）颞颌关节炎：疼痛局限于颞颌关节腔，呈持续性，关节部位有压痛，关节运动障碍，疼痛与下颌动作关系密切，可行 X 线检查及转科检查协助诊断。

（5）偏头痛：疼痛部位超出三叉神经范围，发作前多有视觉先兆，如视力模糊、暗点等，可伴呕吐。疼痛为持续性，时间长，往往半日至 1～2 日。

（6）三叉神经炎：病史短，疼痛呈持续性，三叉神经分布区感觉过敏或减退，可伴有运动障碍。神经炎多在感冒或鼻旁窦炎后发病。

（7）小脑脑桥角肿瘤：疼痛发作可与三叉神经痛相同或不典型，但多见于 30 岁以下青年人，多有三叉神经分布区感觉减退，并可逐渐产生小脑脑桥角其他症状和体征。以胆脂瘤多见，脑膜瘤、听神经鞘瘤次之，后两者有其他脑神经受累，共济失调及颅内压增高表现较明显。X 线片、CT 颅内扫毛及 MRI 检查可协助确诊。

（8）肿瘤侵犯颅底：最常见为鼻咽癌，常伴有鼻出血、鼻塞，可侵犯多数脑神经，颈淋巴结肿大，左鼻咽部检查，活检，颅底 X 线检查，CT 检查及 MRI 检查可确诊。

（9）舌咽神经：易于三叉神经第 3 支痛相混，舌咽神经痛的部位不同，为软腭，扁桃体，咽舌壁，舌根及外耳道等处。疼痛由吞咽动作诱发。用 1% 可卡因等喷咽区后疼痛可消失。

（10）面部神经痛：多见于青年人，疼痛超出三叉神经范围，可延及耳后，头顶，枕颈，甚至肩部等。疼痛持续性，可达数小时，与动作无关，不怕触摸，可为双侧性疼痛，夜间可较重。

四、处理方案与理由

对三叉神经痛处理措施包括非药物干预和药物治疗，针对继发性三叉神经痛病因加以干预，如脑动脉粥样硬化所致，需积极控制血压、血糖、血脂以及抗血小板治疗。

具体治疗方法：

1. 药物治疗

（1）卡马西平：对 70% 的患者止痛有效，但对肝肾损害极大，不建议长期服用，大约 1/3 的患者不能耐受其嗜睡、眩晕、消化不良等不良反应，开始服用每日 2 次，以后可每日 3 次。每日 0.2～0.6 g，分 2～3 次服用，每日极量 1.2 g。

（2）苯妥英钠：疗效不及卡马西平。

（3）中药治疗：有一定疗效。

2. 手术治疗

（1）三叉神经及半月神经节封闭术。

（2）半月神经节经皮射频热凝治疗，其方法是在 X 线或 CT 引导下将射频针电极插入半月神经节内，通电后逐渐加热至 65～75℃，对靶点进行损毁，持续时间 60 s。此法适用于高龄、不能或拒绝开颅手术的患者。

（3）微血管减压术确认三叉神经为血管压迫者，其他治疗效果差愿意接受手术者。

由于患者有一些触发扳机点，需要注意预防和日常保养：

（1）饮食要有规律。宜选择质软，易嚼食物。因咀嚼诱发疼痛的患者，则要进食流食，切不可吃油炸物,不宜食用刺激性、过酸过甜食物及寒性食物等;饮食要营养丰富,平时应多吃含维生素丰富及有清火解毒作用的食品;多食新鲜水果、蔬菜及豆制类,少食肥肉多食瘦肉,食品以清淡为宜。

(2) 吃饭、漱口、说话、刷牙、洗脸动作宜轻柔,以免诱发扳机点而引起三叉神经痛。不吃刺激性的食物如洋葱等。

(3) 注意头、面部保暖,避免脸局部受冻、受潮,不用太冷、太热的水洗面;平时应保持情绪稳定,不宜激动,不宜疲劳熬夜,常听柔和音乐,心情平和,保持充足睡眠。

(4) 保持精神愉快,避免精神刺激;尽量避免触及“触发点”;起居规律,室内环境应安静、整洁、空气新鲜。同时卧室不受风寒侵袭。适当参加体育运动,锻炼身体,增强体质。

五、要点与讨论

1. 三叉神经痛概述

三叉神经痛是常见的脑神经疾患,以一侧面部三叉神经分布区内反复发作的阵发性剧烈疼痛为主要表现,我国的患病率达 52.2/10 万,女略多于男,发病率可随年龄而增长。三叉神经痛多发于中老年人,右侧多于左侧。该病的特点是:在头面部三叉神经分布区域内,发病骤发、闪电样、刀割样、烧灼样、顽固性、难以忍受的剧烈疼痛。说话、洗脸、刷牙或微风拂面,甚至走路时导致阵发性的剧烈疼痛。历时数秒或数分钟,疼痛呈周期性发作,发作间歇期同正常人一样。

2. 三叉神经痛的病因及临床表现

(1) 病因及发病机制:三叉神经痛分为原发性和继发性两种,继发性三叉神经痛包括脑部占位性病变和血管压迫,原发性三叉神经痛的病因及发病机制,至今尚无定论。

(2) 性别与年龄:年龄多在 40 岁以上,以中老年人为多。女性多于男性,约为 3:2。

(3) 疼痛部位:右侧多于左侧,疼痛由面部,口腔或下颌的某一点开始扩散到三叉神经某一支或多支,以第 2 支、第 3 支发病最为常见,第 1 支者少见。其疼痛范围绝对不超越面部中线,亦不超过三叉神经分布区域。偶尔有双侧神经痛者,占 3%。

(4) 扳机点:扳机点亦称“触发点”,常位于上唇、鼻翼、齿龈、口角、舌、眉等处。轻触或刺激扳机点可激发疼痛发作。

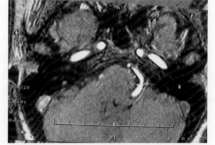

图 39-2　高分辨 MRI 检查

3. 三叉神经痛的诊断和治疗

本病的诊断最主要是依据于患者临床表现和发病特点,而非仅仅依靠辅助检查。当然现在影像技术发展日新月异,通过高分辨 MRI 检查对三叉神经痛的诊断也有很大帮助,同时快速、无创伤(见图 39-2)。

近年来,由于三叉神经痛疼痛剧烈,对患者造成痛苦大,影响日常生活和工作,人群对于本病的认识越来越高,就诊率也越来越高,同时随高科技器械和材料迅速发展,尤其是微创手术技术日臻成熟,大量三叉神经痛尤其是药物治疗无效人群通过手术治疗得到很好的诊治,解除了痛苦。

六、思考题

(1) 三叉神经痛的临床特点有哪些?
(2) 三叉神经痛的诊断标准是什么?
(3) 三叉神经痛的治疗药物和手术治疗如何选择?

七、推荐阅读文献

［1］吴江. 神经病学［M］. 3 版. 北京：人民卫生出版社，2015.

［2］贾建平，陈生弟. 神经病学［M］. 7 版. 北京：人民卫生出版社，2013.

［3］高明见. 采用经皮热凝神经术辅助经皮热凝三叉神经节根治三叉神经痛［J］. 中华神经外科杂志，2006，22：223－225.

［4］Manzoni GC，Torelli P. Epidemiology of typical and atypical［J］. Neurol Sci，2005，26（Suppl 2）：65－67.

［5］Barker FG，Janenetta PJ，Bissonette DJ，et al. The long-term ourcome of microvarseular decompression for trigeminal neuralgia［J］. N Engl J Med，1996，334：1077－1083.

（谷胜利）

案例 40

面神经麻痹

一、病历资料

1. 现病史

患者,女性,55岁,因"耳后不适5天,右眼闭合不全、口角歪斜2日"就诊,患者于5天前自觉耳后不适,2天前晨起发现口角歪斜,刷牙时流涎,且吃饭时右颊部藏饭,右眼闭合不全,无头晕头痛,无耳鸣,无言语含糊,无肢体活动障碍,无肢体麻木,近1周内无特殊生活事件,无感冒或发热史。

2. 既往史

患者无特殊个人史和职业史,无烟酒嗜好。无高血压、糖尿病史。无肺结核、肝炎等传染病史。无输血、手术及重大外伤史,否认有药物及食物过敏史。

3. 体格检查

(1) 内科检查:T 36.8℃,P 68次/min,R 12次/min,BP 128 mmHg/78 mmHg。右侧耳后乳突区压痛。双肺呼吸音清,心律齐。腹软,肠鸣活跃,肝脾无肿大。四肢无水肿或皮肤干燥。

(2) 神经系统检查:神志清楚,语晰,合作。右侧额纹消失,右侧不能皱额蹙眉,右侧眼裂变大、闭合不全,闭眼时右侧眼球向上外方转动、显露白色巩膜,右侧鼻唇沟变浅,口角下垂,示齿时口角歪向左侧,鼓气时右侧漏气,舌前2/3右侧味觉减退,面部感觉无异常,右耳听觉过敏,右耳廓和外耳道感觉减退;颈软,克氏征阴性;四肢肌张力对称,肌力5级,腱反射正常,未引出病理征;深浅感觉对称;指鼻试验正常,直线行走可。

4. 实验室及影像学检查

急诊查血常规、尿常规、血糖、电解质、肝功能、肾功能、心肌酶谱及心电图均未见异常。急诊头CT检查未见明显异常。

二、诊治经过

1. 诊断

面神经麻痹。

2. 处理

急性期:

(1) 减轻面神经水肿。

(2) 维生素 B_1、维生素 B_{12} 营养神经。

恢复期：

（1）扩张血管改善微循环。

（2）针灸、理疗。

（3）康复治疗，尽早进行功能训练。

三、病例分析

1. 病史特点

患者为中年女性，急性起病，起病无诱因，主要表现为口角歪斜，刷牙时流涎，且吃饭时右颊部藏饭，右眼闭合不全，无头晕头痛，无耳鸣，无言语含糊，无肢体活动障碍，近 1 周内无特殊生活事件，无感冒或发热史。

体检：主要是脑神经受损症状，表现为右侧额纹消失，右侧不能皱额蹙眉，右侧眼裂变大、闭合不全，闭眼时右侧眼球向上外方转动、显露白色巩膜，右侧鼻唇沟变浅，口角下垂，示齿时口角歪向左侧，鼓气时右侧漏气，舌前 2/3 右侧味觉减退，面部感觉无异常，右耳听觉过敏，右耳廓和外耳道感觉减退。辅助检查亦无特别发现，头 CT 检查未见颅内占位或出血性病变。

2. 诊断依据

患者急性起病，表现为口角歪斜，刷牙时流涎，且吃饭时右颊部藏饭，右眼闭合不全，无头晕头痛，无耳鸣，无言语含糊，无肢体活动障碍，体检发现面神经受损，右侧额纹消失，右侧不能皱额蹙眉，右侧眼裂变大、闭合不全，闭眼时右侧眼球向上外方转动、显露白色巩膜，右侧鼻唇沟变浅，口角下垂，示齿时口角歪向左侧，鼓气时右侧漏气，舌前 2/3 右侧味觉减退，面部感觉无异常，右耳听觉过敏，右耳廓和外耳道感觉减退；根据起病形式及典型临床特点，符合面神经麻痹诊断。面瘫分级如表 40-1 所示。

表 40-1 面瘫分级标准

面瘫程度	分级	定 义
无面瘫	Ⅰ	功能正常
轻度面瘫（不易察觉）	Ⅱ	注意观察才能发现的轻度面瘫，轻闭眼即可使眼睑完全闭合，用力抬额时可见轻度额纹不对称，轻微连带运动，无面肌痉挛
中度面瘫（容易察觉）	Ⅲ	明显但并不觉难看的面部不对称，可有皱额不能，眼睑可全闭合，口周肌肉运动有力但用力时不对称。连带运动、痉挛均可见，但不影响面容
中重度面瘫	Ⅳ	面容难看，皱额不能。眼睑不能完全闭合，用力时口周运动不对称。明显连带运动、痉挛
重度面瘫	Ⅴ	轻微的面肌运动。眼睑不能闭合，口周轻度运动，连带运动、痉挛消失
完全面瘫	Ⅵ	无面肌运动，缺乏张力，无连带运动、无痉挛

3. 鉴别诊断

根据起病形式和典型的临床特点，周围性面瘫诊断并不困难。但需与下列疾病鉴别：

（1）Guillain-Barre 综合征：有肢体对称性下运动神经元瘫痪，可有周围性面瘫，多为双侧性，并伴有对称性肢体瘫痪和脑脊液蛋白-细胞分离现象。

（2）继发性面神经麻痹：中耳炎、迷路炎、乳突炎等并发的耳源性面神经麻痹，以及腮腺炎、肿瘤、下颌化脓性淋巴结炎等所致者多有原发病的特殊症状及病史。

（3）后颅窝病变：颅后窝的肿瘤、多发性硬化或脑膜炎引起的周围性面瘫多起病较慢，且有原发病及其他脑神经受损表现。

（4）糖尿病性神经病：常伴有其他脑神经麻痹，以动眼、展神经及面神经麻痹居多，可单独发生。

（5）莱姆（Lyme）病：伯氏螺旋体感染导致的面神经麻痹，多经蜱叮咬传播，伴慢性游走性红斑或关节炎史。可应用病毒分离及血清学试验证实。

四、处理方案与理由

（1）面神经炎的治疗原则是改善局部血液循环，减轻面神经水肿，缓解神经受压，促进功能恢复。目前多主张急性期尽早使用一个疗程皮质类固醇激素治疗，可用地塞米松 $5\sim10$ mg/d，静脉注射 $7\sim10$ 天；或口服泼尼松，$20\sim30$ mg/d，晨一次顿服，1 周后渐停用。如系带状疱疹感染引起的亨特（Hunt）综合征可联合阿昔洛韦（acyclovir）0.2 g，每日 5 次，连服 $7\sim10$ 日。

（2）维生素 B 族药物可促进神经髓鞘的恢复，维生素 B_1 100 mg、维生素 B_{12} 500 mg，均 1 次/d 肌肉注射。

（3）理疗：急性期在茎乳孔附近行超短波透热疗法、红外线照射或局部热敷等有助于改善局部血循环，消除神经水肿。恢复期可做碘离子透入疗法、针刺或电针治疗。

（4）康复治疗：只要患侧面肌能活动即应尽早开始自我功能训练，可对着镜子做皱眉、举额、闭眼、露齿、鼓腮和吹口哨等动作，每日数次，每次数分钟，并辅以面部肌肉按摩。

（5）手术疗法：面神经减压术对部分患者有效，对长期不愈者可考虑面-舌下神经、面-副神经吻合术，但疗效不肯定。

（6）预防眼部合并症：因不能闭眼、瞬目而角膜长期暴露易发生感染，可用眼罩、眼药水和素高捷疗眼膏加以防护。

五、要点与讨论

1. 面神经麻痹概述

面神经麻痹又称面神经炎或 Bell 麻痹，是常见的神经系统疾患，确切病因未明，长期以来认为本病与嗜神经病毒感染有关。受凉或上呼吸道感染后发病，可能是茎乳孔内的面神经急性病毒感染和水肿所致的神经受压或局部血液循环障碍而产生面神经麻痹。多数人认为，本病亦属于一种自身免疫反应。部分患者可由带状疱疹病毒引起膝状神经节炎。

2. 面神经麻痹的临床表现

任何年龄均可发病，以 $20\sim40$ 岁居多，男性略多。绝大多数为一侧性，双侧者甚少。发病与季节无关。通常急性起病，表现为口角歪斜、流涎、讲话漏风，吹口哨或发笑时尤为明显。可于 48 h 内达高峰。有的患者在起病前几天有同侧耳后、耳内、乳突区或面部的轻度疼痛。面神经麻痹患者通常起病 2 周内开始恢复，大约 80% 的患者在几周及 $1\sim2$ 月内基本恢复正常。约有 1/3 患者为部分麻痹，2/3 患者为完全性瘫痪。

3. 不同部位的面神经损害的临床症状

（1）膝状神经节前损害：由于鼓索神经受累，出现舌前 2/3 的味觉障碍，镫骨肌分支受累，出现听觉过敏。

（2）膝状神经节损害：除表现为面神经麻痹、听觉过敏和舌前 2/3 味觉丧失外，还有耳廓和外耳道感觉减退，外耳道或鼓膜出现疱疹，称 Hunt 综合征。

（3）茎乳孔附近病变：则出现上述典型的周围性面瘫体征和耳后疼痛。

4. 面神经麻痹的治疗原则

面神经麻痹的处理应设法促使局部炎症、水肿及早消退，并促进面神经功能的恢复。

六、思考题

（1）周围性面瘫与中枢性面瘫如何鉴别？

（2）面神经支配的表情肌有哪些？

七、推荐阅读文献

［1］吴江.神经病学［M］.3 版.北京：人民卫生出版社，2015.

［2］贾建平，陈生弟.神经病学［M］.北京：人民卫生出版社，2016.

［3］贾建平，陈生弟.神经病学［M］.7 版.北京：人民卫生出版社，2013.

（陆学胜）

案例 41

面肌痉挛

一、病历资料

1. 现病史

患者,女性,56 岁,因"反复发作性右侧眼睑、口角、面部不自主抽搐 1 年"门诊就诊。患者于 1 年前无明显诱因下出现反复右侧眼睑不自主抽搐,随后逐渐出现右侧口角、面部肌肉同时不自主抽搐。抽搐反复发作,发作频率不定,每次持续时间约数秒至数分钟不定。情绪激动或紧张时明显加重。无头痛、头晕,无恶心、呕吐,无视物模糊、视物重影,无吞咽困难、饮水呛咳,无肢体乏力麻木、行走不稳,发作间期无口齿含糊。服用卡马西平可缓解症状,但因服药后出现肝功能异常而停药。

2. 既往史

患者有高血压病史,服药控制可,否认糖尿病、心脏病史,否认特发性面神经炎病史,否认偏头痛病史。否认有毒有害物质接触史。否认家族史。

3. 体格检查

(1) 内科查体:T 36.8℃, P 68 次/min, R 12 次/min, BP 135 mmHg/78 mmHg。神志清楚,呼吸平稳,双肺呼吸音清,心律齐。腹软,无压痛,未触及肝脾肿大、异常包块,肠鸣音正常。四肢无水肿或皮肤干燥。

(2) 神经系统查体:神志清楚,言语清晰,查体合作。颈软,克氏征阴性。双眼球运动正常,未见眼震,双侧瞳孔等大等圆,直径 2.5 mm,直接、间接对光反射灵敏,双眼闭目正常,右侧下眼睑可见细微不自主抽搐,眼球活动无受限,双耳粗测听力正常,双侧鼻唇沟对称,伸舌居中,四肢肌张力对称,肌力 V级,四肢腱反射正常,未引出病理征;深浅感觉对称;指鼻试验正常,步态正常。

4. 辅助检查

外院行血常规、尿常规、肾功能、血糖、电解质、心肌酶谱、心电图正常,头颅 CT 检查、MRI 平扫未见明显异常。患者服用卡马西平前肝功能正常,服药 2 周后 ALT 升高 2 倍,经停药、保肝治疗后恢复正常。

二、诊治经过

1. 诊断

面肌痉挛。

2. 处理

本患者予以注射用 A 型肉毒毒素(botulinum toxin A,BTX - A)注射治疗。在痉挛明显的部位注射 BTX-A 2.5~5 IU，总量 50 IU，观察 15 min，无头晕过敏等不适，3 天左右症状改善。1 周后复诊，已无明显痉挛发作。告知患者疗效约可持续 3~6 个月，疗效减退时可重复治疗。

三、病例分析

1. 病史特点

中年女性，反复发作的眼睑、面部肌肉不自主抽搐。发作频率不定，每次抽搐持续时间约数分钟，情绪激动或紧张时明显加重。

否认有特发性面神经炎病史。

体格检查无明确的脑神经、运动、感觉、反射及共济运动异常，没有脑膜刺激征。辅助检查亦无特别发现，头颅 CT 检查、MRI 检查未见颅内占位或颅底畸形等病变。

2. 诊断依据

患者为反复发作的单侧眼睑、面部肌肉不自主抽搐，情绪激动、紧张时加重，神经系统无阳性体征，头颅影像学检查无异常，依据临床特点可诊断面肌痉挛。

3. 鉴别诊断

（1）Meige 综合征：又称睑痉挛-口下颌肌张力障碍综合征，是一组锥体外系疾患，此病亦多见于中老年女性，可以单侧眼睑起病，但逐渐出现双侧眼睑、口、舌、面肌、下颌、喉及颈肌肌张力障碍。

（2）特发性面神经炎后遗症：有特发性面神经炎病史，表现为同侧表情肌麻痹，伴有同侧口角不自主抽动。

（3）双侧眼睑痉挛：表现为双眼反复发作的不自主的闭眼，双侧同时发病，随着病程进展始终局限在双眼，不累及面肌。

（4）习惯性抽动症：常见于儿童和青少年，有较为明显的肌肉收缩，多为心因性。

四、处理方案与理由

面肌痉挛处理原则以控制抽搐症状为主。

对于发病初期、病情轻且无药物不良反应的患者，可长期使用药物治疗。可选用卡马西平、奥卡西平、氯硝西泮、苯妥英钠、巴氯芬、托吡酯、加巴喷丁等。在服药期间应密切监测肝肾功能、血常规，注意有无皮疹、头晕、嗜睡、震颤、共济失调等表现，如发生不良反应需立即停药。特别是卡马西平可引起剥脱性皮炎，严重者可有生命危险，需特别注意。

若药物出现不良反应或者疗效欠佳时可选择肉毒毒素治疗。选用 BTX-A 局部注射，安全有效，简便易行。在痉挛明显的部位注射 BTX-A 2.5~5 IU，总量 50 IU，一般 3~5 天起效，注射 1 周后若有残存痉挛者可追加注射，疗效可持续 3~6 个月，复发者可做相同剂量或加倍剂量注射，每次注射总剂量不应高于 200 IU。不良反应为短期眼睑下垂、视物模糊、口角流涎等，数日可消失。对于过敏性体质或对本品过敏者禁用。

应用药物或肉毒毒素治疗的患者，如果出现治疗疗效减退、无效、药物过敏或不良反应时应考虑行微血管减压术、周围神经切断术等手术治疗。

五、要点和讨论

1. 面肌痉挛概述

面肌痉挛（hemifacial spasm，HFS）是一种临床常见的周围神经疾病，是指一侧面部眼轮匝肌、口轮匝肌、表情肌反复发作的不自主抽搐,情绪激动、紧张时可有加重,安静入睡后可缓解。

本病的病因未明。近年来,由于头颅 MRA(3D-TOF-MRA)检查手段的普及,国内外报道发现大多数面肌痉挛有错行的血管压迫面神经根导致发病,行微血管减压术有望治愈疾病。发病机制推测为面神经异位兴奋或伪突触传导所致。

2. 面肌痉挛的诊断

本病的诊断主要依据临床表现,神经系统无其他阳性体征,头颅 MRI 检查排除脑肿瘤、颅底畸形,头颅 MRA(3D-TOF-MRA)检查明确与面神经存在解剖接触的血管的粗细以及对面神经的压迫情况;若患者不能进行磁共振检查,可选择进行 CTA 检查。有条件者可进行电生理检查,主要包括 AMR (LSR)、EMG 和脑干听觉诱发电位。AMR 是面肌痉挛特有的电生理表现,潜伏期一般为 10 ms 左右,对诊断有辅助作用。

3. 面肌痉挛的治疗

面肌痉挛的处理原则是控制症状,改善患者的日常生活、社交、工作情况。在疾病早期可选择抗痫药、镇静药等口服药物治疗,治疗时需注意药物的不良反应。也可选择 TBX-A 局部注射,可获得良好的效果。对于特发性面肌痉挛,排除继发病变,症状严重影响日常生活、工作,患者手术意愿强烈,或者应用肉毒毒素和药物治疗效差、不良反应严重时可行手术治疗。

六、思考题

(1) 面肌痉挛的临床特点有哪些?

(2) 面肌痉挛的治疗方法和注意事项有哪些?

七、推荐阅读文献

[1] 贾建平,陈生弟. 神经病学[M]. 7 版. 北京:人民卫生出版社,2013.

[2] 贾建平,陈生弟. 神经病学[M]. 北京:人民卫生出版社,2016.

[3] 中国医师协会神经外科医师分会,功能神经外科专家委员会,北京中华医学会神经外科学分会,中国显微血管减压术治疗脑神经疾患协作组. 面肌痉挛诊疗中国专家共识[J]. 中国微侵袭神经外科杂志,2014,19(11):528-528.

(吴 慧 赵 静)

案例 42

多发性周围神经病

一、病历资料

1. 现病史

患者,男性,85 岁,因"四肢麻木 2 月余"入院。患者 2 月前无明显诱因出现四肢指(趾)端麻木,麻木感逐渐向肘部、膝部延续,走路有踩棉花样感觉,自感四肢乏力,症状持续,无缓解,无明显肌肉萎缩,否认肉跳感,曾在外院就诊,症状无明显改善,为进一步诊治收入我科。患者自起病以来,精神、睡眠可,胃纳可,体重无明显变化。

2. 既往史

患者有高血压病史 10 年,最高达到 160 mmHg/90 mmHg,平日服用非洛地平(波依定)2.5 mg qd,血压控制可。近 1 年有反复腹泻史。否认糖尿病、心脏病及家族史。个人和家族史:否认饮酒、吸烟史。女儿体健。

3. 体格检查

(1)内科检查:T 36.3℃,P 58 次/min,BP 130 mmHg/70 mmHg,R 18 次/min。双肺呼吸音清,心律齐。腹软,肠鸣音正常;肝脾无肿大。

(2)神经系统检查:神清合作,精神佳,语言清晰。瞳孔等大等圆,光反射存在,眼球运动正常;鼻唇沟对称,额纹对称。软腭上抬无受限,悬雍垂居中,咽反射对称。伸舌居中,无舌肌萎缩及肌束颤动。

右侧上肢远端 $4^+/5$ 级,余肢体肌力 5/5;肌张力正常,双侧肘部、膝部以下针刺觉、触觉减退,位置觉、震动觉对称正常;复合感觉正常。

双侧肱二头肌、肱三头肌、桡骨膜、膝踝反射均迟钝。巴彬斯基征、戈登征(—),脑膜刺激征阴性。

4. 实验室及影像学检查

血常规:RBC $2.23×10^{12}$/L,Hb 90.2 g/L,WBC $4.9×10^9$/L,N 66.6%。

凝血功能:TT 19.9 s,PT 15 s,APTT 41.3 s,Fib 2.5 g/L,INR 1.33。

血糖:4.2 mmol/L。

肝功能:ALT 17 IU/L,AST 16 IU/L,γ-GT 9 IU/L,AKP 44 IU/L。TB 16.4 μmol/L,DB 6.3 μmol/L,TP 47 g/L,ALB 29 g/L。

肾功能:BUN 4.8 mmol/L,Cr 87 μmol/L。

脑脊液:脑脊液无色透明,潘氏实验(—),WBC 0 个/mm³,RBC 0 个/mm³;葡萄糖 3.4 mmol/L(同步血糖 7.0 mmol/L),氯 126.7 mmol/L,乳酸脱氢酶 31.7 IU/L,脑脊液蛋白 0.23 g/L。

维生素 B_{12} 24.0 pmol/L,叶酸 9.03 nmol/L。

甲状腺功能：FT_3 2.4 mmol/L，FT_4 9.1 pmol/L，T_3 0.79 nmol/L，T_4 60.8 nmol/L，TSH 1.14 mIU/L，甲状腺球蛋白 2.42 ng/ml，TSH 受体抗体 19.6 IU/ml，过氧化物酶抗体 0.20 IU/ml，甲状腺球蛋白抗体 1.12 IU/ml。

肿瘤指标：CA199 15.3 IU/ml，糖类抗原 724 1.3 IU/ml，糖类抗原 125 14.2 IU/ml，糖类抗原 211 5.45 ng/ml，NSE 7.5 ng/ml，CEA 7.9 ng/ml，AFP 1.3 ng/ml，FPSA 0.730 ng/ml，PSA 1.540 ng/ml，糖类抗原 153 24.1 IU/ml。

风湿全套（一），ANCA（一），HIV（一），RPR（一）。ESR 10.0 mm/h。CRP<10.00 mg/L。

粪常规＋OB（一）。尿常规（一）。

尿本周蛋白（一）。

免疫固定：未见异常。

神经元抗体谱抗体：正常。

心电图：窦性心动过缓。

泌尿系超声：前列腺增生伴钙化，双肾、两侧输尿管、膀胱未见异常。

腹部超声：肝脏、胆囊、胰腺、脾脏未见异常。

肺 CT 检查：两肺慢支样改变，散在炎症及炎症后遗。

肌电图：双侧腓总神经 MNCV 减慢，部分神经轴索受损。

PET－CT 检查：老年脑、脑内多发腔隙性脑梗死，双侧上颌窦炎症，双肺慢支、肺气肿，散在炎症后遗，纵隔 FDG 代谢稍增高，考虑炎症可能大，主动脉壁局部钙化，前列腺增生、钙化。颈胸腰椎退变。

二、诊治经过

1. 诊断

（1）多发性周围神经病（维生素 B_{12} 缺乏）。

（2）巨幼红细胞性贫血。

（3）高血压病 2 级（中危组）。

2. 处理

入院完善检查明确诊断，补充维生素 B_{12}。

7～10 天复查血常规、网织红细胞、血电解质。

三、病例分析

1. 病史特点

患者为老年男性，慢性进展性病程，表现为四肢指端麻木，麻木感逐渐延伸至肘关节、膝关节部位，走路有踩棉花感。

患者既往有"高血压病"史，血压控制佳。汉族人，对青霉素过敏。

体格检查：神清合作，语言清晰，瞳孔 2.5 mm，等大等圆，各方向运动正常，光反射存在；双侧鼻唇沟对称，伸舌居中，无舌肌萎缩及肌束颤动。右侧上肢远端 4^+/5 级，余肢体肌力 5/5；肌张力无增高，双侧肱二头肌反射、肱三头肌反射、桡骨膜反射、膝反射、踝反射均迟钝，双侧巴彬斯基征、戈登征（一），脑膜刺激征（一）。双侧肘部、膝部以下针刺觉、触觉减退，双侧位置觉、震动觉对称正常；复合感觉双侧对称、存在。

辅助检查：脑脊液无色透明，潘氏实验（一），WBC 0 个/mm³，RBC 0 个/mm³；葡萄糖 3.4 mmol/L（同步血糖 7.0 mmol/L），氯 126.7 mmol/L，乳酸脱氢酶 31.7 IU/L，脑脊液蛋白 0.23 g/L。维生素 B_{12}

24.0 pmol/L，叶酸 9.03 nmol/L。

肌电图：双侧腓总神经 MNCV 减慢，部分神经轴索受损。

2. 诊断与诊断依据

（1）诊断：①多发性周围神经病（维生素 B_{12} 缺乏）；②巨幼红细胞性贫血；③高血压病 2 级（中危组）。

（2）诊断依据：

定位诊断：老年男性，慢性进展性病程，主要表现为四肢末梢麻木。查体：双侧肘关节、膝关节以下针刺觉减退，腱反射迟钝，右侧上肢远端 $4^+/5$ 级。定位周围神经损害，对称性感觉神经损害为主，部分运动神经损害。

定性诊断：患者老年男性，慢性进展性病程，有慢性腹泻史。表现为四肢末梢麻木，查体呈手套、袜套样针刺觉减退，腱反射迟钝，维生素 B_{12} 水平显著降低，同时合并巨幼红细胞性贫血，首先考虑维生素 B_{12} 缺乏导致的多发性周围神经病变。

3. 鉴别诊断

（1）慢性炎性脱髓鞘性多神经根神经病（CIDP）：患者老年男性，四肢麻木从远端向上进展，查体呈对称性手套、袜套样针刺觉减退，腱反射迟钝，结合患者有腹泻史 1 年余，病程超过 1 个月仍在缓慢进展，需鉴别该病，但脑脊液检查未发现蛋白-细胞分离现象；肌电图 F 反应、H 反射均正常，缺乏神经根损害直接证据，故不支持。

（2）糖尿病性周围神经病：可出现感觉运动神经受累表现，且糖尿病周围神经病变以感觉为主，感觉过敏较为常见，其病理改变主要为小纤维病变，多伴有疼痛及自主神经功能异常。该患者否认糖尿病病史，故不支持。

（3）单克隆丙种球蛋白病（MGUS）伴发的周围神经病：与经典的 CIDP 不同的是，MGUS 伴发周围神经病感觉症状重于运动症状，远端受累明显，约 50% 的患者抗髓鞘相关糖蛋白（MAG）抗体阳性。该病对免疫抑制剂或免疫调节剂治疗反应差，最多见的是 IgM 型 MGUS，免疫固定电泳发现 M 蛋白是诊断 MGUS 伴周围神经病的关键。

（4）癌性周围神经病（副肿瘤综合征）：是由于癌症引起的非转移性周围神经病变，周围神经受损可同步或后继于癌症出现，也可先于癌症出现，给临床诊断带来困难。该病多见于中老年人，病程呈进行性发展，免疫治疗效果差。主要通过对癌症的全面检查得以确诊和鉴别，部分血清抗体如 anti-joe、anti-Hu 有助于诊断。

四、处理方案与理由

正常人每天维生素 B_{12} 需求量 2.4 μg，健康老年人需要补充维生素 B_{12}，但是大部分临床维生素 B_{12} 缺乏是因为吸收障碍，需要补充足量的维生素 B_{12}。

药物治疗

（1）无神经系统症状患者：治疗前 2 周，每周 3 次，每次 1 000 μg 维生素 B_{12} 肌内注射，维持治疗为每 3 个月予 1 000 μg 维生素 B_{12} 肌内注射。贫血症状会改善较早，7~10 天，网织红细胞即出现升高，6~8 周巨幼红细胞性贫血得以纠正。

（2）有神经系统症状患者：隔天肌内注射 1 000 μg 维生素 B_{12}，直至症状无法再进一步改善。维持治疗为每 2 个月予 1 000 μg 维生素 B_{12} 肌内注射。周围神经病症状需数周甚至数月尚能逐渐消失。治疗前神经系统症状的严重程度决定了最终愈后。对于恶性贫血患者，需要终身补充维生素 B_{12}，临床症状改善后患者如果中断治疗，约在半年左右神经系统症状将再次出现，约几年后再次出现巨幼红细胞性贫血。

上述患者如无法长期肌内注射治疗,可选择口服维生素 B_{12} 500 μg 一天 3 次维持治疗。

出院医嘱:均衡饮食;规律用药。

五、要点与讨论

维生素 B_{12} 是核蛋白合成及髓鞘形成必需的辅酶,其缺乏引起髓鞘合成障碍,可导致颈髓、胸髓的后索、侧索脱髓鞘,也会导致周围神经、脑白质的脱髓鞘病变;维生素 B_{12} 还参与血红蛋白的合成,其缺乏常引起恶性贫血。维生素 B_{12} 摄取、吸收、结合与转运的任何一个环节出现障碍均引起维生素 B_{12} 缺乏。正常人摄取的维生素 B_{12} 必须与胃底的壁细胞分泌的内因子结合方可在回肠远端吸收,而不被肠道细菌利用。维生素 B_{12} 缺乏所致的神经系统脱髓鞘和骨髓造血障碍早期一般是可逆的,故早期识别和治疗至关重要。

多发性周围神经病的诊治流程如图 42-1 所示。

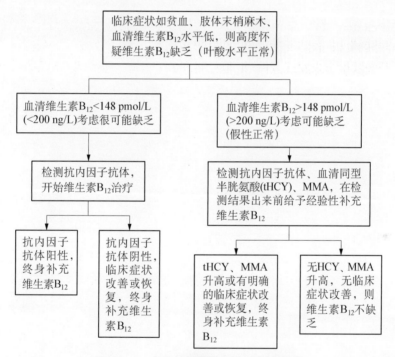

图 42-1 多发性周围神经病诊疗流程图

患者病史中出现肢体麻木、行走不稳等末梢周围神经受累表现时,需鉴别维生素缺乏、糖尿病、腕管综合征、副癌综合征等。维生素 B_{12} 缺乏时神经系统症状可以早于血液指标的异常。出现神经系统症状很可能与维生素 B_{12} 的吸收障碍相关,病史中须涉及患者大便性状及性质,夜间肠蠕动情况,有无腹痛,口腔及肛周溃疡,酗酒史,炎症性肠病史,胃大部切除术史,有无长期口服质子泵抑制剂药物史,等等。

目前,临床症状仍是诊断维生素 B_{12} 缺乏的重要依据,因为目前维生素 B_{12} 的检测方法尚无“金标准”。随访血清维生素 B_{12} 水平仍是目前一线辅助检查,仍需辅助血清同型半胱氨酸、MMA 等。在治疗方面,目前认为,与肌内注射相比,口服治疗同样有效。

六、思考题

(1) 维生素 B_{12} 缺乏所致周围神经病变的诊断要点有哪些?

（2）多发性周围神经病的鉴别要点有哪些？

七、推荐阅读文献

［1］吴江.神经病学［M］.3版.北京：人民卫生出版社，2015.

［2］贾建平，陈生弟.神经病学［M］.7版.北京：人民卫生出版社，2013.

［3］British Society for Haematology. Guidelines for the diagnosis and treatment of cobalamin and folate disorders ［J］. British Journal of Haematology, 2014,166,496 - 513.

［4］Sally P. Stabler. Vitamin B_{12} Deficiency ［J］. N Engl J Med, 2013,368:149 - 160.

（魏文石）

案例 43
急性炎症性脱髓鞘性多发性神经病

一、病历资料

1. 现病史

患者,男性,34岁,因"四肢无力进行性加重12天"入院。患者于12天前劳累后感双上肢无力,手部持物费力,上抬尚可。2天后症状较前加重,且有穿衣困难,伴手指发麻。3天后双下肢无力,站立困难,足底发麻。未引起重视,1周后出现四肢无力,生活不能自理,在当地医院急诊,脑脊液检查正常,给予营养神经及对症处理后症状未见好转,为进一步诊治收治入院。患者发病以来无头昏、头痛,无复视、构音不清及饮水呛咳,无大小便失禁。发病前2周有上呼吸道感染史,对症治疗后好转。

2. 既往史

否认高血压病、糖尿病、心脏病史。

个人和家族史:无特殊。

3. 体格检查

(1) 内科检查:T 36.2℃,P 80次/min,BP 125 mmHg/80 mmHg,R 20次/min。一般情况尚可,营养中等。头颅无畸形,双肺呼吸音清,未闻及干湿啰音,心律齐,未闻及病理性杂音。腹平软,肝脾肋下未扪及,肠鸣音正常,双下肢不水肿,四肢脊柱无畸形。

(2) 神经系统检查:

神清,查体合作,对答好,言语流利,定向检查、智能检查正常。

颅神经:双侧额纹对称,双眼闭目有力,两眼裂等大,两侧瞳孔直径3 mm,等大等圆,光反射存在,各方向运动正常,无眼震,双眼视力及视野正常,眼底视神经视盘无水肿,角膜反射正常,两侧鼻唇沟对称,伸舌居中,面部感觉正常,咀嚼肌有力,味觉正常,咽反射正常,两侧软腭上抬对称,腭垂居中,两侧耸肩、转颈有力,无舌肌萎缩及肌束颤动。

运动系统:四肢肌肉无萎缩,四肢肌力近端4/5级,远端2/5级;肌张力偏低,双侧肱二头肌、肱三头肌反射(+),桡骨膜反射(一),膝反射(+),踝反射(一)。双侧巴彬斯基征(一);脑膜刺激征(一)。指鼻试验、快复轮替试验、跟膝胫试验和Romberg征:欠合作。

感觉系统:四肢呈长手套、长袜型针刺觉感觉减退,双侧深感觉对称正常;复合感觉双侧对称。

4. 实验室及影像学检查

血常规:RBC 3.85×10^{12}/L,WBC 11.7×10^9/L,N 81%,LY 10%。

血糖:5.8 mmol/L。

肝功能:ALT 34 IU/L,AST 32 IU/L,γ - GT 21 IU/L,AKP 46 IU/L。TB 20 μmol/L,DB

4.6 μmol/L，TP 72 g/L，ALB 46 g/L。

肾功能：BUN 4.8 mmol/L，Cr 69 μmol/L。

腰穿脑脊液检查：压力 94 mmH$_2$O，WBC 5×10^6/L，蛋白 0.85 g/L，葡萄糖及氯化物正常。

心电图检查：正常心电图。

胸片检查：两肺纹理增粗。

肌电图检查：神经源性损害。

二、诊治经过

1. 诊断

急性炎症性脱髓鞘性多发性神经病。

2. 处理

（1）一般处理：保持呼吸道通畅，防止发生肺部感染，勤拍背帮助排痰。加强护理，勤翻身，防止压疮。监测生命体征，保持各项指标稳定，随访血气分析，防止缺氧，必要时予以气管切开，呼吸机辅助通气。

（2）药物治疗：①静脉注射人免疫球蛋白：给予 IgG 静脉注射，按 0.4 mg/（kg·d）剂量，连用 5 天。②激素治疗：给予甲泼尼龙 500 mg/d 静滴，之后每 3 天减半量，分别为 500 mg/d、240 mg/d、120 mg/d，最后改为泼尼松口服。密切注意激素不良反应。③营养支持治疗：给予高能量易消化食物；补充维生素 B$_1$、维生素 B$_{12}$，维生素 C；胞磷胆碱钠营养神经等，加强肢体功能锻炼，防止关节僵直。同时辅以理疗、康复训练。④维持酸碱平衡以及水和电解质平衡。监测肝、肾功能、电解质水平，尤其是血气分析。

（3）出院医嘱：注意保暖，防止受凉；注意休息，避免过度疲劳；注意饮食卫生，保持健康生活方式；加强肢体康复训练，防止肌肉关节挛缩。

三、病例分析

1. 病史特点

患者，男性，34 岁，亚急性起病，表现为四肢无力，进行性加重，伴四肢末端感觉障碍。

既往史无特殊。发病前 2 周有感染史。

体格检查：BP 125 mmHg/80 mmHg，HR 80 次/min，脑神经（－），四肢对称性瘫痪，四肢肢体肌张力降低、腱反射减弱，双侧病理征阴性，四肢远端对称性感觉障碍。

辅助检查：发病 2 周时脑脊液检查提示蛋白-细胞分离；肌电图检查提示神经源性损害。

2. 诊断与诊断依据

（1）诊断：急性炎症性脱髓鞘性多发性神经病。

（2）诊断依据：

定位诊断：颅神经（－），四肢肢体肌力下降，以远端为著，四肢肢体肌张力降低，腱反射减弱，病理征阴性，呈迟缓性瘫痪；四肢远端呈长手套、长袜型针刺觉感觉减退。结合肌电图检查结果，定位于周围神经。

定性诊断：患者为青年男性，亚急性起病，发病前有感染史，脑脊液检查提示蛋白-细胞分离，结合患者的症状、体征及肌电图检查结果，符合急性炎症性脱髓鞘性多发性神经病的诊断。

3. 鉴别诊断

（1）急性脊髓炎：发病前亦多有感染史，但临床表现为截瘫，病理征（＋），呈传导束型感觉减退，可伴括约肌功能障碍；脑脊液无蛋白-细胞分离现象，蛋白细胞均可轻度升高。

（2）周期性瘫痪：发病时呈四肢迟缓性瘫痪，无感觉异常及颅神经异常，脑脊液检查正常，血清钾水平明显降低，临床给予补钾治疗后，肌无力症状明显改善。可有反复发作史。

（3）重症肌无力：表现为四肢迟缓性瘫痪，可不同程度累及脑神经，但症状有明显的晨轻暮重，波动性，呈病态易疲劳性，重复电刺激检查异常，新斯的明试验（＋）。

（4）多发性肌炎：临床可有肌肉无力和疼痛，累及呼吸肌时可导致呼吸困难，但以四肢近端无力明显，无感觉障碍，血清肌酶含量升高，肌电图呈肌源性损害。

四、处理方案及理由

患者入院后给予卧床休息，心电血压监护，监测生命体征，予吸氧，保持水、电解质平衡和营养支持，进食时防呛咳，对于有吞咽困难者及时给予鼻饲。

密切观察呼吸情况，保持呼吸道通畅，注意肺部感染，随访血气分析，如出现呼吸衰竭或气道分泌物过多应尽早予气管插管，必要时呼吸机辅助通气。

静脉注射人免疫球蛋白免疫治疗。激素短程治疗，关注血糖水平，防止激素使用后高血糖反应，保护胃黏膜，补钾补钙及对症处理。

康复治疗：卧床期间加强护理，使患肢处于功能位，待生命体征稳定，尽早进行康复治疗，防止肢体关节挛缩、变形。可辅以理疗与针灸。

五、要点与讨论

1. 急性炎症性脱髓鞘性多发性神经病概述

急性炎症性脱髓鞘性多发性神经病又称为吉兰-巴雷综合征（Guillain-Barré Syndrome，GBS）是由免疫介导的急性炎症性周围神经病，通常发生于病毒感染后，年发病率(0.6~1.9)/10万人，可发生于任何年龄，以儿童及青壮年多见，老年人少见。

GBS的亚型主要包括急性炎性脱髓鞘性多发神经根神经病（AIDP）、急性运动轴索型神经病（AMAN）、急性运动感觉轴索型神经病（AMSAN）、Miller-Fisher综合征（MFS）、急性泛自主神经病和急性感觉神经病（ASN）等亚型。AIDP的发病目前被认为是T细胞介导的免疫性疾病，抗神经节苷脂、抗基膜成分和蛋白质均参与了AIDP的免疫过程。而轴索型GBS的发病主要是由于感染性生物体携带的神经节苷脂样抗原针对体内神经节苷脂发起的自身攻击。而MFS主要与体内发生抗GQ1b反应有关。

2. 急性炎症性脱髓鞘性多发性神经病的治疗

在GBS的治疗中，要注重对生命体征的监测，尤其是对于有自主神经损害的患者，易发生直立性低血压、心动过速或过缓、心脏传导阻滞、窦性停搏等；有呼吸困难或球麻痹的患者，应加强吸痰、防止误吸，一旦出现血氧分压降低，应尽早行气管插管或气管切开，予机械辅助通气。另外，应加强营养支持及康复治疗。

免疫治疗始终是疾病治疗中值得关注的重点。血浆置换目前一直被认为是治疗GBS的首选方法，早期使用可以缩短疾病病程、阻止病情进展，有较好的近期和远期疗效。2010年，《中国吉兰-巴雷综合征诊治指南》建议：应尽早使用血浆置换，每次30~50 ml/kg，1~2周内进行3~5次。对于轻至中度GBS患者，血浆置换治疗2周后仍继续使用并无更多获益。由于治疗费用昂贵且对医院机构的规模和设备有一定要求，临床上尚未广泛使用。

注射用免疫球蛋白IgG与血浆置换治疗效果类似，《指南》推荐剂量为0.4 g/(kg·d)，连续治疗5

天,越早使用治疗效果越佳,一般在发病2周内应用。Yuki等研究发现:即使在第1次使用IgG治疗效果不佳或者临床症状严重的患者,第2次使用仍然有效。血浆置换和IgG联用并不能增加疗效,故不建议联合使用。

糖皮质激素治疗GBS目前尚有一定争议,国外多项临床试验结果显示:单独使用糖皮质激素治疗GBS无明显疗效,且糖皮质激素与IgG联合使用与单独使用IgG治疗的效果无明显差异。因此,国外指南均不推荐应用糖皮质激素治疗。甚至最近2012年《新英格兰医学杂志》发表研究还发现:甲泼尼龙与IgG联合使用治疗GBS较单独使用IgG治疗的疗效差。然而,中国国内由于经济条件或医疗条件的限制,仍存在应用糖皮质激素治疗GBS的可能,尤其是对在疾病早期或症状严重的患者更是如此。对于糖皮质激素治疗GBS的疗效还有待进一步探讨。

六、思考题

(1) 急性炎症性脱髓鞘性多发性神经病的临床特点是什么?

(2) 急性炎症性脱髓鞘性多发性神经病的诊断与鉴别诊断有哪些?

(3) 急性炎症性脱髓鞘性多发性神经病如何治疗?

七、推荐阅读文献

[1] 吴江.神经病学[M].3版.北京:人民卫生出版社,2015.

[2] 中华医学会神经病学分会神经肌肉病学组.中国吉兰-巴雷综合征诊治指南[J].中华神经病学杂志,2010,43(8):583-586.

[3] Yuki N, Hartung JC. Guillain-Barré Syndrome [J]. N Engl J Med, 2012,366(24):2294-2304

(赵玉武)

慢性炎症性脱髓鞘性多发性神经病

一、病历资料

1. 现病史

患者,女性,29 岁,公司职员,因"四肢麻木无力半年余"就诊。患者于 2015 年初"感冒"后出现双上肢腕关节以下麻木感,伴四肢乏力,此后症状缓慢逐渐加重。2 个月后出现双下肢膝关节以下麻木感,双下肢行走费力,手指没有以前灵活,于外院就诊用大剂量糖皮质激素短程冲击治疗后症状减轻,但至 2015 年 6 月四肢麻木伴无力再次加重,至我院就诊。患者自发病以来精神好,胃纳可,睡眠好,大小便正常,无明显体重下降。

2. 既往史

既往曾有全血细胞增多症,具体诊治不详,个人史、家族史和用药史无特殊。

3. 体格检查

(1) 内科检查:T 37.0℃,P 72 次/min,R 14 次/min,BP 110 mmHg/70 mmHg。身高 163 cm,Wt 50 kg。发育正常,全身皮肤黏膜未见色素沉着,未见皮疹、出血点及溃疡。

(2) 神经系统检查:神志清楚,智能佳,双眼睑无下垂,双眼活动佳,无复视,双瞳等大等圆,2.5 mm,对光反射阳性,其余脑神经检查阴性。抬头肌力 4+,双上肢近端肌力 4+,远端 4+,双下肢近端肌力 4,远端 4+,四肢腱反射迟钝,双侧病理征未引出,四肢有短袜套和手套样痛觉减退,双下肢远端音叉振动觉减弱,四肢无肌肉萎缩,走一字步稍差,Romberg 征加强试验(+)。

4. 实验室及影像学检查

实验室检查:脑脊液压力 255 mmH$_2$O;无色、清;潘氏试验(+),RBC 8×10^6/L,WBC 2×10^6/L;糖 2.80 mmol/L(同步血糖 8.5 mmol/L),氯 117 mmol/L,蛋白 1 479 mg/L;血脑屏障明显破坏,脑脊液可见异于血清中的 IgG 条带。血常规、肝肾功能、电解质、甲状腺功能、乙肝标志物、补体、CRP、RF、血尿免疫球蛋白固定电泳、ANA、ENA、dsDNA、ANCA、抗心磷脂抗体等检查均无明显异常。双侧臂丛神经 MRI 平扫未见明显异常。肌电图提示四肢运动神经传导速度明显减慢、CMAP 波幅下降及波形离散,远端潜伏期明显延长(见图 44-1),双上肢感觉神经传导速度减慢,双下肢感觉神经传导速度减慢伴 SNAP 波幅轻度降低,提示多发性周围神经损害,运动和感觉神经脱髓鞘损害。

二、诊治经过

1. 诊断

慢性炎症性脱髓鞘性多发性神经病(chronic inflammatory demyelinating polyneuropathy,CIDP)。

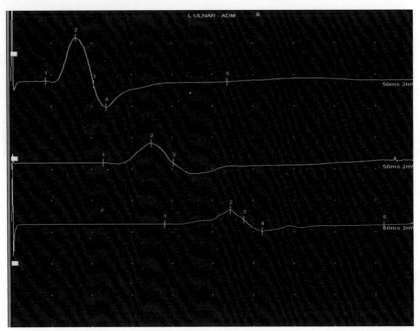

图 44-1 右侧尺神经的 CMAP 波幅(由上至下的刺激点依次为:腕、肘下和肘上)

2. 处理

患者入院诊断明确后予以免疫球蛋白 400 mg/(kg·d),连续治疗 5 天,同时联合甲泼尼龙 80 mg/d 静脉滴注,治疗 4 天后患者即诉症状有改善,1 周后改泼尼松 50 mg qd 口服出院。

三、病例分析

1. 病史特点

患者为青年女性,以"四肢麻木无力半年余"就诊。起病无诱因,核心症状为四肢乏力伴感觉异常,曾对激素治疗有效。查体符合感觉运动周围神经病病变的特点,肌电图证实为多发性周围神经损害,运动和感觉神经脱髓鞘损害。脑脊液检查提示蛋白 1 479 mg/L, WBC 2×10^6/L,呈现蛋白-细胞分离。

2. 诊断依据

CIDP 的诊断要点包括:根据慢性起病(病程>8 周)、进展或复发性四肢无力和感觉障碍、四肢腱反射减弱或消失、脑脊液蛋白-细胞分离、电生理提示脱髓鞘神经病改变。本例患者病程半年以上,四肢无力和感觉障碍为复发性,四肢腱反射减弱,电生理提示脱髓鞘性感觉和运动周围神经病变,脑脊液呈现蛋白-细胞分离,临床上对激素治疗有效,故而 CIDP 的诊断确定。

3. 鉴别诊断

(1)髓鞘相关糖蛋白(MAG)抗体相关周围神经病:临床上主要表现为远端对称的以感觉障碍为主的周围神经病,运动功能也有受损,电生理表现为不相称的远端潜伏期延长,血尿免疫球蛋白固定电泳可见 IgM 单克隆球蛋白血症,MAG 抗体滴度增高(见表 44-1)。

(2)POEMS 综合征:临床上主要表现为四肢远端对称的感觉和运动功能障碍,多伴有疼痛,电生理提示均一的脱髓鞘改变,血尿免疫球蛋白固定电泳可见 IgG 和 IgA λ 轻链血症,血清血管内皮生长因子(VEGF)增高。此外,还可有脏器肿大(O)、内分泌功能紊乱(E)、皮肤色素沉着(S)等神经系统外表现(见表 44-1)。

表 44-1　CIDP 的与 MAG 抗体相关周围神经病和 POEMS 的鉴别要点

	临床	电生理	血清学	病理
CIDP	典型：近端和远端无力伴大纤维感觉缺失（50%） 不典型：远端大纤维感觉运动神经病	多发节段性脱髓鞘	无特殊	节段性脱髓鞘和髓鞘再生；大的有髓纤维减少；洋葱球改变
MAG 抗体相关周围神经病	远端大纤维感觉运动神经病	不相称的远端潜伏期延长	IgM 单克隆球蛋白血症；MAG 抗体滴度增高	脱髓鞘伴有髓大纤维减少；髓鞘膜有 IgM 和 C3d 的沉积
POEMS	远端感觉运动神经病；伴疼痛（70%）	均一的脱髓鞘改变	IgG 和 IgA λ 轻链血症，VEGF 增高	脱髓鞘伴有髓大纤维减少

（3）急性炎性脱髓鞘性多发性神经根神经病：约有 16% 的 CIDP 患者表现为急性起病，与本病极易混淆。临床上 AIDP 可借症状达峰时间短，治疗相关波动出现时间短，以及脑神经易受累等与急性发作性的 CIDP 鉴别。

四、处理方案与基本原则

CIDP 是最常见的可治性慢性周围神经病，中华医学会神经病学分会制定的《诊疗指南》推荐糖皮质激素、静脉丙球和血浆置换作为一线治疗手段；免疫治疗包括多种免疫抑制剂和单克隆抗体，为二线治疗手段。

（1）糖皮质激素：甲泼尼龙 500～1 000 mg/d，静脉滴注，连续 3～5 d，然后逐渐减量或直接改口服泼尼松 1 mg/(kg·d)，清晨顿服，维持 1～2 个月后逐渐减量；或地塞米松 10～20 mg/d，静脉滴注，连续 7 d，然后改为泼尼松 1 mg/(kg·d)，清晨顿服，维持 1～2 个月后逐渐减量；也可以直接口服泼尼松 1 mg/(kg·d)，清晨顿服，维持 1～2 个月后逐渐减量。上述疗法口服泼尼松减量直至小剂量（5～10 mg）均需维持半年以上，再酌情停药。在使用激素过程中注意补钙、补钾和保护胃黏膜。

（2）免疫球蛋白：400 mg/(kg·d)，静脉滴注，连续 3～5 天为 1 个疗程。每月重复 1 次，连续 3 个月，有条件或病情需要者可延长应用数月。

（3）血浆交换：有条件者可选用。每个疗程 3～5 次，间隔 2～3 d，每次交换量为 30 ml/kg，每月进行 1 个疗程。

（4）免疫抑制剂和单克隆抗体：主要作为二线免疫治疗用药，包括硫唑嘌呤、环孢霉素、环磷酰胺、他克莫司、吗替麦考酚酯、甲氨蝶呤、干扰素 α、β、利妥昔单抗（CD20 单抗）、那他珠单抗（$α_4β_7$ 整合素单抗）、伊库组单抗（补体单抗）、阿仑珠单抗（CD52 单抗）等，均有文献报道治疗有效，但均缺乏高级别的临床研究予以证实。

（5）其他：包括甲钴胺、维生素 B_1 等营养神经治疗和康复治疗等。

五、要点与讨论

慢性炎症性脱髓鞘性多发性神经病（CIDP）是一类由免疫介导的获得性感觉运动神经脱髓鞘性多发性神经病。1890 年由 Eichhorst 首先描述，1982 年由 Dyck 等正式命名为 CIDP。该病估计患病率为（1～9）/100 000。该病呈慢性进展或缓解复发，经典型主要表现为四肢近端和远端的无力和感觉障碍，可伴有脑脊液蛋白-细胞分离,神经电生理表现为运动和感觉神经的传导速度减慢、传导阻滞、远端潜伏期延长及波形离散,病理可见炎性细胞浸润、脱髓鞘、髓鞘再生并呈洋葱球样改变。对糖皮质激素、免疫球蛋白和血浆置换等免疫调节治疗有效。

随着对本类疾病认识的深入,目前将 CIDP 分为以下几种亚型:经典型、运动型、感觉型、远端获得性脱髓鞘性对称性神经病(DADS)、多灶性获得性脱髓鞘性感觉运动神经病(Lewis-Sumner 综合征)、局灶性 CIDP、急性发作性 CIDP 等。

本病病程大于 8 周,经典型的主要临床特点为慢性进展或缓解复发的四肢近端和远端肌无力和感觉障碍,四肢腱反射迟钝。运动型以复发缓解的四肢肌无力为主要表现,无感觉受累,多见于 20 岁以下患者。感觉型常首先表现为双下肢麻木,部分患者会在感觉症状出现数年后发展至运动功能受累。DADS 以远端对称感觉障碍为主要表现,部分患者也有运动功能障碍。Lewis-Sumner 综合征是一种多数单神经病,通常从上肢起病,多表现为抓握、手指外展无力,伴有感觉障碍。局灶型则表现为局限在某个肢体或肢体某个区域的感觉和运动功能障碍,可以持续数年后逐渐向其他区域发展。急性发作的 CIDP 表现为在 8 周内病情急性进展,在诊断上容易与急性炎性脱髓鞘性多发性神经根神经病(AIDP)相混淆。

本病脑脊液呈现蛋白-细胞分离,神经根丛 MRI 检查可见水肿、萎缩和偶见的强化。部分本病患者血清中可检测到多种髓鞘蛋白(P_0、P_2、周围髓鞘蛋白 22 等)或郎飞结抗原(神经束蛋白 155)的相关抗体。

本病为可治性疾病,其预期寿命与正常人群无异,绝大多数患者经规范治疗后预后良好。

六、思考题

(1) 慢性炎症性脱髓鞘性多发性神经病的临床特点有哪些?
(2) 慢性炎症性脱髓鞘性多发性神经病的临床谱系有哪些?
(3) 慢性炎症性脱髓鞘性多发性神经病治疗的药物如何选择?

七、推荐阅读文献

[1] Mathey EK, Park SB, Hughes RA, et al. Chronic inflammatory demyelinating polyradiculoneuropathy: from pathology to phenotype [J]. Journal of neurology, neurosurgery, and psychiatry, 2015,86(9):973 - 985.

[2] Latov N. Diagnosis and treatment of chronic acquired demyelinating polyneuropathies [J]. Nature reviews Neurology, 2014,10(8):435 - 446.

[3] Sung JY, Tani J, Park SB, et al. Early identification of "acute-onset" chronic inflammatory demyelinating polyneuropathy [J]. Brain: a journal of neurology, 2014,137(Pt 8):2155 - 2163.

[4] 中华医学会神经病学分会神经肌肉病学组. 中国慢性炎性脱髓鞘性多发性神经根神经病诊疗指南[J]. 中华神经科杂志,2010,43(8):586 - 588.

[5] Mathis S, Vallat JM, Magy L. Novel immunotherapeutic strategies in chronic inflammatory demyelinating polyneuropathy [J]. Immunotherapy, 2016,8(2):165 - 178.

(赵重波)

案例 45

周期性瘫痪

一、病历资料

1. 现病史

患者,男性,29 岁,因"四肢无力 2 天,加重 1 天"就诊,于 2009 年 11 月 9 日入院。患者入院前 2 天腹泻后出现四肢乏力,表现对称性,双下肢明显,入院当日晨起四肢乏力加重,不能行走,遂入院治疗。患者 4 年前曾有四肢无力病史,晨起时出现,不伴肌痛、尿色改变,发作时不能走路、翻身,发作间期正常,但症状较此次发病轻,休息后自行缓解,未予诊治。

2. 既往史

患者无特殊个人史和职业史,无烟酒嗜好。既往有类似发作史。家族中无类似病史患者。

3. 体格检查

(1) 内科检查:T 36.8℃, BP 140 mmHg/60 mmHg, R 30 次/min, P 45 次/min。双肺呼吸音清,心律齐。腹软,肠鸣活跃,肝脾无肿大。四肢无水肿或皮肤干燥。

(2) 神经系统检查:神志清楚,言语流利,呼吸略促,查体基本合作。双眼球运动正常,未见眼震,双瞳等大 3.0 mm,光反应存在,双耳粗测听力正常,无面舌瘫;颈软,克氏征、布氏征阴性;四肢肌力 0 级,肌张力减弱,四肢腱反射消失,腹壁反射未引出,病理征未引出,余无异常。深浅感觉正常;指鼻试验正常,步态检查不能配合。

4. 实验室及影像学检查

查血清钾 1.7 mmol/L,血气分析 pH 7.42, PaO_2 10.2 kPa, $PaCO_2$ 4.2 kPa, HCO_3^- 23 mmol/L, LDH、CK 正常,血皮质醇正常。甲状腺功能全套正常。心电图检查显示窦性心动过缓,TCD(一),EEG 检查(一)。肌电图:神经传导速度正常,重复电刺激试验(一)。病理检查:肌活检肌纤维变性,部分肌纤维萎缩,肌细胞间纤维组织增生。电镜:糖原增多,肌纤维中有较多空泡,细胞核位于细胞边缘,线粒体大小及形态正常。

二、诊治经过

1. 诊断

低血钾型周期性瘫痪。

2. 处理

首先给予静脉滴注 0.9% NaCl 溶液 1 000 ml+10% KCl 3 g,口服 KCl 3 g,患者入院治疗 5 h 后,

出现呼吸困难,口唇发绀,血钾 2.0 mmol/L,PaO$_2$ 3.4 kPa。立即给予气管插管,呼吸机辅助呼吸,继续静脉滴注 5% 葡萄糖 1 000 ml＋10% KCl 3 g,口服 10% KCl 20 ml,10 h 后,患者呼吸困难缓解,四肢可活动,撤掉气管插管,患者呼吸平稳,血气分析:PaO$_2$ 8.0 kPa,血钾 3.4 mmol/L。入院后 24 h,口服 KCl 10 g,患者神志清,呼吸平稳,四肢肌力 V$^-$ 级,腱反射(＋),HR 90 次/min,复查血钾 4.0 mmol/L,患者可下床活动,继续留院观察 3 d 后出院,3 个月后随访无复发。

三、病例分析

1. 病史特点

患者为青年男性,发作性四肢无力,诱因明确,发作前无明显前驱或先兆症状。四肢无力呈对称性,双下肢明显。

患者 4 年前曾有四肢无力病史,晨起时出现,不伴肌痛、尿色改变,发作时不能走路、翻身,发作间期正常,但症状较此次发病轻,休息后自行缓解。

体检特点四肢肌力 0 级,肌张力减弱,四肢腱反射消失,腹壁反射未引出,病理征未引出,没有脑膜刺激征。

辅助检查血清钾 1.7 mmol/L,心电图检查显示窦性心动过缓。肌活检示:肌纤维变性,部分肌纤维萎缩,肌细胞间纤维组织增生。电镜检查:糖原增多,肌纤维中有较多空泡,细胞核位于细胞边缘。线粒体大小及形态正常,余无异常。

2. 诊断依据

患者为青年男性,发作性四肢无力,诱因明确,发作前无明显前驱或先兆症状。四肢无力呈对称性,双下肢明显。4 年前曾有四肢无力病史,晨起时出现,不伴肌痛、尿色改变,发作时不能走路、翻身,发作间期正常,但症状较此次发病轻,休息后自行缓解。体检提示四肢弛缓性瘫痪,结合患者住院期间查血清钾均偏低,提示为低血钾型周期性瘫痪。此患者肌肉活检肌纤维变性,部分肌纤维萎缩,肌细胞间纤维组织增生。电镜:糖原增多,肌纤维中有较多空泡,细胞核位于细胞边缘。线粒体大小及形态正常,支持周期性麻痹诊断。

3. 鉴别诊断

患者的发作性四肢无力需要排除以下情况:

(1) 高血钾型周期性瘫痪:临床表现为发作性肌无力伴血钾升高,发病率约 1/20 万,多于 10 岁前发病,男性多见;常于晨起后早餐前发作,每次持续 15 min 至 1 h,症状可自行缓解,适当活动可缩短发作时间。部分患者还可出现手部肌肉、舌肌强直发作,约 50% 的患者发作间期可出现轻微肌强直(肌肉僵硬感)、肌肉痛性痉挛,但不影响自主活动,易见于面肌、舌肌、鱼际肌和指伸肌。患者一般不出现心律失常和呼吸肌无力症状,高钾饮食、服用升血钾药物、运动后休息、饥饿、紧张、寒冷均可诱发;一般发病初期发作次数少,随着年龄的增长,发作频率和严重程度逐渐增加,约 50 岁后发作频率开始显著减少。部分患者可进展为持久性肌无力和肌萎缩,主要累及近骨盆肢带肌和下肢肌肉。肌电图表现为发作期运动单位电位数目减少或无反应;约有 50% 的患者可于发作间期出现肌强直电位;部分患者,尤其是有持久性肌无力者可见肌病表现。发作间期长时运动诱发试验有助于诊断:在 5 min 运动期间,患者复合肌肉动作电位波幅较正常对照者升高,随后逐渐下降,且幅度大于正常对照者,并以运动后前 20 min 波幅下降速度最快。肌肉病理检查可见肌纤维空泡变性,但无特异性。

(2) 正常血钾型周期性麻痹:很少见,发作前常有极度嗜盐、烦渴等表现。其症状类似低血钾型周期性瘫痪,但持续时间大都在 10 天以上;又类似高血钾型周期性瘫痪,给予钾盐可诱发。但与两者不同之处在于发作期血钾浓度正常,以及给予氯化钠可使肌无力减轻,若减少食盐量可诱致临床发作(见表 45 - 1)。

表 45 - 1　不同类型周期性麻痹的临床特征

项目	Hypo PP	Hyper PP	Norm PP
发病年龄(年)	1～20	1～10	1～10
发作持续时间	数小时至数天	数小时	数天至数周
肌强直	无	有/无	有/无
诱发因素	激动,高碳水化合物饮食	激动,高钾饮食	激动,高钾饮食
钾水平	低	正常—高	正常
心律失常	无	无	无
畸形	无	无	无
对钾的反应	缓解急性麻痹	引起肌无力	无反应

Hypo PP, hypokalemic periodic paralysis,低钾型周期性瘫痪;
Hyper PP, hyperkalemic periodic paralysis,高钾型周期性瘫痪;
Norm PP, normokalemic periodic paralysis,正常血钾型周期性瘫痪。

(3) 继发性低钾性瘫痪:此类周期性瘫痪均在原发病的基础上出现低血钾,进而发展为肌无力。如甲状腺功能亢进、醛固酮增多症、肾小管酸中毒、应用激素、利尿剂、腹泻等,血钾变化比较明显,尿中增加或正常。为鉴别原发性低钾型周期性瘫痪,除检查甲状腺功能外,尚可用肾上腺素试验。

(4) 格林-巴利综合征:对于首次发病者注意与其相鉴别。临床上表现为进行性上升性对称性瘫痪、四肢软瘫,以及不同程度的感觉障碍。病程呈急性或亚急性,多数可完全恢复,少数严重者可引起致死性呼吸麻痹和双侧面瘫。脑脊液检查出现典型的蛋白质增加而细胞数正常,即蛋白细胞分离现象。

四、处理方案与理由

(1) 原则:对因治疗最关键。

(2) 发作期:首选口服钾盐,一般在数小时内即可见效,疗效欠佳者可继续服用 10% 氯化钾或枸橼酸钾(30～60 ml/d)直至症状好转。对于伴呕吐或吞咽困难者,可经静脉补钾,将 10% 氯化钾 30 ml 加至 5% 甘露醇 1 000 ml 中静脉滴注,避免应用葡萄糖和生理盐水,因为两者可能加重肌无力。在静脉补钾过程中应行心电图和血钾监测,避免发生高钾血症。低钾型周期性瘫痪很少伴有呼吸衰竭的症状,因此对低钾性呼吸肌瘫痪引起的呼吸困难甚至呼吸衰竭要及时发现并给予气管插管、呼吸机辅助通气等治疗措施。

(3) 发作间期:应避免诱发因素,如高碳水化合物饮食、过度疲劳、饱食、出汗过多、饮酒、寒冷,慎用肾上腺素、胰岛素、糖皮质激素;发作频繁者需行药物干预,预防发作。

五、要点与讨论

1. 周期性瘫痪概述

周期性瘫痪是一组离子通道病,临床表现为反复发作的弛缓性骨骼肌瘫痪或无力,持续数小时至数周,发作间期正常。根据发作期血钾水平可以分为低钾型(Hypo PP)、高钾型(Hyper PP)和正常血钾型(Norm PP)周期性瘫痪。但目前对于是否存在正常血钾型尚存争议。

2. 周期性瘫痪的诊断

具有典型周期性瘫痪临床表现的患者,首先需排除继发性因素,可以继发周期性瘫痪的疾病包括甲状腺功能亢进、肾小管酸中毒、原发性醛固酮增多症、干燥综合征等，通过甲状腺功能试验、尿常规、血气分析，以及双肾、肾上腺 B 超等相关检查，可以排除继发性周期性瘫痪。一经明确诊断为原发性周期性瘫痪，应根据临床表现明确临床分型，而后确定基因诊断策略。在临床表型为高钾型和正常血钾型，首先检测 SCN4A 基因，阴性者继续检测 CACNA1S 基因；临床表型为低钾型，首先检测 CACNA1S 基因，阴性者继续检测 SCN4A 基因，仍阴性者，再检测 KCNJ18 基因。

3. 周期性瘫痪的治疗

周期性瘫痪的处理包括急性期处理和预防性处理。病因或临床分型不同，相应的处理原则也不同。

1) 低钾型周期性瘫痪(临床最常见)的治疗

(1) 急性发作期治疗：有两个目的，即迅速纠正低钾血症和缩短发作时间。这两个目的往往不能同时实现，肌力一般是在血钾恢复正常数小时后才开始恢复。补钾可以直接纠正低钾血症，并间接缓解肌无力症状。首选口服钾盐一般在数小时内即可见效，疗效欠佳者可继续服用 10% 氯化钾或枸橼酸钾(30~60 ml/d)直至症状好转。对于伴呕吐或吞咽困难者，可经静脉补钾，将 10% 氯化钾 30 ml 加至 5% 甘露醇 1 000 ml 中静脉滴注，避免应用葡萄糖和生理盐水，两者可能加重肌无力。在静脉补钾过程中应行心电图和血钾监测，避免发生高钾血症。

(2) 预防发作：首先，应避免诱发因素，如高碳水化合物饮食、过度疲劳、饱食、出汗过多、饮酒、寒冷，慎用肾上腺素、胰岛素、糖皮质激素；发作频繁者需行药物干预，预防发作。例如，长期服用氯化钾 1~2 g(3 次/d)。其次，可予碳酸酐酶抑制剂乙酰唑胺 125~1 500 mg/d(分次口服)，同时大量饮水以预防肾结石；或予双氯非那胺 50~200 mg/d(分次口服)。

2) 高钾型周期性瘫痪的治疗

(1) 急性期治疗：可以通过持续温和的运动锻炼使部分患者的症状得到缓解；或静脉注射葡萄糖酸钙 0.50~2.00 g，静脉注射葡萄糖和胰岛素，同时沙丁胺醇吸入治疗。

(2) 预防治疗：避免诱发因素如高碳水化合物饮食，避免高钾饮食和药物如果汁，禁食，避免剧烈的体力劳动，避免暴露于寒冷环境等。可服用排钾利尿药噻嗪类利尿药，以小剂量为宜(剂量尽可能小)，氢氯噻嗪(双氢克尿噻)25~75 mg/d 或隔日一次；症状严重者剂量可增至 50~75 mg/d(晨起服用)。亦可应用碳酸酐酶抑制剂乙酰唑胺或双氯非那胺(服用方法同低钾型)，乙酰唑胺对 SCN4A 基因 T704M 突变所致持久性肌无力具有显著疗效。

3) 正常血钾型周期性瘫痪的治疗

(1) 急性发作期：可静脉注射葡萄糖酸钙 0.50~2.00 g，静脉注射大剂量生理盐水可使部分患者肌无力症状改善。

(2) 预防治疗：予乙酰唑胺 125~250 mg(3 次/d)预防发作；需保持高钠低钾饮食，防止过度疲劳、寒冷或过热。

甲亢相关的正常血钾型周期性瘫痪应首先控制甲亢，但在甲亢恢复以前应作预防性治疗，如避免高碳水化合物饮食、过度劳累以及不恰当的药物配伍，如螺内酯和 β-受体阻断剂，激素可适当使用以促进恢复。

六、思考题

(1) 不同类型原发性周期性瘫痪的临床特征有哪些？

(2) 周期性瘫痪的鉴别诊断有哪些？

(3) 不同类型周期性瘫痪急性发作的治疗原则有哪些？

七、推荐阅读文献

［1］贾建平，陈生弟. 神经病学［M］. 北京：人民卫生出版社，2016.

［2］贾建平，陈生弟. 神经病学［M］. 7 版. 北京：人民卫生出版社，2013.

［3］吴江. 神经病学［M］. 3 版. 北京：人民卫生出版社，2015.

［4］Matthews E，Labrum R，Sweeney MG，et al. Voltage sensor charge loss accounts for most cases of hypokalemic periodic paralysis ［J］. Neurology，2009，72：1544 - 1547.

（陈　旭）

案例 46

多发性肌炎

一、病历资料

1. 现病史

患者，女性，42岁，因"进行性四肢乏力酸痛1周"入院。1周前无明显诱因出现双侧大腿发酸，次日觉得力弱，但可正常行走，近3天双侧大腿无力加重，自觉走路有些费力，特别是下蹲起立和上楼梯时明显，伴有大腿根部肌肉的酸痛加重，同时双上肢也觉酸痛无力，双手上举费力、持物不稳。3日前发现双侧面颊部有界限尚清晰的数个红斑。发病以来无发热、无咳嗽和呼吸困难，但有时觉"心跳"、"头晕"。食欲略差、睡眠可，二便正常。

2. 既往史

既往身体健康，其父母为表兄妹近亲婚配。

3. 体格检查

（1）内科检查：T 36.5℃，P 96次/min，R 16次/min，BP 126 mmHg/84 mmHg。心脏听诊律齐、各瓣膜听诊区无杂音，HR 96次/min。双肺呼吸音清。腹软，肠鸣音正常，肝脾未触及。

（2）神经系统检查：神志清晰，言语流利，精神萎，对答正确，查体合作。双瞳等大等圆，直径3 mm，光反射存在；眼球运动正常。鼻唇沟对称，伸舌居中，无舌肌萎缩及肌束颤动。四肢近端肌力3～4级，远端5⁻级；股四头肌和臀大肌力弱较明显。四肢肌张力减低。肱二头肌、肱三头肌、三角肌、双下肢肌肉特别是股四头肌和臀大肌压痛明显。深浅感觉和复合感觉正常。肱二头肌、肱三头肌、桡骨膜、膝踝反射均明显减弱。巴彬斯基征、戈登征（一），脑膜刺激征（一）。

4. 实验室及影像学检查

血常规：RBC 4.82×10¹²/L，WBC 12.2×10⁹/L，N 85%。血沉：55 mm/h。血糖：6.5 mmol/L。肝功能：ALT 78.0 IU/L（正常值5～40 IU/L），AST 88.0 IU/L（正常值7～40 IU/L）。γ-GT 30 IU/L，AKP 75 IU/L。TB 15 μmol/L，DB 6.5 μmol/L，TP 72 g/L，ALB 51 g/L。BUN 5.3 mmol/L（正常值2.8～7.2 mmol/L），Cr 58 μmol/L（正常值62～115 μmol/L）。

肌酶：CK 3 130.0 IU/L（正常值20～200 IU/L），LDH 441.0 IU/L（正常值100～225 IU/L）。抗核抗体（＋）。血清IgG、IgA、IgM增高。24 h尿中肌酸排出量可显著增加，大于1 000 mg/24 h。

心电图检查：窦性心律，96次/min。

胸片检查：未见明显异常。

肌电图检查：插入电位延长，可见自发性纤颤电位、肌强直样放电活动。轻收缩时运动单位电位平均波幅降低，时限缩短。重收缩时出现低波幅干扰相，提示肌源性损害。

肌活检：股四头肌活检，HE 染色见部分肌纤维变性、坏死及吞噬现象，部分肌纤维溶解，见较多的核内移肌纤维，肌内外衣增宽。肌纤维间隙或肌束衣见大量炎细胞浸润，小血管周围见袖套样炎细胞浸润。间质动脉血管壁增厚，管腔狭窄。苏丹Ⅲ染色，未见脂滴沉积；PAS 染色，肌纤维中未见大量糖原沉积；Gomori 染色，肌纤维萎缩、消失，由胶原及脂肪取代，未见破碎红纤维。

神经传导速度：正常。

二、诊治经过

1. 诊断

多发性肌炎。

2. 处理

嘱患者卧床休息。给予高蛋白和高维生素饮食。予甲泼尼龙 1 000 mg/d，qd，静脉滴注，连用 5 天，之后每日减半量，即 500 mg—250 mg—125 mg 静脉滴注，病情逐步好转。复查肌酶 CK 750.0 IU/L，LDH 212.0 IU/L，ALT 70.0 IU/L，AST 64.0 IU/L。肌无力症状开始好转，肌肉压痛也减轻，面部红斑开始消退，结束甲泼尼龙静脉用药后给予泼尼松 60 mg，qd，每日早顿服，患者出院。直至发病 8 周病情明显好转后，将甲泼尼龙逐渐减量至 10 mg/d，维持治疗，至今患者出院 18 个月，病情完全缓解，未复发，仍在维持治疗随访中。

三、病例分析

1. 病史特点

患者为中年女性，亚急性起病，逐渐加重的四肢无力、酸痛 1 周入院。

四肢对称性近端无力为主，伴有肌肉压痛。四肢近端不完全瘫痪。四肢肌张力略减低，四肢减反射明显减弱。无感觉障碍。双侧面颊部有界限尚清晰的数个红斑。有发作性"心跳"症状。

其父母为表兄妹近亲婚配。

辅助检查：血清肌酶包括 CK、LDH 等明显增高，抗核抗体阳性，血清 IgG、IgA、IgM 增高。24 h 尿中肌酸排出量可显著增加，＞1 000 mg/24 h。

心电图显示窦性心律，心率快达 96 次/min。

肌电图提示肌源性损害。

肌活检：肌纤维变性、坏死、肌纤维溶解及吞噬现象，还有较多的核内移肌纤维及大量炎细胞浸润。

2. 诊断和诊断依据

（1）诊断：多发性肌炎。

定位诊断：四肢近端肌肉。

（2）诊断依据：①四肢近端对称性无力伴压痛；②肌电图提示四肢近端肌肉出现肌源性损害；③股四头肌活组织检查符合肌炎改变。

定性诊断：①血清酶活性增高，CK、LDH 均高；②肌电图上见自发性纤颤电位和肌强直样放电活动；③肌肉活组织检查见肌纤维变性、坏死、肌溶解、炎症细胞浸润、血管内皮细胞增生等。

3. 鉴别诊断

（1）脂质沉积性肌病：部分脂质沉积性肌病的表现很类似多发性肌炎，如急性发生的四肢无力且进展较快，对激素治疗反应效果好，应与多发性肌炎鉴别。鉴别依靠肌肉活组织病理检查，脂质沉积肌病为肌纤维内堆积大量的脂滴，肌纤维呈粗大空泡样变性。本例不符合脂质沉积性肌病的特点。

（2）肢带型肌营养不良症：肢带型肌营养不良症因有四肢近端和骨盆、肩胛带肌的无力和萎缩、肌酶增高等需与多发性肌炎鉴别。但肢带型肌营养不良症常有家族史、临床上无肌痛、肌肉活检无明显的炎细胞浸润。本例不符合该病的特点。

（3）重症肌无力：重症肌无力也可表现为四肢无力，故应与多发性肌炎鉴别。但多发性肌炎没有临床上的症状波动和"晨轻暮重"现象，一般不难鉴别。重症肌无力患者神经肌肉电生理检查"重复神经电刺激"阳性，新斯的明试验阳性，多数患者有胸腺增生或胸腺瘤，这些可与多发性肌炎鉴别。

四、处理方案及理由

一旦确诊多发性肌炎，应卧床休息。

首选的药物治疗为肾上腺皮质激素（甲泼尼龙、地塞米松等）；有条件者可首选静脉注射免疫球蛋白；如激素治疗不满意应选用免疫抑制剂（甲氨蝶呤、硫唑嘌呤、环磷酰胺或环孢素）；肾上腺皮质激素和免疫抑制剂治疗无效并伴有明显吞咽困难、构音障碍者可选用"血浆置换"治疗。由于本病的发病机制与免疫失调有关，故选用肾上腺皮质激素或免疫抑制剂治疗以抑制免疫反应；血浆置换治疗能去除血液中的淋巴因子和抗体，进而改善肌无力症状。

治疗期间给予高蛋白和高维生素饮食、适当的体疗和理疗以保持肌肉功能和避免关节挛缩和失用性肌萎缩。

五、要点与讨论

1. 多发性肌炎概述

多发性肌炎是一组多种病因引起的弥漫性骨骼肌炎症性疾病，临床表现为急性或亚急性起病，对称性四肢近端、颈肌、咽部肌肉无力，肌肉压痛，血清酶增高和病理提示骨骼肌纤维坏变及淋巴细胞浸润为特征。多数学者认为本病与自身免疫紊乱有关。也有部分学者认为与病毒感染或遗传因素有关。如本例患者其父母系近亲结婚。部分病者病前有恶性肿瘤，约 20% 病者合并红斑狼疮、硬皮病、类风湿关节炎、干燥综合征等其他自身性疾病。本例双侧面颊部出现界限比较清晰的红斑，治疗后很快消退，分析可能与本病相关。由于受累范围不同，伴发病差异较大，因而本病临床表现多样。一般本病在数日、数周或数月达高峰，全身肌肉无力，严重者累及呼吸肌，危及生命。本例急性起病，及时治疗且对激素反应好，患者症状较轻，仅局限在四肢近端，未累及颈部肌肉和咽部肌肉，更未累及呼吸肌。因此，及早诊断和治疗十分重要。只要及时应用激素或免疫抑制剂治疗，单纯多发性肌炎可望预后良好，伴发恶性肿瘤和多种结缔组织病者，预后较差。

2. 多发性肌炎的诊断

多发性肌炎的诊断主要靠临床综合判断，四肢对称性无力伴压痛；血清酶活性增高，CK、LDH 均高；肌电图上见自发性纤颤电位和正相尖波，有以上 3 项就可以临床诊断，加上肌肉活组织检查见肌纤维变性、坏死、再生、炎症细胞浸润、血管内皮细胞增生等，就可以确定诊断。值得注意的是疾病的不同时期临床表现不同，病理改变也不同，如晚期肌萎缩明显，病理上炎细胞浸润则不明显。还需注意有的合并皮肤或内脏损害，或有恶性肿瘤。

3. 多发性肌炎的治疗

应掌握治疗原则：

（1）尽早应用肾上腺皮质激素或免疫抑制剂。

（2）对症和支持治疗，防治各种感染。

（3）血浆交换疗法。

（4）大剂量丙种球蛋白治疗。

（5）顽固、重症者全身放疗。

一般首选肾上腺皮质激素［地塞米松、泼尼松（强的松）、氢化可的松、甲基氢化泼尼松（甲基强的松龙）］等，对大多数多发性肌炎有效。一般主张早期以大剂量冲击，中剂量巩固治疗，时间维持 2～3 个月，小剂量维持时间不应短于 2 年。本例患者就是按这个方案治疗的。对于伴有溃疡病、高血压和糖尿病，不能应用肾上腺皮质激素的患者，以及经正规激素治疗 3 个月、肌无力和肌痛仍无改善者，均应改用或加用免疫抑制剂（环磷酰胺、硫唑嘌呤或甲氨喋呤），对合并恶性肿瘤者尤合适，用药期间注意定期检查白细胞和肝功能。大剂量丙种球蛋白有较好的治疗效果，有条件可作为首选方法。对激素和免疫抑制剂治疗无效者可用血浆交换治疗，但需较高的医疗费用。长期大量应用激素、免疫抑制剂等药物的患者，要注意药物不良反应，加强对症、支持治疗，预防感染。

六、思考题

（1）多发性肌炎的诊断要点是什么？

（2）多发性肌炎的鉴别诊断包括哪些？

（3）多发性肌炎的治疗原则是什么？

七、推荐阅读文献

［1］吴江.神经病学［M］.2 版.北京：人民卫生出版社，2012.

［2］贾建平，陈生弟.神经病学［M］.7 版.北京：人民卫生出版社，2013.

（聂志余）

案例 47
良性阵发性位置性眩晕

一、病历资料

1. 现病史

患者,女性,56 岁,因"发作性眩晕 3 天"来院就诊。患者于 3 日前无明显诱因出现眩晕发作,伴视物旋转,均于起床、躺下(以右侧卧位为著)、抬头、弯腰时发生,因害怕眩晕发作而不敢平躺睡觉,每次眩晕发作持续约 1 min,伴恶心,无呕吐,日间行走及工作时无眩晕发作,无畏光、畏声、无耳鸣、耳闷胀感,无头痛,无意识丧失,无黑矇、言语不清、肢体无力等。发病前无感冒或发热。无外伤史。

2. 既往史

患者既往体健,无特殊个人史和职业史,无烟酒嗜好。50 岁绝经,既往月经规律,无痛经。无偏头痛、晕动病史及相关家族史。无高血压、糖尿病等病史。

3. 体格检查

(1) 内科检查:T 36.8℃,P 78 次/min,R 16 次/min,BP 138 mmHg/80 mmHg。双肺呼吸音清,心律齐。腹软,肠鸣活跃,肝脾无肿大。四肢无水肿或皮肤干燥。

(2) 神经系统检查:神志清楚,语晰,合作,精神略萎靡。双眼球向各方面运动正常,无自发眼震及凝视诱发眼震,双侧瞳孔等大等圆 3 mm,对光反射灵敏,双耳粗测听力正常,无面舌瘫;颈软,克氏征阴性;四肢肌张力对称,肌力 5 级,腱反射正常,未引出病理征;深浅感觉对称;指鼻试验正常,步态正常。Dix-Hallpike 诱发试验左侧阴性,右侧引出扭转向上向地(即向右)眼震,潜伏期 3 s,持续时间 20 s,呈渐强减弱趋势,坐起时可见扭转向下向左(以下跳成分为主),持续 8 s,重复做 Dix-Hallpike 诱发试验。Roll-test 诱发试验双侧(一)。余神经系统查体(一)。粗测听力正常。

4. 实验室及影像学检查

暂缺。

二、诊治经过

1. 诊断

良性阵发性位置性眩晕(右后半规管)。

2. 处理

行床旁改良 Epley 手法复位,复位结束后,嘱患者静坐 30 min 后,再次行 Dix-hallpike 诱发试验,未再诱发出眼震及眩晕发作,患者自行回家。

三、病例分析

1. 病史特点

患者为绝经后女性,发作性眩晕为主要表现,眩晕发作与体位改变明显相关,每次发作持续时间1 min 以内,且眩晕发作不伴耳鸣和耳聋、头痛、畏光畏声等症状。

体格检查:生命体征平稳,Dix-Hallpike 诱发试验右侧引出扭转向上向地眼震,眼震潜伏期 3 s,持续时间 20 s,呈渐强减弱趋势,坐起后眼震反向,存在互换性,多次诱发后眼震和眩晕程度减弱,有疲劳性。Roll-test 诱发试验双侧(一)。余神经系统查体(一)。

2. 诊断依据

患者表现为体位改变诱发眩晕发作,眩晕持续时间短,且眩晕发作不伴耳鸣和耳聋、头痛、畏光畏声等症状。体检发现 Dix-Hallpike 诱发出右后半规管良性阵发性位置性眩晕典型的眼震,且具有潜伏期、短暂性、互换性、疲劳性等特点,其余未见明确阳性体征。结合患者为绝经期女性,为 BPPV 高发人群,故诊断为右后半规管良性阵发性位置性眩晕。

予以手法复位后,患者眩晕症状即刻缓解,支持右后半规管良性阵发性位置性眩晕的诊断。

3. 鉴别诊断

(1)前庭性偏头痛:约 10% 的前庭性偏头痛患者可出现位置性眩晕发作,诱发试验时也可出现眼震,但此类患者常常眩晕和眼震分离,眼震无潜伏期,坐起时眼震不反向,眼震变化不能以单个半规管受累解释,且眼震呈持续性,对手法复位无效。此患者既往无类似发作史,无偏头痛病史,发作时无畏光、畏声等伴随症状,Dix-Hallpike 试验诱发出典型的眼震及眩晕,符合 BPPV 的潜伏期、短暂性、疲劳性、互换性的特点,故不支持前庭性偏头痛诊断。

(2)梅尼埃病:发作性旋转性眩晕,每次持续 20 min 至 12 h。常伴有自主神经功能紊乱和平衡障碍。伴耳鸣、耳胀满感、波动性听力损失,早期多为低频听力损失,随着病情进展听力损失逐渐加重。至少 1 次纯音测听为感音神经性听力损失,可出现听觉重振现象。本患者首次发作,体位改变诱发眩晕发作,每次持续数秒钟,无耳鸣耳胀满感,Dix-Hallpike 诱发出典型眼震,故排除梅尼埃病可能。

(3)前庭神经炎:表现为急性起病,眩晕症状呈持续性,伴恶心、呕吐,无听力及其他脑干小脑受累症状和体征,持续数日至数周后缓解。查体可见朝向健侧的水平扭转向上自发性眼震,甩头试验患侧阳性,冷热试验提示患侧水平半规管功能下降,听力和头颅 MRI 检查排除其他眩晕疾病,本例不符合这些特点,故不支持该诊断。

(4)其他前庭中枢性病变:如小脑卒中、脑干的卒中或占位等均需要鉴别。患者发作时不伴随其他脑干、小脑的症状和体征,均不支持这些诊断。

四、处理方案与理由

该患者诊断为右后半规管良性阵发性位置性眩晕,给予改良 Epley 手法复位。复位后 30 后复查Dix-Hallpike 诱发试验未再出现眼震及眩晕发作,患者不适感消失,复位成功。

五、要点与讨论

良性阵发性位置性眩晕(俗称"耳石症")是最常见的周围性眩晕疾病。流行病学研究显示,其发病率高达(10.7~64.0)/10 万,终身患病率高达 2.4%,占周围性眩晕疾病的 17%~20%。临床主要表现为由头位变动而诱发短暂眩晕和眼震发作。目前学界公认的良性阵发性位置性眩晕的基础病理生理机制为球囊、椭圆囊上脱落的耳石碎片移位进入半规管,当头位发生改变时,耳石碎片移动对半规管壶腹嵴毛细胞产生类似"拔塞"效应的牵拉移位,造成壶腹嵴错误信号传入,从而引起短暂眩晕及眼震发作。

该病的诊断主要依据因体位改变而出现短暂眩晕发作的病史以及 Dix-Hallpike 和 Roll-test 试验诱发出特征性眼震,且需与其他多种眩晕疾病进行鉴别,如前庭性偏头痛、梅尼埃病和前庭神经炎等。

目前手法复位是良性阵发性位置性眩晕最切实有效的治疗手段,可迅速解除患者眩晕症状。对于 Dix-Hallpike 诱发试验阳性且诊断为后半规管 BPPV 的患者,给予改良 Epley、Semont 手法复位;对于 Roll-test 诱发试验阳性且诊断为水平半规管 BPPV,予以 Barbecue、Gofuni 手法复位治疗。

六、思考题

(1) 良性阵发性位置性眩晕的主要临床特点有哪些?

(2) Dix-hallpike 及 roll-test 诱发试验中不同类型眼震的临床意义有哪些?

(3) 后半规管及水平半规管常用的耳石复位方法有哪些?

七、推荐阅读文献

[1] Bhattacharyya N, Baugh RF, Orvidas L, et al. Clinical practice guideline: benign paroxysmal positional vertigo [J]. Otolaryngol Head Neck Surg, 2008,139: Suppl 4: S47 - S81.

[2] Fife TD, Iverson DJ, Lempert T, et al. Practice parameter: therapies for benign paroxysmal positional vertigo (an evidencebased review): report of the Quality Standards Subcommittee of the American Academy of Neurology [J]. Neurology, 2008,70:2067 - 2074.

[3] Kim JS, Zee DS. Clinical practice. benign paroxysmal positional vertigo [J]. N Engl J Med, 2014,370:1138 - 1147.

[4] Bronstein A M. Oxford Textbook of vertigo and imbalance [M]. Oxford University Press, 2013:217 - 230.

(庄建华)

常用医学缩略语

一、临床常用缩略语

T	体温	Sig	乙状结肠镜检查术
P	脉搏	CG	膀胱造影
HR	心率	CAG	心血管造影,脑血管造影
R	呼吸	IVC	下腔静脉
BP	血压	RP	逆行肾盂造影
BBT	基础体温	RUG	逆行尿路造影
Wt	体重	UG	尿路造影
Ht	身长,身高	PTC	经皮肝穿刺胆管造影
AC	腹围	GA	胃液分析
CVP	中心静脉压	LNP	淋巴结穿刺
VE	阴道内诊	LP	肝穿刺,腰穿刺
ECG	心电图	Ca	癌
EEG	脑电图	LMP	末次月经
EGG	胃电图	PMB	绝经后出血
EMG	肌电图	PPH	产后出血
LS	腹腔镜手术	HSG	子宫输卵管造影术
MRI	磁共振成像	CS	剖宫产术
UCG	超声心动图	AID	异质(人工)授精
UT	超声检测	AIH	配偶间的人工授精
SEG	脑声波图	EPS	前列腺按摩液
BC	血液培养	DC	更换敷料
Bx	活组织检查	ROS	拆线
Cys	膀胱镜检查	KUB	尿路平片
ESO	食管镜检查	BB	乳房活检

二、实验室检查常用缩略语(1)

自动血液分析仪检测项目	WBC	白细胞计数		APTT	部分活化凝血活酶时间
	RBC	红细胞计数		CRT	血块收缩时间
	Hb	血红蛋白浓度		TT	凝血酶时间
	HCT	红细胞比容		3P 试验	血浆鱼精蛋白副凝固试验
	MCV	红细胞平均体积		ELT	优球蛋白溶解时间
	MCHC	红细胞平均血红蛋白浓度		FDP	纤维蛋白(原)降解产物
	MCH	红细胞平均血红蛋白量		HbEP	血红蛋白电泳
	RDW	红细胞分布宽度		ROFT	红细胞渗透脆性试验
	PLT	血小板计数	尿液分析仪检查项目	pH	酸碱度
	MPV	血小板平均体积		SG	比重
	LY	淋巴细胞百分率		PRO	蛋白质
	MO	单核细胞百分率		GLU	葡萄糖
	N	中性粒细胞百分率		KET	酮体
	LY#	淋巴细胞绝对值		UBG	尿胆原
	MO#	单核细胞绝对值		BIL	胆红素
	N#	中性粒细胞绝对值		NIT	亚硝酸盐

DC	白细胞分类计数	GR	粒细胞	N	中性粒细胞	尿沉渣显微镜检查	WBC	白细胞

表格（续）：

DC	白细胞分类计数	GR	粒细胞	N	中性粒细胞	WBC	白细胞
				E	嗜酸性粒细胞	RBC/BLD	红细胞/隐血
				B	嗜碱性粒细胞	Vc, VitC	维生素 C
		LY		淋巴细胞		GC	颗粒管型
		MO		单核细胞		HC	透明管型
Rt	常规检查	B		血		WC	蜡状管型
		U		尿		PC	脓细胞管型
		S		粪		UAMY	尿淀粉酶
EOS	嗜酸性粒细胞直接计数					EPG	粪便虫卵计数
Ret	网织红细胞计数					OBT	粪便隐血试验
ESR	红细胞沉降率					OCT	催产素激惹试验
MP	疟原虫					LFT	肝功能检查
Mf	微丝蚴					TB	总胆红素
LEC	红斑狼疮细胞					DB	结合胆红素,直接胆红素
BG	血型					IB	未结合胆红素,间接胆红素
BT	出血时间						
CT	凝血时间					TBA	总胆汁酸
PT	凝血酶原时间					II	黄疸指数
PTR	凝血酶原时间比值					CCFT	脑磷脂胆固醇絮状试验

三、实验室检查常用缩略语(2)

RFT	肾功能试验	β-LP	β-脂蛋白
BUN	尿素氮	ALT	丙氨酸氨基转移酶
Scr	血肌酐	AST	天门冬氨酸氨基转移酶
BUA	血尿酸	γ-GT	γ-谷氨酰转肽酶
Ccr	内生肌酐清除率	ALP/AKP	碱性磷酸酶
UCL	尿素清除率	ACP	酸性磷酸酶
NPN	非蛋白氮	ChE	胆碱酯酶
PFT	肺功能试验	LDH	乳酸脱氢酶
TP	总蛋白	AMY，AMS	淀粉酶
ALB	白蛋白	LPS	脂肪酶,脂多糖
GLB	球蛋白	LZM	溶菌酶
A/G	白蛋白球蛋白比值	CK	肌酸激酶
Fib	纤维蛋白原	RF	类风湿因子
SPE	血清蛋白电泳	ANA	抗核抗体
HbAlc	糖化血红蛋白	ASO	抗链球菌溶血素"O"
FBG	空腹血糖	C_3	血清补体 C_3
OGTT	口服葡萄糖耐量试验	C_4	血清补体 C_4
BS	血糖	RPR	梅毒螺旋体筛查试验
HL	乳酸	TPPA	梅毒螺旋体确证试验
PA	丙酮酸	WT	华氏反应
KB	酮体	KT	康氏反应
β-HB	β-羟丁酸	NG	淋球菌
TL	总脂	CT	沙眼衣原体
TC	总胆固醇	CP	肺炎衣原体
TG	甘油三酯	UU	解脲脲原体
FFA	游离脂肪酸	HPV	人乳头状瘤病毒
FC	游离胆固醇	HSV	单纯疱疹病毒
PL，PHL	磷脂	MPn	肺炎支原体
HDL-C	高密度脂蛋白胆固醇	TP	梅毒螺旋体
LDL-C	低密度脂蛋白胆固醇	HIV	人类免疫缺陷病毒
LPE	脂蛋白电泳		

四、实验室检查常用缩略语(3)

Hp	幽门螺杆菌	CEA	癌胚抗原
AFP	甲胎蛋白	PSA	前列腺特异抗原

（续表）

TGF	肿瘤生长因子	HLA	组织相容性抗原
PRL	催乳素	CO_2CP	二氧化碳结合力
LH	促黄体生成素	$PaCO_2$	二氧化碳分压
FSH	促卵泡激素	TCO_2	二氧化碳总量
TSTO，T	睾酮	SB	标准碳酸氢盐
E_2	雌二醇	AB	实际碳酸氢盐
PRGE，P	孕酮	BB	缓冲碱
HPL	胎盘泌乳素	BE	碱剩余
TT_4	总甲状腺素	PaO_2	氧分压
PTH	甲状旁腺激素	SaO_2	氧饱和度
ALD	醛固酮	AG	阴离子间隙
RI	胰岛素	BM - DC	骨髓细胞分类
Apo	载脂蛋白	CSF	脑脊液
EPO	促红细胞生成素	Ig(A，G，M，D，E)	免疫球蛋白
GH	生长激素	PA	前白蛋白

五、处方常用缩略语

ac	饭前	qn	每晚一次
am	上午	qod	隔日一次
aj	空腹时	sos	需要时(限用一次)
bid	1 天二次	st	立即
cm	明晨	tid	1 天三次
dol　urg	剧痛时	prn	必要时(可多次)
hn	今晚	pc	饭后
hs	临睡前	aa	各
int. cib	饭间	ad　us　ext	外用
qm	每晨一次	ad　us　int	内服
q10 min	每 10 分钟一次	co	复方的
pm	下午	dil	稀释的
qd	每天一次	dos	剂量
qh	每小时一次	D. S.	给予,标记
q4h	每 4 小时一次	g	克
q6h	每 6 小时一次	ivgtt	静脉滴注
q8h	每 8 小时一次	id	皮内注射
q12h	每 12 小时一次	ih	皮下注射

六、部分常用药品名缩写

青霉素	PEN	头孢曲松	CRO, CTR
氨苄青霉素	AMP	头孢他啶	CAZ
阿莫西林	AMO, AMX, AML	头孢哌酮	CFP, CPZ
甲氧西林(新青Ⅰ)	MET	头孢甲肟	CMX
苯唑西林(新青Ⅱ)	OXA	头孢匹胺	CPM
羧苄西林	CAR	头孢克肟	CFM
替卡西林	TIC	头孢泊肟	CPD
哌拉西林	PIP	第 4 代头孢菌素	
阿帕西林	APA	头孢匹罗	CPO
阿洛西林	AZL	头孢吡肟	FEP
美洛西林	MEZ	其 他:	
美西林	MEC	头孢西丁	FOX
第 1 代头孢菌素		头孢美唑	CMZ
头孢噻吩(先锋Ⅰ)	CEP	头孢替坦	CTT
头孢噻啶(先锋Ⅱ)	CER	头孢拉宗	CE
头孢来星(先锋Ⅲ)	CEG	拉氧头孢	MOX
头孢氨苄(先锋Ⅳ)	CEX	舒巴坦	SUL
头孢唑啉(先锋Ⅴ)	CFZ	克拉维酸	CLAV
头孢拉定(先锋Ⅵ)	RAD	氨曲南	ATM
头孢乙腈(先锋Ⅶ)	CEC, CAC	亚胺培南	IMI, IMP
头孢匹林(先锋Ⅷ)	HAP, CP	他唑巴坦	TAZ
头孢硫脒(先锋 18)	CSU		
头孢羟氨苄	CFR, FAD	链霉素	STR
头孢沙定	CXD	卡那霉素	KAN
头孢曲秦	CFT	阿米卡星	AMK
第 2 代头孢菌素		庆大霉素	GEN
头孢呋辛	CFX, CXM	妥布霉素	TOB
头孢呋辛酯	CXO	奈替米星	NET
头孢孟多	CFM, FAM	西索米星	SIS
头孢磺啶	CFS	地贝卡星	DBK
头孢替安	CTM	异帕米星	ISP, ISE
头孢克洛	CEC	新霉素	NEO
第 3 代头孢菌素		大观霉素	SPE, STP
头孢噻肟	CTX	红霉素	ERY
头孢唑肟	CZX	螺旋霉素	SPI, SPM

（续表）

罗红霉素	ROX	四环素	TET, TCY
阿奇霉素	AZI, AZM	多西环素（强力霉素）	DOX
交沙霉素	JOS	米诺环素（美满霉素）	MIN, MNO
氯霉素	CMP	环丙沙星	CIP, COFX, CPLX
林可霉素	LIN	培氟沙星	PEF, PEFX
克林霉素	CLI	依诺沙星	ENO, ENX, ENOX
甲硝唑	MNZ	芦氟沙星	RUFX
替硝唑	TNZ	氨氟沙星	AMFX
利福平	RFP	妥苏沙星	TFLX
甲哌利福素	RFP	加替沙星	GTFX
利福定	RFD	洛美沙星	LOM, LFLX
异烟肼	INH	新 3 代喹诺酮类抗菌药	
乙胺丁醇	EMB	氟罗沙星	FLE
吡嗪酰胺	PZA	左氧氟沙星	LEV, LVX, LVFX
磷霉素	FOS	司帕沙星	SPX, SPFX
褐霉素	FD	司巴沙星	SPA
对氨基水杨酸	PAS	短效磺胺药	
杆菌肽	BAC	磺胺二甲嘧啶	SMZ
万古霉素	VAN	磺胺异噁唑	SIZ
壁霉素	TEC	磺胺二甲异嘧啶	SIMZ
原始霉素	PTN	中效磺胺药	
曲古霉素	TSA	磺胺嘧啶	SD, SDI
丰加霉素	TMC	磺胺甲噁唑	SMZ
卷须霉素	CPM	磺胺苯唑	SPP
粘杆菌素	COM	长效磺胺药	
争光霉素	BLM	磺胺邻二甲氧嘧啶	SDM
第 1 代喹诺酮类抗菌药		磺胺对甲氧嘧啶	SMD
萘啶酸	NAL	磺胺间甲氧嘧啶	SMM
恶喹酸	OXO	磺胺甲氧嗪	SMP, SMPZ
西诺沙星	CIN	磺胺二甲氧嗪	SDM
第 2 代喹诺酮类抗菌药		甲氧苄胺嘧啶	TMP
吡哌酸	PPA		
第 3 代喹诺酮类抗菌药		两性霉素 B	AMB
诺氟沙星	NOR, NFLX	制霉菌素	NYS
氧氟沙星	OFL, OFX, OFLX	咪康唑	MIC

（续表）

益康唑	ECO	利巴韦林	RBV
酮康唑	KET	干扰素	IFN
氟康唑	FCZ，FLU	胸腺肽	XXT
伊曲康唑	ICZ，ITC	肌酐	HXR
阿昔洛韦	ACV	γ-氨酪酸（γ-氨基丁酸）	GABA
更昔洛韦	GCV	己烯雌酚	DES
泛昔洛韦	FCV	6-氨基己酸	EACA
伐昔洛韦	VCV	破伤风抗毒素	TAT